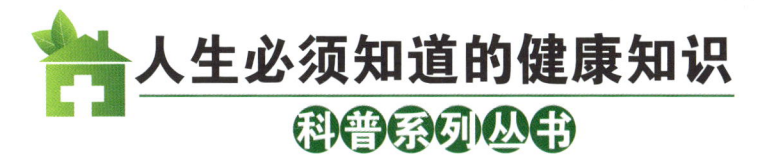

人生必须知道的健康知识
科普系列丛书

灾害救援医学（下）
让灾害不再成为灾难
RANG ZAIHAI BUZAI CHENGWEI ZAINAN

郑静晨　总主编
郑静晨　陈金宏　主编

中国科学技术出版社
·北京·

图书在版编目（CIP）数据

灾害救援医学：让灾害不再成为灾难. 下/郑静晨，陈金宏主编. —北京：中国科学技术出版社，2017.1

（人生必须知道的健康知识科普系列丛书/郑静晨总主编）

ISBN 978-7-5046-7107-3

Ⅰ.①灾⋯ Ⅱ.①郑⋯ ②陈⋯ Ⅲ.①灾害－急救医疗 Ⅳ.①R459.7

中国版本图书馆CIP数据核字（2016）第053510号

策划编辑	徐扬科　谭建新
责任编辑	吕　鸣
责任校对	杨京华
责任印制	李春利
封面设计	周新河　程　涛
版式设计	潘通印艺文化传媒·ARTSUN

出版发行	中国科学技术出版社
地　　址	北京市海淀区中关村南大街16号
邮　　编	100081
发行电话	010-63583170
传　　真	010-62173081
投稿电话	010-62176522
网　　址	http://www.cspbooks.com.cn

开　　本	720mm×1000mm　1/16
字　　数	240千字
印　　张	16
印　　数	1－10000册
版　　次	2017年1月第1版
印　　次	2017年1月第1次印刷
印　　刷	北京东方明珠印刷有限公司

书　　号	ISBN 978-7-5046-7107-3/R·1941
定　　价	45.00元

（凡购买本社图书，如有缺页、倒页、脱页者，本社发行部负责调换）

人生必须知道的健康知识科普系列丛书

编委会

总 主 编	郑静晨				
副总主编	沈中阳	王发强	梁立武	刘惠亮	孙振学
	刘海峰	陈金宏	李晓雪		
编　　委	（按姓氏笔画排序）				
	马伏英	马春梅	王　奇	王　莉	王贵生
	王晓东	王梅康	王鲜平	王黎娜	邓笑伟
	白晓东	白晓东	邢更彦	刘　勇	刘　静
	刘卫星	刘庆春	刘振华	刘爱兵	刘惠亮
	许建阳	孙　勋	纪小龙	杜明奎	杨　成
	杨贵荣	李向晖	李志强	李晓雪	吴士文
	吴海洋	张　华	张利岩	张建荣	张咏梅
	陈秀荣	陈金宏	陈湘龙	金哈斯	郑静晨
	单希征	郝晋东	赵京石	侯世科	徐　红
	徐　春	袁　红	唐红卫	陶　海	曹　力
	韩承新	程　芮	雷志礼	樊毫军	黎　功
	穆学涛				

《灾害救援医学（下）》编委会

主　　　编　郑静晨　陈金宏
副　主　编　李晓雪　陈　璐　杨　钧
编　　　委　（按姓氏笔画排序）
　　　　　　马　浩　王　毅　王小路　王伟岸　卢　静
　　　　　　冯兴军　全　艳　刘亚华　江裕华　杨　宇
　　　　　　张仲文　张旭毅　赵　亮　姜　威　徐　霄
　　　　　　郭　静　常　德　董　兰　雷联会

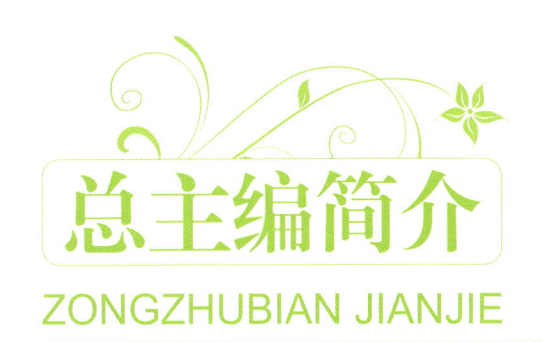

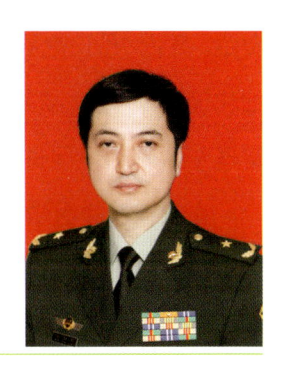

总主编简介
ZONGZHUBIAN JIANJIE

郑静晨，中国工程院院士、国务院应急管理专家组专家、中国国际救援队首席医疗官、武警后勤部副部长兼武警总医院院长，博士生导师。现兼任中国医院协会副会长、《中华灾害救援医学》杂志主编、《中国急救复苏与灾害医学杂志》常务副主编等。先后被授予"中国优秀医院院长""中国最具领导力院长""杰出救援医学专家"荣誉称号，2006年被国务院、中央军委授予一等功。

"谦谦为人，温润如玉；激情似火，和善如风"和敬业攀登、意志如钢是郑静晨院士的一贯品格。在他带领的团队中，秉承了"特别能吃苦、特别能学习、特别能合作、特别能战斗、特别能攻关、特别能奉献"的六种精神，瞄准新问题、开展新思维、形成新思路、实现新突破，攻克前进道路上的一个又一个堡垒，先后在现代化医院管理、灾害救援医学、军队卫勤保障、医学科学普及、社会公益救助等领域取得了可喜成就。

在现代化医院管理方面，凭借创新思维实施了"做大做强、以优带强"与"整体推进、重点突破"的学科发展战略，秉承"不图顶尖人才归己有，但揽一流专家为我用"的广义人才观，造就了武警总医院在较短时间内形成肝移植外科、眼眶肿瘤、神经外科、骨科等一批知名学科，推动医疗技术发展的局面。凭借更新理念，实施"感动服务""极致化服务"和"快捷服务补救"的新举措，通过开展"说好接诊一句话，温暖病人一颗心"和"学习白求恩，争当合格医务人员"等培训，让职业化、标准化、礼仪化走进医院、走进病区，深化了卫生部提出的开展"三好一满意"活动的实践。凭借"他山之石可以攻玉"的思路，在全军医院较先推行了"标杆管理""精细化管理""落地绩效管理""质量内涵式管理""临床路径管理"和"研究型医院管理"等，有力地促进了医院的可持续发展。

在灾害救援医学领域，以重大灾害医学救援需求为牵引，主持建立了灾害救援医学这门新的学科，并引入系统优化理论，提出了"三位一体"救治体系及制定预案、人员配备、随行装备、技能培训等标准化方案，成为组建国家和省（市）救援体系的指导性文件。2001年参与组建了第一支中国国际救援队，并带领团队先后十余次参加国内外重大灾害医疗救援，圆满完成了任务，为祖国争得了荣誉，先后多次受到党和国家领导人的接见。

在推广医学科普上，着眼于让医学走进公众，提高公众的科学素养，帮助公众用科学的态度看待医学、理解医学、支持医学，有效贯通医患之间的隔阂。提出了作为一名专家、医生和医务工作者，要承担医学知识传播链中"第一发球员"的神圣职责，促使医、患"握手"，让医患关系走向和谐的明天。科普是一项重要的社会公益事业，受益者是全体公民和整个国家。面对科普队伍严重老龄化、科普创作观念陈旧、运行机制急功近利等现象，身为中华医学会科学普及分会主任委员，他首次提出了"公众健康学""公众疾病学"和"公众急救学"等概念，并吸纳新鲜血液，培养年轻科普专家，广泛开展学术活动，利用电视和报纸两大载体，加强对灾害救援、现场急救、科技推广、营养指导、健康咨询等进行科普宣传，极大地提高了我国公众的医学科学素养。

在社会公益救助方面，积极响应党中央、国务院、中央军委的号召，发扬人民军队的优良传统，为解决群众"看病难、看病贵"及构建和谐社会，自2005年武警总医院与中国红十字会在国内率先开展了"扶贫救心"活动，先后救助贫困家庭心脏病患儿2000余人。武警总医院由此获得了"中国十大公益之星"殊荣，郑静晨院士获得全国医学人文管理奖。2001年，武警总医院与中华慈善总会联手启动了"为了我们的孩子——救治千名少数民族贫困家庭先心病患儿"行动，先后赴新疆、西藏少数民族地区开展先心病儿童筛查，将有手术适应证的患儿转运北京治疗，以实际行动践行了党的惠民政策，密切了民族感情，受到中央多家主流媒体的跟踪报道。

"书山有路勤为径，学海无涯苦作舟。"郑静晨院士勤奋好学、刻苦钻研，不仅在事业上取得了辉煌成就，在理论研究、学术科研领域也成绩斐然。先后主编《灾害救援医学》《现代化医院管理》《内科循证诊治学》等大型专著5部，发表学术论文近百篇，先后以第一完成人获得国家和省部级科研成果二等奖以上奖7项，其中《重大自然灾害医疗救援体系的创建及关键技术、装备研发与应用》获得国家科技进步二等奖，《国际灾害医学救援系列研究》获得华夏高科技产业创新一等奖，《国内国外重大灾害事件中的卫勤保障研究》获得武警部队科技进步一等奖等。目前，还承担着多项国家、全军和武警科研课题，其中"各种自然灾害条件下医疗救援队的人员、装备标准化研究"为国务院指令性课题。

序一 XU YI

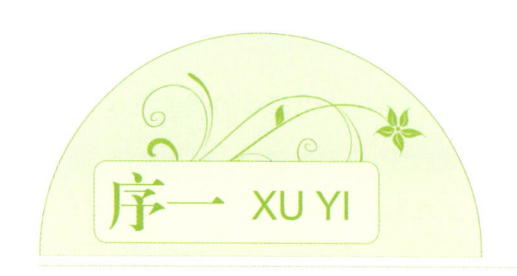

　　健康是人类的基本需要，人人都希望身心健康。世界卫生组织公布的数据表明，人的健康和寿命状况40%取决于客观环境因素，60%取决于人体自身因素。长期以来，人们把有无疾病作为健康的标准。这个单一的健康观念仅关注疾病的治疗，而忽视了疾病的预防，是一种片面的健康观。

　　在我国，人口老龄化及较低的健康素养教育水平，构成了居民疾病转型的内在因素，慢性非传染性疾病已经成为危害人民健康的主要公共卫生问题，其发病率一直呈现明显上升趋势。据统计，在我国每年约1000万例各种因素导致的死亡中，以心血管疾病、糖尿病、慢性阻塞性肺病和癌症为主的慢性病所占比例已超过80%，已成为中国民众健康的"头号杀手"。慢性病不仅严重影响社会劳动力的发展，而且已经成为导致"看病贵""看病难"的主要原因，由慢性病引起的经济负担对我国社会经济的和谐发展形成越来越沉重的压力，考验着我国的医疗卫生体制改革。

　　从某种层面理解，作为一门生命科学，医学是一门让人遗憾的学科，大多数疾病按现有的医学水平是无法治愈的。作为医生该如何减少这样的困境和尴尬？怎样才能让广大普通老百姓摆脱疾病、阻断或延缓亚健康而真正享受健康的生活？众所周知，国家的繁荣昌盛，离不开高素质的国民，离不开科学精神的浸染；同样，医学科学的进步和疾病预防意识的提升，需要从提高民众的医学科普素质入手。当前，我国民众疾病预防意识平均高度在世界同等国家范围内处于一个较低水平，据卫生部2010年调查结果显示，我国居民健康素养水平仅为6.48%，其中居民慢性病预防素养最低，在20个集团国中排名居后。因此，我们作为卫生管理者、医务工作者，应该努力提高广大民众的医学科学素养，让老百姓懂得疾病的规律，熟悉自我管理疾病的知识，掌握改变生活方式的技巧，促进和提高自我管理疾病的能力，逐步增强疾病预防的意识，这或许是解决我国医疗卫生体系现在所面临困境的一种很好的方式。中华医学会科学普及分会主任委员郑静晨院士领衔主编的《人生必须知道的健康知识科普系列丛书》，正是本着这样的原则，集诸多临床专家之经验，耗时数载，几易其稿，最终编写而成的。

这套医学科普图书具有可读性、趣味性和实用性，有其鲜明的特点：一是文字通俗易懂、言简意赅，采取图文并茂、有问有答的形式，避免了生涩的专业术语和难解的"医言医语"；二是科学分类、脉络清晰，归纳了专家经验集锦、锦囊妙计和肺腑之言，回答了医学"是什么？""为什么？""干什么？"等问题；三是采取便于读者查阅的方式，使其能够及时学习和了解有关医学基本知识，做到开卷有益。

我相信，在不远的将来，随着社会经济的进步，全国人民将逐步达到一个"人人掌握医学科普知识，人人享受健康生活"的幸福的新阶段！

中国医院协会会长　黄洁夫

二〇一二年七月十六日

序二 XU ER

科普——点燃社会文明的火种

科学，是人类文明的助推器；科学家，是科学传播链中的"第一发球员"。在当今社会的各个领域内，有无数位卓越科学家和科普工作者，以他们的辛勤劳动和聪明智慧，点燃了社会文明的火种，有力地促进了社会的发展。在这里，就有一位奉献于医学科普事业的"第一发球员"——中华医学会科学普及分会主任委员郑静晨院士。

2002年6月29日，《中华人民共和国科学技术普及法》正式颁布，明确了科普立法的宗旨、内容、方针、原则和性质，这是我国科普工作的一个重要里程碑，标志着科普工作进入了一个新阶段。2006年2月6日，国务院印发了《全民科学素质行动计划纲要（2006—2010—2020年）》（以下简称《科学素质纲要》）。6年来，《科学素质纲要》领导小组各成员单位、各级政府始终坚持以科学发展观为统领，主动把科普工作纳入全民科学素质工作框架之内，大联合、大协作，认真谋划、积极推进，全民科学素质建设取得了扎扎实实的成效。尽管如此，我国公民科学素质总体水平仍然较低。2011年，中国科协公布的第八次中国公民科学素养调查结果显示，我国具备基本科学素养的公民比例为3.27%，相当于日本、加拿大和欧盟等主要发达国家和地区在20世纪80年代末、90年代初的水平。国家的繁荣昌盛，离不开高素质的国民，离不开科学精神的浸染。所以，科普从来不是纯粹的科学问题，而是事关社会发展的全局性问题。

英国一项研究称，世界都在进入"快生活"，全球城市人走路速度比10年前平均加快了10%，而其中位居前列的几个国家都是发展迅速的亚洲国家。半个多世纪以前，世界对中国人的定义还是"漠视时间的民族"。而如今，在外国媒体眼中，"中国人现在成了世界上最急躁、最没有耐性的地球人"。

人的生命只有一次，健康的生命离不开科学健康意识的支撑。在西方发达国家，每年做一次体检的人达到了80%，而在我国，即使是在大城市，这一比例也只有30%~50%。我国著名的心血管专家洪昭光教授曾指出：目前的医生可分为三种。一种是就病论病，见病开药，头痛医头，脚痛医脚，只治病，不治人。第二种医生不但治病，而且治人，在诊病时，能关注患者心理问题，分析病因，解释病情，同时控制有关危险因素，使病情全面好转，减少复发。第三种医生不但治病和治人，而且能通过健康教育使人群健康水平提高，使健康人不变成亚健康人，亚健康人不变成患者，早期患者不变成晚期患者，使整个人群发病率、死亡率下降。

由郑静晨院士担任总主编的《人生必须知道的健康知识科普系列丛书》的正式出版，必将为医学科普园里增添一朵灿然盛开的夏荷，用芬芳的笑靥化解人间的疾苦折磨，用亭亭的气质点缀人们美好生活。但愿你、我、他一道了解医学科普现状，走近科普人群，展望科普未来，共同锻造我们的医药卫生科技"软实力"。

是为序。

中国科协书记处书记

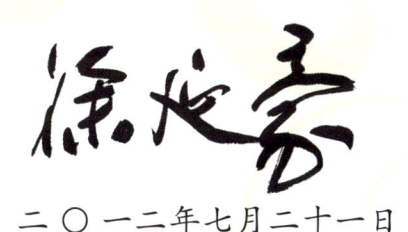

二〇一二年七月二十一日

序三 XU SAN

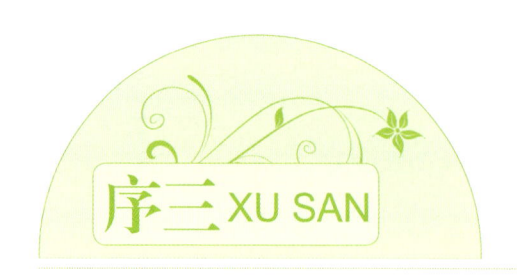

"普及健康教育，实施国民健康行动计划"。这是国家《"十二五"规划纲要》中对加强公共卫生服务体系建设提出的具体要求，深刻揭示了开展健康教育、普及健康知识、提高全民健康水平的极端重要性，是建设有中国特色社会主义伟大事业的目标之一，是改善民生、全面构建和谐社会的重要条件和保障，也是广大医务工作者的职责所系、使命所在。

人生历程，生死轮回，在飞逝而过的时光岁月里，在玄妙繁杂的尘世中，面对七情六欲、功名利禄、得失祸福以及贫富贵贱，如何安度人生，怎样滋养健康并获得长寿？是人类一直都在苦苦追问和探寻的命题。为了解开这一旷世命题，千百年来，无数名医大师乃至奇人异士都对健康作了仁者见仁、智者见智的注解。

为此，我们有必要先弄明白什么是健康？其实，在《辞海》《简明大不列颠百科全书》以及《世界卫生组织宪章》等词典文献中，对"健康"一词都作过明确的解释和定义，在这里没有必要再赘述。而就中文语义而言，"健康"原本是一个合成的双音节词，这两个字有不同的起源，含义也有较大的差别。具体地讲，"健"主要指形体健硕、强壮，因此，有健身强体的日常用语。《易经》中"天行健，君子以自强不息"说的就是这个意思；而"康"主要指心态坦荡、宁静，像大地一样宽厚、安稳，因此，有康宁、康泰、安康的惯常说法。孔圣人所讲的"仁者寿、寿者康"阐述的就是这个道理。据此，我的理解是"健"与"康"体现了中国文化的二元共契与两极互动，活脱就像一幅阴阳互补、和谐自洽的太极图：健是张扬，是亢奋，是阳刚威猛，强调有为进取；康是温宁，是收敛，是从容绵柔，强调无为而治。正如《黄帝内经》的《灵枢·本神》篇里所讲的"智者之养生也，必顺四时而适寒暑，和喜怒而安居处，节阴阳而调刚柔,如是,则避邪不至,长生久视"那样,才能使自己始终处于一个刚柔相济、阴阳互补的平衡状态,从而达到养生、健康、长寿的目的。而至于那种认为"不得病就意味着健康"的认识,是很不全面的。因为事实上,人生在世,吃五谷杂粮,没有不得病的。即使没有明显的疾病,每个人对健康与否的感觉也具有很大的主观性和差异性。换句话说,觉得身体健康,不等于身体没病。《健康手册》的作者约翰·特拉维斯就曾经说过:"健康的人并不必须是强壮的、勇敢的、成功的、年轻的,甚至也不是不得病的。"所以,我认为,健康是相对的、动态的,是身体、心灵与精神健全的完美结合和综合体现,是生命存在的最佳状态。

如果说长寿是人们对于明天的希冀,那么健康就是人们今天需要把握的精彩。从古到今,人们打破了时间和疆界的藩篱,前赴后继,孜孜以求,在奔向健康的路上,王侯将相与布衣白丁,医生、护士与患者无不如此。从"万寿无疆"到"永远健康",这里除了承载着一般人最原始最质朴的祈求和祝愿,还包含了广大民众对养生长寿之道的渴求。特别是随着社会的进步、经济的发展、人们生活水平和文明程度的提高,健康已成为当下大家最为关注的热点、难点和焦点问题,一场全民健康热、养生热迅速掀起。许多人想方设法寻访和学习养生之道,有的甚至道听途说,误入歧途。对此,我认为当务之急就是要帮助大家确立科学全面的养生观。其实,古代学者早就提出了"养生贵在养性,而养性贵在养德"的理论。孔子在《中庸》中提出"修生以道,修道以仁""大德必得其寿",讲的就是有高尚道德修养的人,才能获得高寿。而唐代著名禅师石头希迁(又被称为"石头和尚")无际大师,91岁时无疾而终。他曾为世人开列的"十味养生奇方"中的精要就在于养德。他称养德"不劳主顾,不费药金,不劳煎煮",却可祛病健身,延年益寿。德高者对人、对事胸襟开阔,无私坦荡,光明磊落,故而无忧无愁,无患无求。身心处于淡泊宁静的良好状态之中,必然有利于健康长寿。而现代医学也认为,积德行善、乐于助人的人,有益于提高自身免疫力和心理调节力,有利于祛病健身。由此,一个人要想达到健康长寿的目的,必须进行科学全面的养生保健,并且要清醒地认识到:道德和涵养是养生保健的根本，良好的精神状态是养生保健的关键，思想观念对养生保健起主导作用，科学的饮食及节欲是养生保健的保证，正确的运动锻炼是养生保健的源泉。

"上工不治已病治未病"，意思是说最好的医生应该预防疾病的发生，做到防患于未然。这是《黄帝内经》中最先提出来的防病养生之说，是迄今为止我国医疗卫生界所遵守的"预防为主"战略的最早雏形。其中也包含了宣传推广医学科普知识，倡导科学养生这一中国传统健康文化的核心理念。然而，实事求是地讲，近些年来，在"全民养生"的大潮中，相对滞后的医学科普宣传，却没能很好地满足这一需求。以至于出现了一个世人见怪不怪的现象：内行不说，外行乱说；不学医的人写医，不懂医的人论医。一方面，老百姓十分渴望了解医学防病、养生保健知识；另一方面，擅长讲医学常识、愿意写科普文章的专家又太少。加之，中国传统医学又一直信奉"大医隐于民，良药藏于乡"的陈规，坚守"好酒不怕巷子深"的陋识，由此，就为那些所谓的"神医大师"们粉墨登场提供了舞台和机会。可以这么说，凡是"神医大师"蜂拥而起、兴风作浪的时候，一定是医疗资源分配不均、医学知识普及不够、医疗专家作为不多的时候。从2000—2010年，尽管"邪门歪道"层出不穷，但他们骗人的手法却如出一辙：出书立传、上节目开讲坛，乃至卖假药卖伪劣保健品，并冠以"国家领导人保健医生""中医世家""中医教授"等虚构的身份、虚构的学历掩人耳目，自欺欺人。这些乱象的出现，我认为，既有医疗体制上的多种原因，也有传统文化上的深刻根源，既是国人健康素养缺失的表现，更是广大医务工作者没有主动作为的失职。因此，我愿与同行们在痛定思痛之后，勇敢地站出来，承担起维护医学健康的社会责任。

无论是治病还是养生，最怕的是走弯路、走错路，要知道，无知比疾病本身更可怕。世界卫生组织前总干事中岛宏博士就曾指出："许多人不是死于疾病，而是死于无知。"综观当今医学健康的图书市场，养生保健类书籍持续热销，甚至脱销。据统计，在2009年畅销书的排行榜上，前20名中一半以上与养生保健有关。到目前为止，全国已有400多家出版社出版了健康类图书达数千种之多。而这其中，良莠不齐，鱼目混珠。鉴于此，出于医务工作者的良知和责任，我们以寝食难安的心情、扬清激浊的勇气和正本清源的担当，审慎地邀请了既有丰富临床经验又热衷于科普写作的医疗专家和学者，共同编写了这套实用科普书籍，跳出许多同类书籍中重知识宣导、轻智慧启迪，重学术堆砌、轻常识普及，重谈医论病、轻思想烛照的束缚，从有助于人们建立健康、疾病、医学、生命认识的大视野、大关怀、大彻悟的目的出发，以常见病、多发病、意外伤害、诊疗手段、医学趣谈等角度入手，系统地介绍了一系列丰富而权威的知病治病、自救互救、保健养生、康复理疗的知识和方法，力求使广大读者一看就懂、一学就会，从而相信医学，共享健康。

最后，我想坦诚地说，单有健康的知识，并不能确保你一生的健康。你的健康说到底，还是应该由自己负责，没有任何人能替代。你获得的知识、学到的技巧、养成的习惯、作出的选择以及日复一日、习以为常的生活方式，都会影响并塑造你的健康和未来。因此，我们必须从现在开始，并持之以恒地付诸实践、付诸行动。

以上就是我们编写此书的初衷和目的。但愿能帮助大家过上一种健康、幸福、和谐、美满的生活，使我们的生命更长久！

武警总医院院长　郑静晨

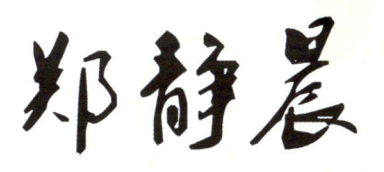

二〇一二年七月于北京

前言 QIANYAN

　　当今世界，人类社会面临着前所未有的发展机遇，同时也不得不应对自然灾害和事故灾难频发带来的严峻挑战。各国地震、海啸、洪水、台风、泥石流等自然灾害频发，人为事故灾难和公共卫生事件也时有发生，这些突发事件不仅对人类的生命财产造成了极大危害，也给整个社会稳定和经济发展构成了巨大的威胁。为此，联合国在1989年将20世纪的最后十年定为"国际减轻自然灾害十年"，显示了国际社会对于灾难处置的高度关注。

　　受全球气候变化、生态环境和人为活动影响，我国已成为世界上自然灾害最为严重的少数国家之一。自然灾害及其衍生、次生灾害的突发性、复杂性和危害性加重加大。1949年以来，中国平均每年因自然灾害造成的直接经济损失在2000亿元人民币以上，农作物受害面积年均超过4000万公顷，受灾人口年均超过2亿。2008汶川大地震、2013雅安大地震，1998年长江流域特大洪水，2013年黑龙江嫩江洪水，2010年甘肃舟曲特大泥石流，2013年京广铁路粤北段的泥石流，2003年SARS的爆发流行都给我们留下了惨痛的记忆。自然灾害多发，事故灾难也逐年增加。由于我国安全生产领域长期积累的深层次、结构性和区域性问题仍很突出，煤矿、交通事故、危险化学品泄漏、水上溢油、核与辐射事故造成的环境污染形势严峻，引发重特大突发环境事件的隐患增多。社会安全和公共卫生事件也越来越面临更大挑战。随着我国经济社会结构深度变化以及国际地区形势的不稳定性、不确定因素不断增多，对社会稳定威胁日益严重。公共卫生事件也日益呈现频次高、传播速度快、防控难度大、影响范围广、造成损失严重等特点。鼠疫、人感染禽流感等传统烈性传染病防范任务依然艰巨，新发再发传染病、群体不明原因疾病、流感大流行等引发重特大事件的危险依然存在；食品安全问题突出，假冒伪劣食品、药品时有出现，严重影响人民群众健康安全。加之，随着工业化、信息化和城镇化快速发展，各类安全事件之间的关联性也越来越强，系统风险不断增大，可能造成的影响和损失不断加重，其处置难度加大。同时，人民群众对公共安全的需求日益增加。因此，如何减灾自救，减少伤亡，避免由于认识不足和知识缺陷使得灾害变成灾难，已经成为大众关心的问题。历次灾害救援的实战经历和人类抗灾救援的历史经验总结告诉我们，灾后早期迅速有效的营救和医学治疗是伤员存活的关键，而在最初的数小时内，专业救援队到达前，自救是获取生的希望的唯一途径。因此，平时应该准备哪些自救物品，灾害发生后怎样正确逃生，被困后怎样避险待援，受伤后怎样自我救治，为获救争取时间怎样对亲人和身边的人进行正确救助，怎样在有限的条件下对饮水、食品和私人物品消毒、清洁，防止各类灾害后传染病的爆发流行，等等，已经成为人们关心并渴望掌握的知识。1976年唐山大地震中，被埋压的灾民人数约为63万，通过自救与呼救脱困的人数为48万，占被埋压的总人数的80%。日本的抗震救灾经验也印证了这一点，有效的自救和互救是减少突发灾害伤亡的主要手段，因此灾害面前多一分自救和互救的知识和技能就多一分生的希望。

这是我们从事灾害救援以来所深深体会到的。目前所出版的灾害救援类书籍多是专业书籍，专业性强，针对人群为专业救援队伍，不适合普通大众阅读。防灾自救知识的普及在我国刚刚兴起，远远不能满足大众的需求。因此，编写一本通俗易懂、全面实用、读后就能运用的减灾自救科普类型的书，把复杂、难懂的灾害救援学、急救医学知识转化成人人能懂、人人会做的生活常识，是我们编写这本书的目的。希望《灾害救援医学》这本书能够帮助您从对灾害的恐惧无助状态中解脱出来，发现其中的规律，积极面对，正确处理危险情况，沉着自救，最大限度地减少损失。

由于灾害救援学和救援医学涉及多学科，跨领域，各类灾害纷繁复杂，本书仅就我国常见灾害和突发公共事件的救助常识进行讲述，未能涵盖灾害救援学和救援医学的全部内容，请广大读者和专业同行见谅，并提出您的宝贵意见，为减少灾害对我国人民群众的生命财产损失共同努力！

陈金宏

二〇一六年三月

目录 CONTENTS

公共卫生事件救援

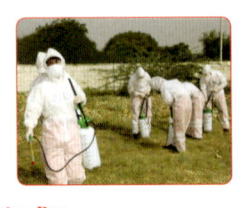

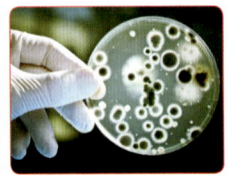

呼吸系统传播疾病（SARS/禽流感） ········· 2

背景知识 ········· 3

 传播特点 ········· 3

 主要症状 ········· 5

 主要危害 ········· 6

 自我保护 ········· 7

 被感染后如何就医 ········· 8

 怎样帮助身边被感染的患者 ········· 8

 疾病的治疗 ········· 8

防控要点 ········· 11

 SARS 疫情防控 ········· 11

 禽流感疫情防控 ········· 16

消化系统传播疾病（甲型肝炎） ········· 20

背景知识 ········· 20

 传播特点 ········· 20

 主要症状 ········· 22

自我保护 ……………………………………… 22
　　　疾病的治疗 …………………………………… 23
　防控要点 ……………………………………………… 24
虫媒病毒传染病（登革热） ……………………… 25
　背景知识 ……………………………………………… 25
　　　什么是登革热 ………………………………… 25
　　　传播特点 ……………………………………… 26
　　　主要症状 ……………………………………… 26
　　　登革热导致死亡的主要原因是什么 ………… 27
　　　登革热离我们遥远吗 ………………………… 27
　　　自我保护 ……………………………………… 27
　　　疾病的治疗 …………………………………… 28
　防控要点 ……………………………………………… 28
体液传播疾病（埃博拉出血热） ………………… 29
　背景知识 ……………………………………………… 30
　　　什么是埃博拉出血热 ………………………… 30
　　　传播特点 ……………………………………… 30
　　　主要症状 ……………………………………… 31
　　　预防和治疗 …………………………………… 31
　防控要点 ……………………………………………… 32
　　　诊断依据 ……………………………………… 32
　　　病例定义 ……………………………………… 33
　　　病例处置流程 ………………………………… 33
　　　医院感染预防与控制 ………………………… 35

集体食物中毒 ······ 37

背景知识 ······ 38
什么是集体食物中毒 ······ 38
食物中毒的症状特征和分类 ······ 38
食物中毒产生的原因 ······ 39

防控要点 ······ 40
食物中毒的预防 ······ 40
集体食物中毒发生后的报告和处理 ······ 43

极端气候相关的灾害

雾霾 ······ 46

背景知识 ······ 47
什么是雾霾 ······ 47
雾霾的组成成分 ······ 48
雾是怎样形成的 ······ 48
霾是怎样形成的 ······ 49
雾霾等级分类标准 ······ 50
目前对雾霾认识的误区 ······ 50
雾霾离我们遥远吗 ······ 51
$PM_{2.5}$的检测 ······ 54

医学救援 ······ 55
雾霾对呼吸道的危害 ······ 55

雾霾导致残疾、畸形的主要原因 …………………………… 55

　　$PM_{2.5}$对人体的伤害 ……………………………………… 56

　　如何清除家中的$PM_{2.5}$ …………………………………… 57

　　治理雾霾，不仅是企业和政府的责任 ……………………… 58

避险和自救 …………………………………………………………… 59

日常防灾减灾措施 …………………………………………………… 61

沙尘暴 …………………………………………………………… 62

背景知识 ……………………………………………………………… 62

　　什么是沙尘暴 ………………………………………………… 63

　　主要成因 ……………………………………………………… 63

　　基本等级 ……………………………………………………… 63

医学救援 ……………………………………………………………… 66

避险和自救 …………………………………………………………… 68

日常防灾减灾措施 …………………………………………………… 68

中 暑 ……………………………………………………………… 69

背景知识 ……………………………………………………………… 71

　　什么是中暑 …………………………………………………… 71

　　中暑的发病原因 ……………………………………………… 74

　　衡量中暑的标准 ……………………………………………… 75

　　中暑离我们远吗 ……………………………………………… 76

　　中暑了我们应该怎么办 ……………………………………… 77

　　夏季防暑应回避的几个误区 ………………………………… 78

避险和自救 …………………………………………………………… 80

日常防灾减灾措施 …………………………………………………… 89

04

雷电 — 90

背景知识 — 92
- 什么是雷电灾害 — 92
- 雷击的分类 — 92
- 雷电防护工作中的常见误区 — 93
- 怎样预知雷电即将来临 — 96

医学救援 — 97
- 雷电可对人体造成严重损伤 — 97
- 雷电灾害后导致伤员死亡的主要方式 — 98

避险和自救 — 99
- 雷电发生了我们应该做什么 — 99
- 自我保护 — 100
- 雷电所致的常见伤病 — 101
- 怎样抢救被雷击伤的人 — 103
- 哪些场所易发雷击 — 104

日常防灾减灾措施 — 104
- 如何获得相关的知识教育 — 104

干旱 — 105

背景知识 — 105
- 什么是干旱 — 106
- 干旱发生的原因 — 106
- 干旱分级 — 107

医学救援 — 109

避险和自救 — 110

日常防灾减灾措施 ·· 110
  抗旱技术 ·· 110
  寻找水源 ·· 110

灾后心理疾病的防治

灾后心理干预概述 ·· 114
灾后常见心理疾病有哪些 ·· 115
  灾后会出现哪些常见心理行为反应 ·················· 115
  灾后会出现哪些心理应激反应 ·························· 116
什么是灾后心理干预 ·· 117
灾后需要对哪些人进行心理干预 ·· 118
灾后心理干预应遵循的原则 ·· 119
灾后心理干预的基本任务 ·· 121

灾后心理干预的实施 ·· 122
参加灾后心理干预的队伍有哪些 ··· 122
  我国灾后心理干预队伍发展现状 ······················· 122
  如何组建灾后心理干预队伍 ······························ 125
灾后心理干预行动如何响应 ·· 126
  灾后心理干预有哪些政策、法规和预案 ··········· 126
  灾后心理干预如何科学组织 ······························ 126
  灾后心理干预工作流程 ······································ 128
  灾后心理干预的阶段划分和任务部署 ··············· 129

灾后心理干预的主要措施、步骤和方法 ……………………… 131
  灾后心理干预应采取什么技术 ……………………………… 131
  灾后心理干预的技术要点 …………………………………… 132
  心理干预队伍需要携带哪些装备 …………………………… 136

避险和自救 ……………………………………………………… 138
  哪些心理自救方法比较管用 ………………………………… 138
  作为志愿者，应该怎样帮助受灾人群走出心理危机 ……… 139
  灾后如何对住院伤员进行心理辅导 ………………………… 140
  心理干预人员如何自我防护 ………………………………… 142
  灾难后如何帮助孩子们 ……………………………………… 143

心理健康教育 …………………………………………………… 146
  心理健康的标准 ……………………………………………… 146
  如何获取心理健康相关知识 ………………………………… 147
  社区如何开展心理健康教育 ………………………………… 148
  学校如何开展心理健康教育 ………………………………… 150

灾后卫生防疫与环境卫生攻略

灾后传染病的常见传播途径 …………………………………… 155
  饮食传播 ……………………………………………………… 156
  接触传播 ……………………………………………………… 156
  呼吸道飞沫传播 ……………………………………………… 157
  生物媒介传播 ………………………………………………… 157

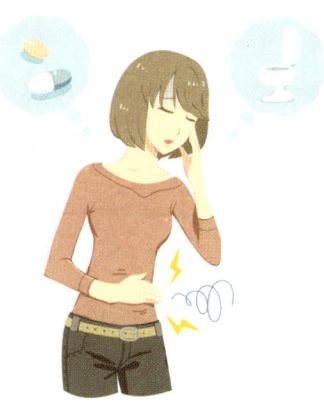

如何切断传播途径，做到灾后无大疫 ······ 158
- 灾后怎样防止病从口入 ······ 160
- 灾后如何预防虫媒传染病 ······ 160
- 灾后如何预防呼吸道传染病 ······ 161

如何保护饮用水水源 ······ 162

保障水源水质安全的管理措施 ······ 162
- 污染防治措施 ······ 162
- 卫生防疫措施 ······ 163
- 宣传教育措施 ······ 163

如何保护饮用水水源 ······ 164
- 臭味处理技术 ······ 164
- 浊度处理技术 ······ 164

如何对水进行消毒处理 ······ 166

重建食品安全（食品安全与营养） ······ 167

灾害之后为什么会出现食品安全问题 ······ 168
- 食物供给瘫痪 ······ 168
- 食品污染风险加重 ······ 168
- 食源性疾病易流行 ······ 168

灾民营养健康状况恶化的原因有哪些 …………………………………… 169

灾害期间会有哪些食品安全问题 ………………………………………… 170

在灾区怎样向灾民做好食品卫生宣传 …………………………………… 170

灾害后抢救出来的或找到的食物都能利用吗 …………………………… 171

什么样的食物在灾后可以利用 …………………………………………… 172

怎样预防食物中毒 ………………………………………………………… 173

发生食物中毒后怎么办 …………………………………………………… 173

对中毒食物的处理 ………………………………………………………… 174

灾害后灾民点的饮食卫生要求 …………………………………………… 174

重回健康家园（居住环境卫生） …………………………………… 175

灾区临时安置点要做到安全卫生 ………………………………………… 175

灾区如何加强粪便处理、减少疾病发生 ………………………………… 176

怎样做到垃圾污水的收集与处理 ………………………………………… 178

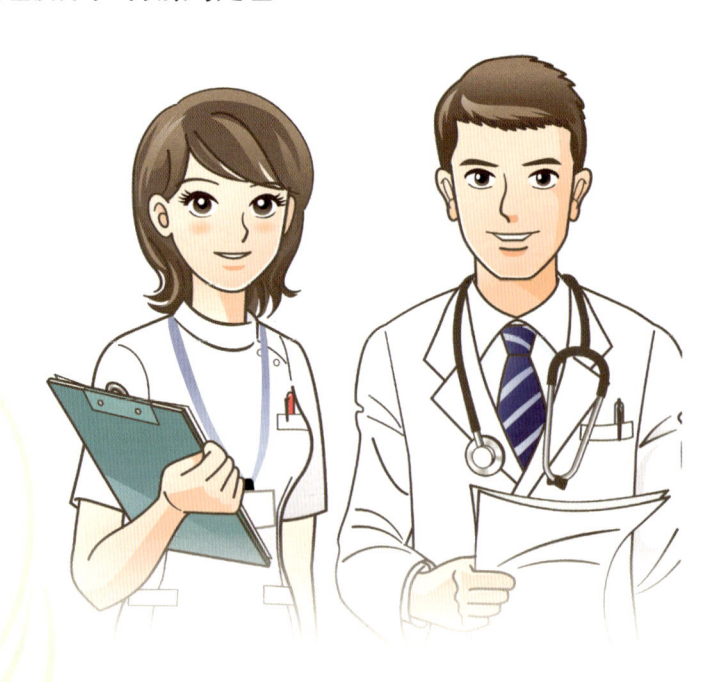

如何妥善处理人和动物的尸体 ·· **179**
    尸体处理的一般要求 ·· 179
    尸体暂时存放地的要求 ··· 180
    尸体的处理与掩埋要求 ··· 180
    尸体清理工作人员防护要求 ·· 181
    动物尸体的处理要求 ·· 182

灾害后期的环境清理要注意什么 ··· **182**

群体集会疾病防护 · **183**

背景知识 ·· **183**
    什么是群体性不明原因疾病 ·· 183
    群体性不明原因疾病有哪些特点 ······································ 184
    群体性不明原因疾病有哪些分级 ······································ 184

避险和防护 ··· **184**
    疑似传染病疫情如何防护 ·· 184
    疑似放射性尘埃导致疾病如何防护 ··································· 185
    疑似化学物泄漏和中毒导致疾病如何防护 ························· 185
    群体性集会常见疾病的防护 ·· 186

常用的外伤处理方法

受伤后怎样止血 ·· **194**
    怎样判断动脉出血还是静脉出血 ······································ 195
    怎样判断动脉出血量的大小 ·· 195
    常用的止血方法有哪些 ··· 196

什么是指压止血法 …………………………………… 196

指压止血法怎么压迫，具体应该压迫哪些部位 …… 196

什么是加压包扎止血法 ……………………………… 197

如何进行加压包扎，具体应该压迫哪些部位 ……… 198

填塞止血法怎么做 …………………………………… 198

什么是止血带止血法 ………………………………… 198

怎么选择止血带 ……………………………………… 198

止血带应该结扎哪些部位 …………………………… 199

止血带操作方法 ……………………………………… 199

使用止血带应该注意哪些事项 ……………………… 199

如何包扎伤口 …………………………………………… **200**

伤口包扎的目的和注意事项 ………………………… 200

伤口包扎常用材料有哪些 …………………………… 201

怎么使用三角巾 ……………………………………… 201

怎么使用绷带 ………………………………………… 202

绷带包扎的基本方法 ………………………………… 202

使用绷带应该注意些什么 …………………………… 203

如何搬运伤员 …………………………………………… **204**

什么是伤员搬运 ……………………………………… 204

为什么伤员的搬运十分重要 ………………………… 205

怎样才能避免伤员搬运过程中的不良事件 ………… 205

介绍几种常用的伤员搬运方法 ……………………… 206

如何抢救气道阻塞的伤者 ……………………………… **210**

气道阻塞的常见原因 ………………………………… 210

怎样判断气道阻塞 …………………………………… 210

紧急情况下该怎样施救 ………………………………………… 211

骨折患者的固定方法 …………………………………………… **212**

  头颈部损伤固定 ………………………………………………… 213

  脊椎损伤固定 …………………………………………………… 213

  骨盆损伤 ………………………………………………………… 213

  锁骨骨折固定 …………………………………………………… 213

  前臂骨折固定 …………………………………………………… 214

  肱骨骨折固定 …………………………………………………… 215

  股骨(大腿)骨折固定 …………………………………………… 215

  小腿骨折固定 …………………………………………………… 216

  肋骨骨折固定 …………………………………………………… 216

如何进行心肺复苏 ……………………………………………… **217**

  呼吸心跳骤停黄金抢救时间 …………………………………… 217

  呼吸心跳骤停的原因有哪些 …………………………………… 218

  呼吸心跳骤停的表现有哪些 …………………………………… 218

  心肺复苏术具体实施方法 ……………………………………… 218

  操作过程中的要点和注意事项 ………………………………… 220

  终止心肺复苏术的条件 ………………………………………… 220

家庭个人应急自救物品的准备 ………………………………… **221**

参考文献 …………………………………………………………… 223

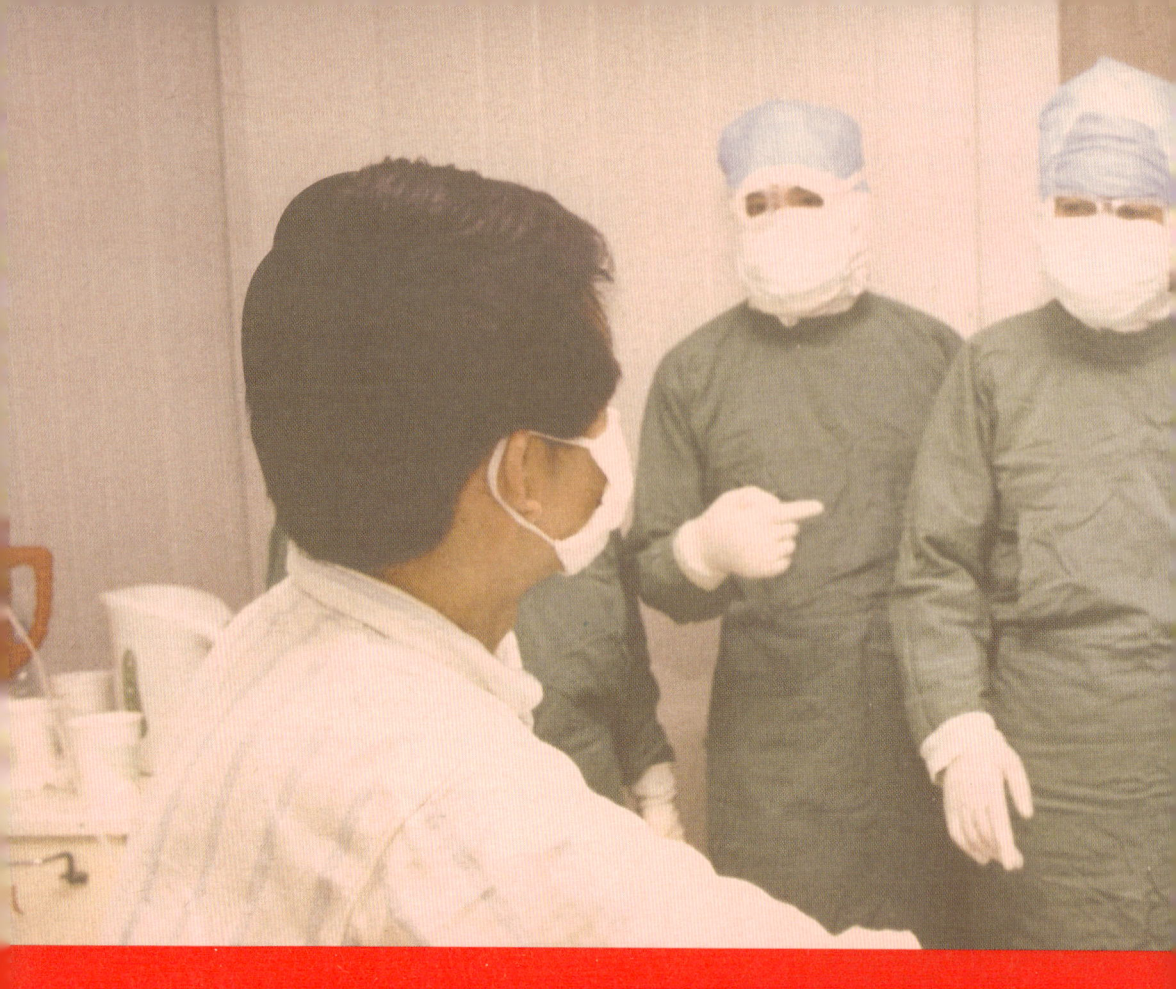

GONGGONG WEISHENG
SHIJIAN JIUYUAN

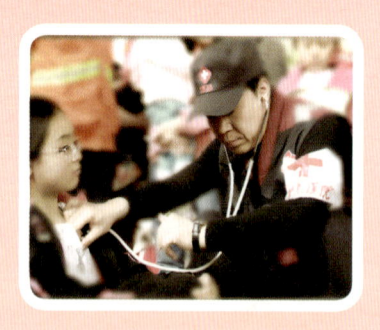

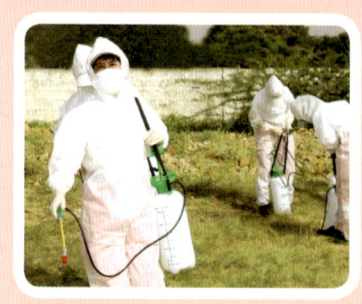

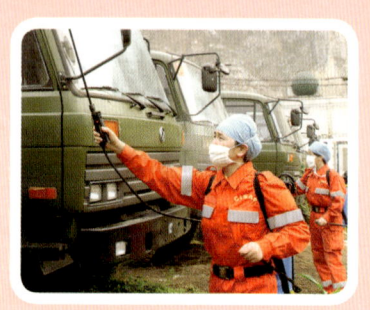

SARS

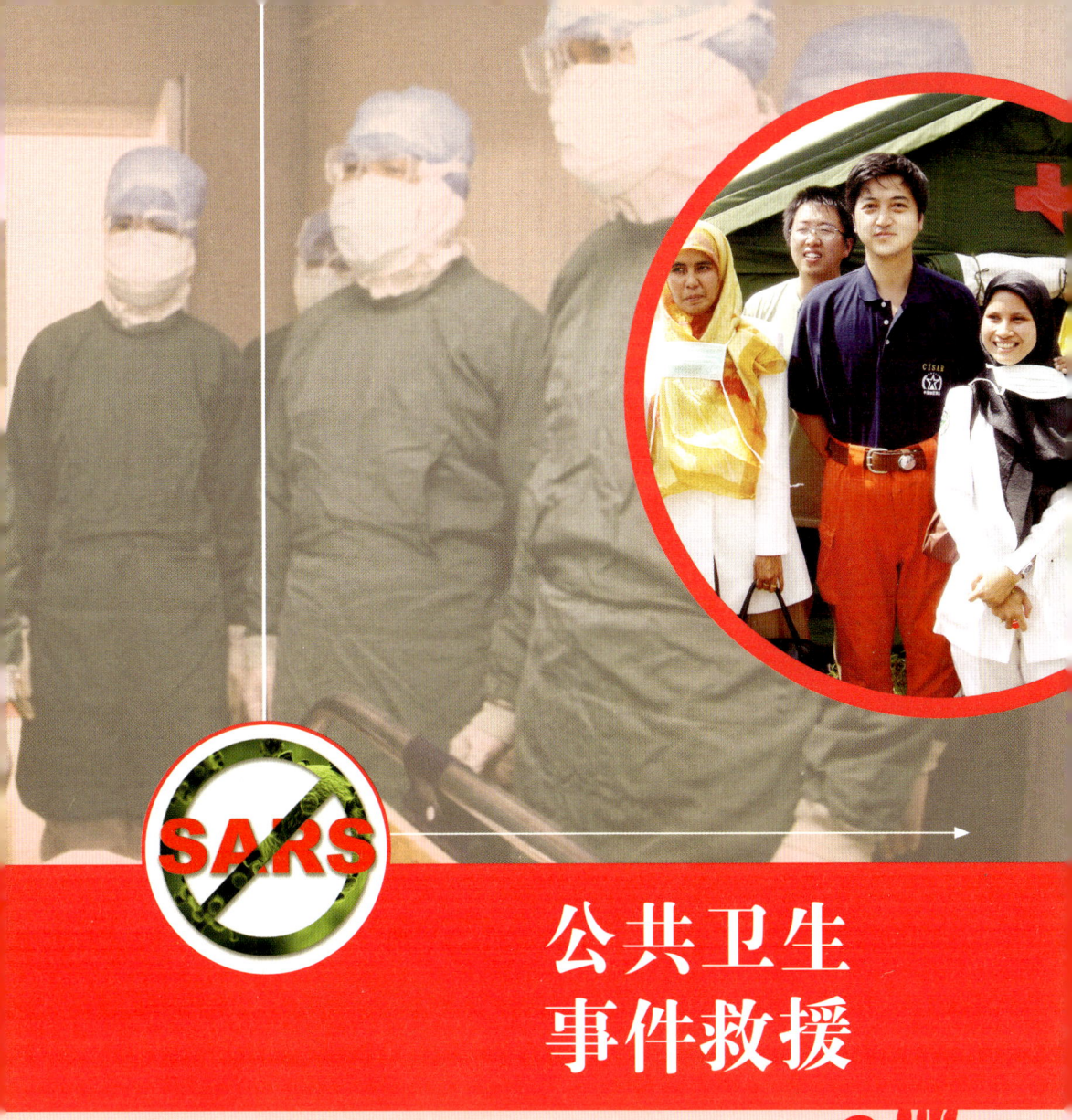

公共卫生
事件救援

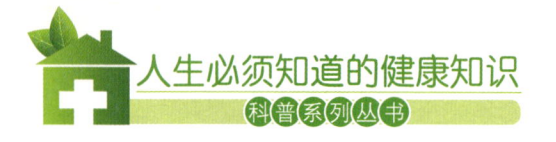

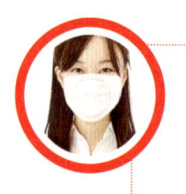

呼吸系统传播疾病（SARS/禽流感）

2003年4月起在中国广东省及香港地区爆发流行了病情严重的急性呼吸道综合征(SARS)，当时该病在全球各地广泛扩散，有超过8000人染病，900多人死亡，其中中国(包括香港)的感染和死亡人数最多。

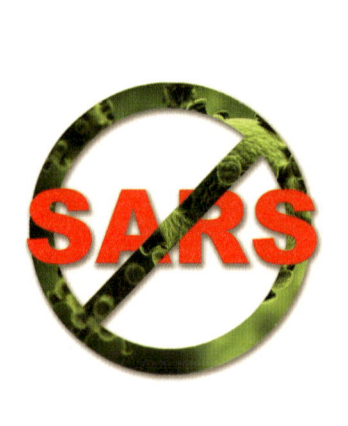

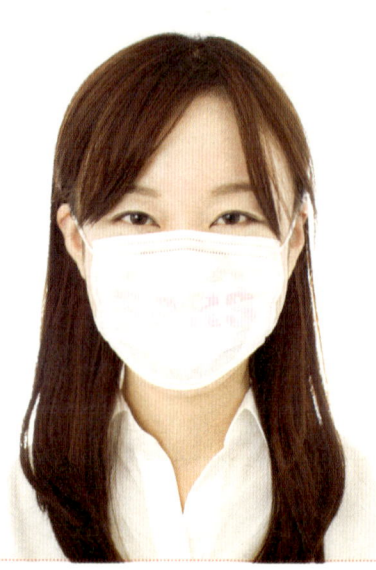

背景知识

传播特点

1. SARS

SARS患者是最主要的传染源。通常认为症状明显的患者传染性较强，特别是其持续高热、频繁咳嗽、出现急性呼吸窘迫综合征时。

（1）呼吸道传播：近距离呼吸道飞沫传播是SARS经呼吸道传播的主要方式。气溶胶传播是经呼吸道传播的另一种方式，被高度怀疑为严重流行疫区的医院和个别社区爆发的传播途径之一。

（2）接触传播：另外一种重要的传播途径，是因易感者的手直接或间接接触了患者的分泌物、排泄物以及其他被污染的物品，再经手接触口、鼻、眼黏膜致病毒侵入机体而实现的传播。目前尚不能排除经肠道传播的可能性。

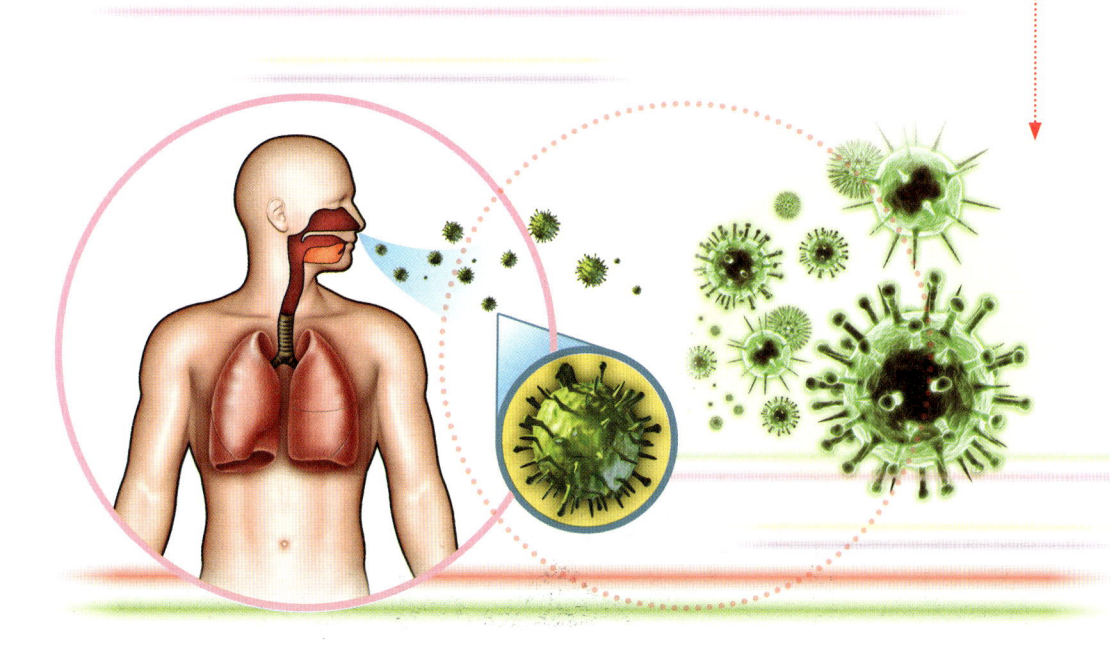

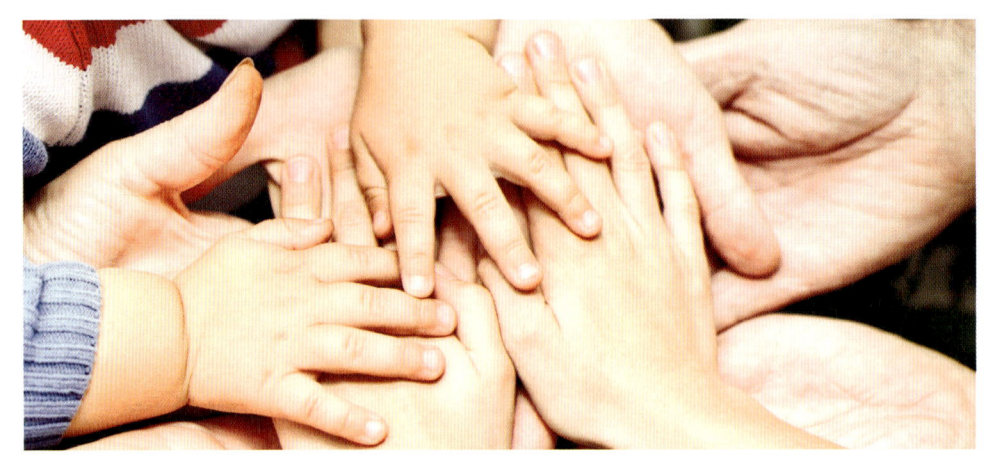

人与人之间传播

2. 禽流感

禽流感病毒主要通过与患禽（包括与患禽接触的器具）的直接接触和间接接触传染。潜伏期为1~3天，一般不超过7天。

禽流感病毒的宿主广泛，鸡、火鸡、鸭、鹅、鹌鹑和雉鸡等家禽及野鸟、水禽、海鸟等均可感染。其中以鸡和火鸡感染禽流感病毒后的危害最为严重，而在鸭中分离到的病毒比其他禽类多。携带病毒的飞鸟或水禽常常成为传染源，引起家禽大量发病和死亡。

目前禽流感大部分为散发病例，有个别家庭聚集发病现象，但尚无持续人际间传播的证据，可经呼吸道传播或密切接触感染禽类的分泌物或排泄物而获得感染，或通过接触病毒污染的环境传播到人，不排除有限的非持续的人传人。高危人群为发病前1周内接触过禽类或到过活禽市场者，特别是老年人。

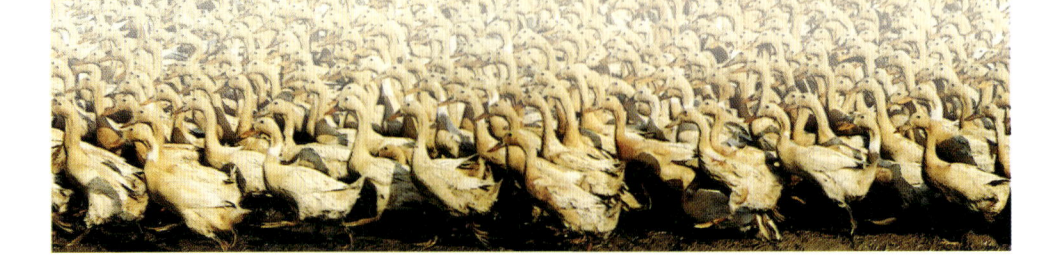

主要症状

发热为呼吸系统传播疾病的重要症状，体温一般高于38℃。常伴有畏寒、肌肉酸痛、关节酸痛、头痛、乏力等感染病毒症状和咳嗽等呼吸道症状。

SARS 呈急性起病，以发热为首发和主要症状，常呈持续性高热，可伴有呼吸道症状，主要有干咳、少痰，也可有胸闷，严重者渐出现呼吸加速、气促，甚至呼吸窘迫。常无上呼吸道卡他症状。呼吸困难和低氧血症多见于发病6~12天以后。部分患者出现腹泻、恶心、呕吐等消化道症状。重症病例可出现呼吸窘迫综合征和多器官功能障碍综合征。

感染禽流感后，潜伏期为1~7天，通常为2~4天。感染H_9N_2亚型的患者通常仅有轻微的上呼吸道感染症状；感染H_7N_7亚型的患者主要表现为结膜炎；重症患者一般均为H_5N_1亚型病毒感染。急性起病，早期表现类似普通型流感，主要为发热，体温大多持续在38.5℃以上，可伴有咳嗽、头痛、肌痛等。重症患者病情发展迅速，发病一周内很快进展为呼吸窘迫，发展为呼吸衰竭。

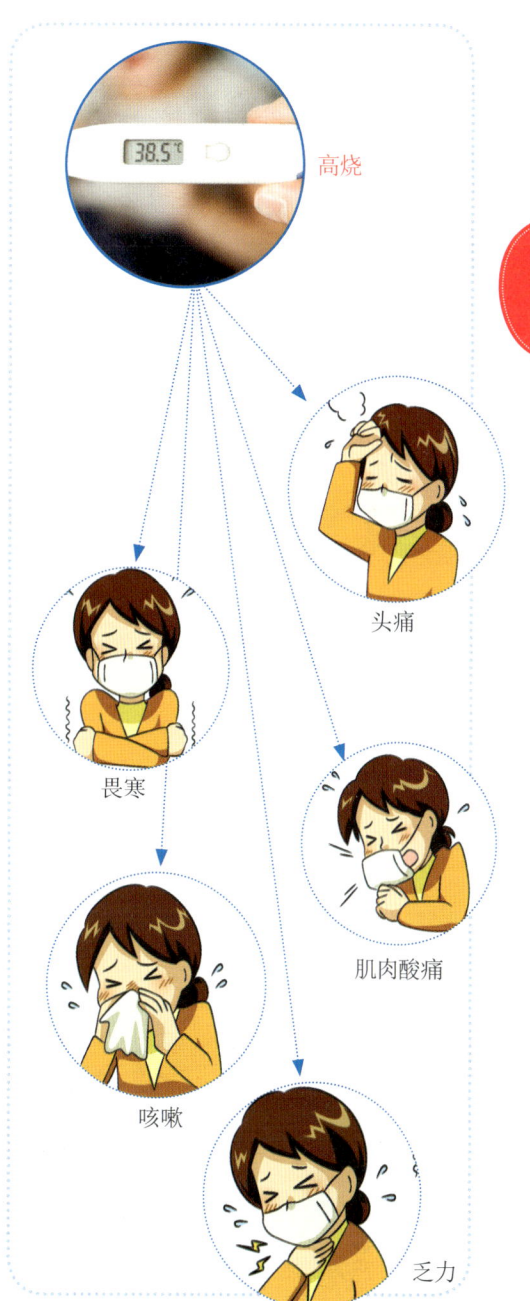

高烧

头痛

畏寒

咳嗽

肌肉酸痛

乏力

5

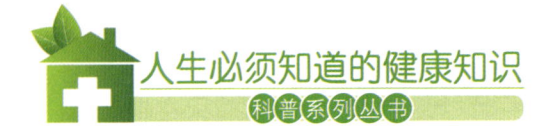

主要危害

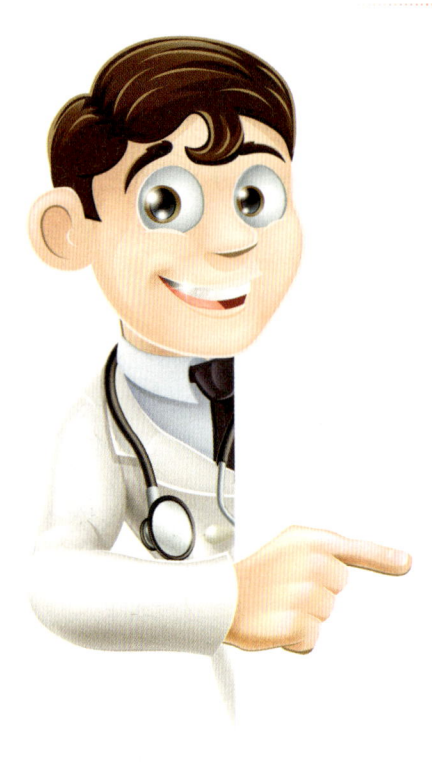

1. SARS

SARS的传染性极强，病情进展快速，很容易造成爆发流行。据2003年的资料显示，SARS的病死率为10.9%，病死率随年龄增长而上升，70岁以上患者的病死率超过40%。重症病例可以出现呼吸窘迫综合征和多器官功能障碍综合征，这些常是SARS导致死亡的主要原因。

2. 禽流感

近年来禽流感流行形势严峻，东南亚地区的流行一度由点状散发演变成片状流行，呈现出地方性流行态势；同时，欧洲、非洲等地区禽流感的发现提示禽流感已经向全球蔓延。老人和男性得病比例更高、有基础疾病者更易死亡。禽流感的并发症包括肺炎、急性呼吸窘迫综合征、休克和急性肾损伤等，其中急性呼吸窘迫综合征、休克和急性肾损伤是导致禽流感患者死亡的主要原因。禽流感患者的病死率高达27%。

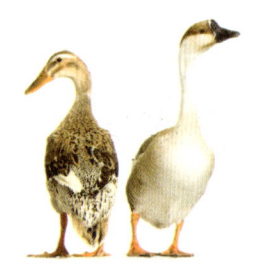

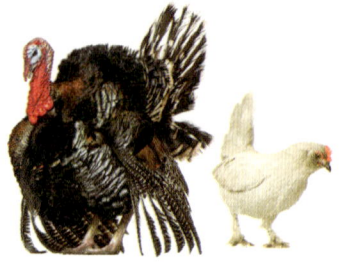

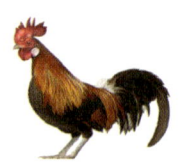

自我保护

个人防护要求： 勤洗手，室内经常通风，尽量避免到疫区，少到人员密集的场所，避免与患者和密切接触者接触，多饮水，保持适当运动。必要时加强个人防护，佩戴口罩。

对禽流感的预防还要特别注意不吃未熟的肉、蛋类食品，避免接触病死禽类、避免接触被感染的禽类或其分泌物、排泄物等；接触人禽流感患者应戴口罩、戴手套、穿隔离衣，接触后应洗手。

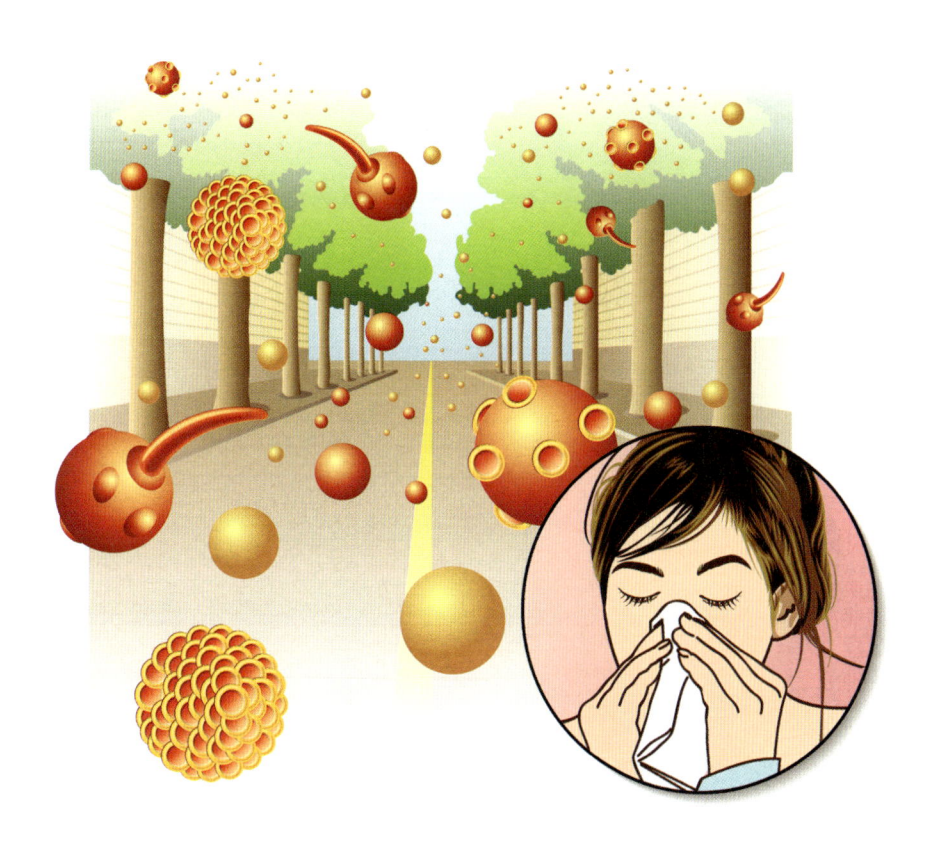

被感染后如何就医

出现上述症状，怀疑感染呼吸系统传播疾病时，可以到附近二级以上的医院发热门诊就诊，进行初步诊断。

怎样帮助身边被感染的患者

在呼吸系统传播疾病爆发流行期，一旦身边的家人或朋友出现上述症状，需要立即将其送到医院发热门诊进行初步诊断，不要在家里自行用药，以免延误病情、感染他人。帮助患者时，须注意加强自身防护，戴口罩、不要接触患者的体液。

疾病的治疗

1. SARS

（1）一般治疗：卧床休息，注意维持水、电解质平衡，避免用力和剧烈咳嗽。对症治疗发热及咳嗽等症状。

（2）糖皮质激素的使用：糖皮质激素应用指征如下：

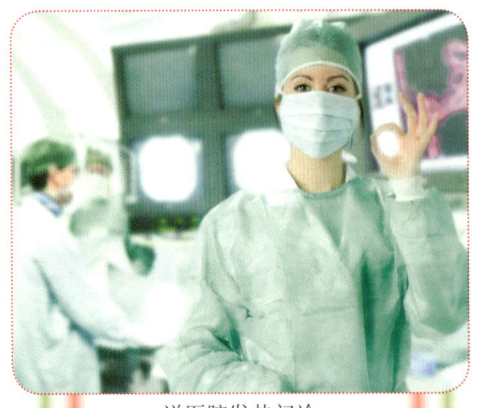

送医院发热门诊

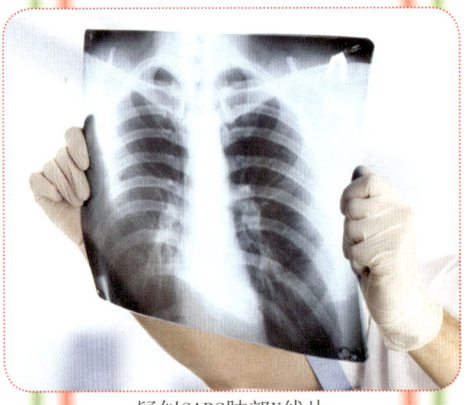

疑似SARS肺部X线片

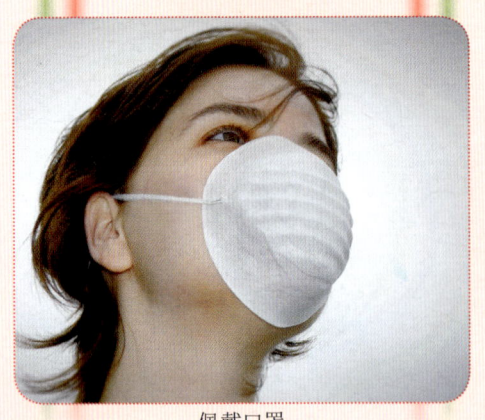

佩戴口罩

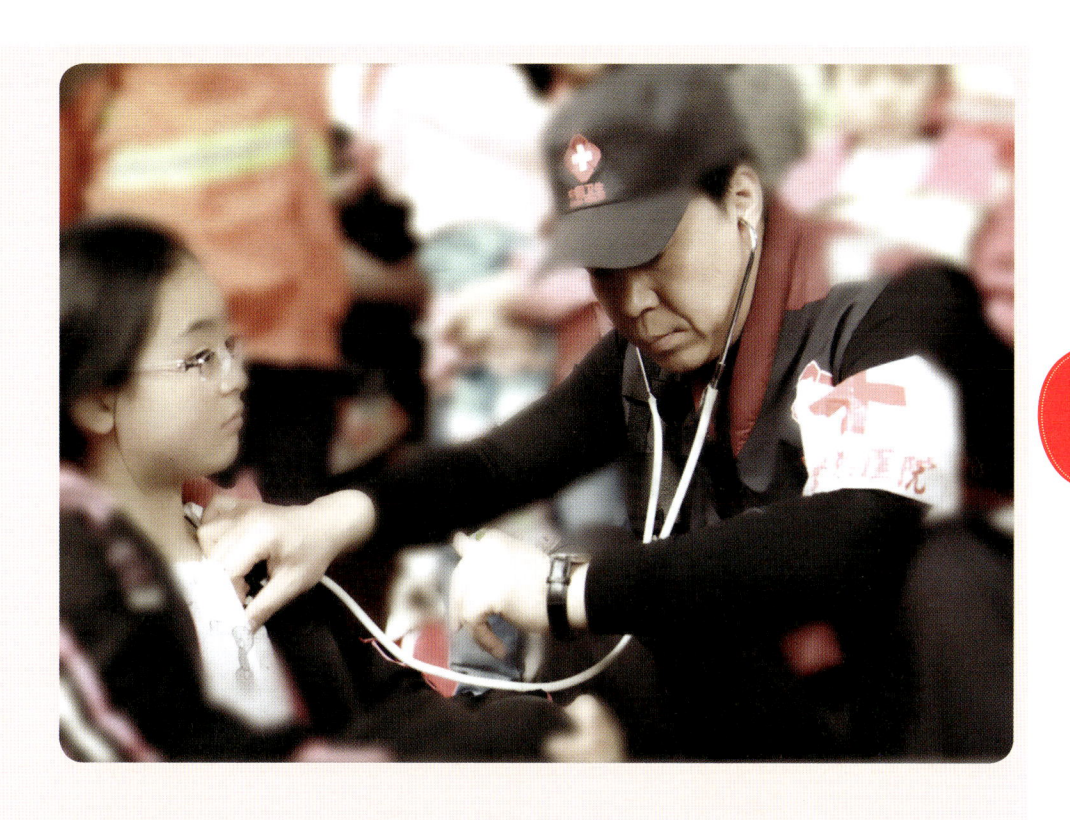

1）有严重的中毒症状，持续高热不退，经对症治疗3天以上最高体温仍超过39℃。

2）X线胸片显示多发或大片阴影，进展迅速，48小时之内病灶面积增大>50%且在正位胸片上占双肺总面积的1/4以上。

3）达到急性肺损伤或ARDS的诊断标准。具备以上指征之一即可应用。成人推荐剂量相当于甲基泼尼松龙80~320毫克/天。

（3）呼吸支持治疗：对重症SARS患者应经常监测SpO_2的变化。根据病情相应给予持续鼻导管吸氧、面罩吸氧、无创人工通气，必要时给予有创通气。

（4）其他：可试用抗病毒药物和免疫增强剂。

人生必须知道的健康知识
科普系列丛书

体温计、镇痛类药物

2. 禽流感

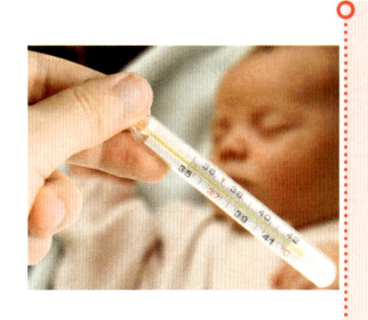

（1）对症治疗

1）可应用解热药、缓解鼻黏膜充血药、止咳祛痰药等。

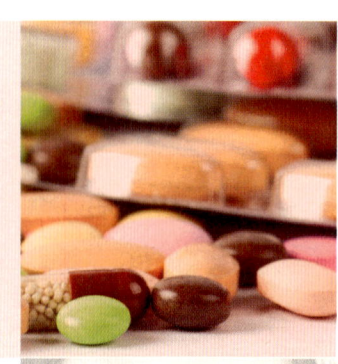

2）儿童忌用阿司匹林或含阿司匹林以及其他水杨酸制剂的药物，避免引起儿童Reye综合征。

（2）隔离治疗：为了防止病毒进一步传播以及变异，对疑似和确诊患者应进行隔离治疗。

（3）抗流感病毒治疗：使用抗病毒治疗的疗效不错，但要达到更好的治疗效果，要尽早使用。有一种对禽流感病毒H_5N_1和H_9N_2有抑制作用的新型抗流感病毒药物是神经氨酸酶抑制剂奥司他韦（达菲）。金刚烷胺和金刚乙胺可抑制禽流感病毒株的复制。

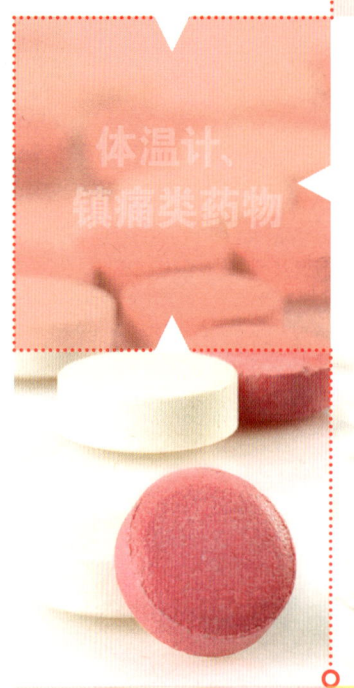

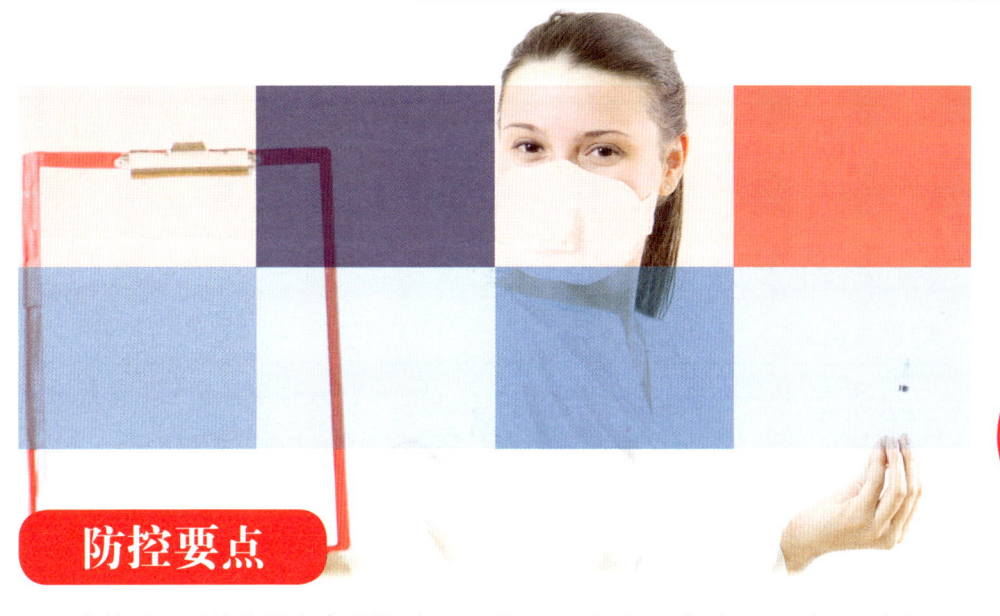

灾害救援医学（下） 让灾害不再成为灾难

公共卫生事件救援

防控要点

防控呼吸系统传播疾病要做到"四早"，即早发现、早报告、早隔离、早治疗。

SARS疫情防控

1. 发热呼吸道病例、发热肺炎病例、"非典"预警病例的定义

A. 发热（≥38℃，体温测量标准：医用标准水银体温计测试腋下体温5分钟）。

B. 以下一种或多种呼吸道症状：咳嗽、呼吸困难、气短。

C. 与肺炎或呼吸窘迫综合征（RDS）一致的肺部浸润放射影像学证据或尸体解剖发现无其他明确病因，但与肺炎或RDS一致的病理改变。

D. 没有其他临床诊断可以解释，又不能绝对排除"非典"。

（1）发热呼吸道病例：具备A+B。

（2）发热肺炎病例：具备A+B+C。

（3）"非典"预警病例：具备A+B+C+D。

2. "非典"疫情预警的八项指标

符合以下情况之一的，即发出"非典"疫情预警（以下指标中"14天内"指患者的发病日期间隔在14天内）。

同一家医疗机构内：	社区内出现聚集性"非典"预警病例：
①门诊、急诊、发热门诊、呼吸科、放射科等科室或部门内出现一例或以上的医务人员被诊断为"非典"预警病例	⑤14天内，同一家庭、单位、学校或社区内出现两例或以上"非典"预警病例
②14天内出现两例或以上的医院工作人员被诊断为"非典"预警病例	⑥14天内，出现两例或以上有流行病学联系的"非典"预警病例
③14天内出现两例或以上医院内获得性"非典"预警病例(患者和/或探视者)	⑦一例或以上从事"非典"——冠状病毒研究的实验室人员被诊断为"非典"预警病例
④出现一例或以上"非典"预警病例死亡	⑧一例或以上有野生动物接触史的人员被诊断为"非典"预警病例

3. "非典"预警病例和聚集性"非典"预警病例的报告时限和处理措施

（1）医院接到各科"非典"预警病例报告后2小时内通过传真或电话报告当地（区县级，下同）疾病预防控制中心。

（2）医院每天对全院的"非典"预警病例报告进行分析，发现符合"非典"疫情预警指标之一的，应在2小时内向当地疾控中心报告情况。

（3）各相关科室的医务人员负责对"非典"预警病例的转归进行报告。在"非典"预警病例的诊疗过程中，病例的症状和体征随时会发生改变，一旦符合"非典"疑似病例或临床病例的诊断标准，应按照《传染性非典型肺炎疫情监测报告实施方案》做相应报告和处理。

4. "非典"预警报告后的调查和处理

接到监测医院"非典"预警病例报告、"非典"疫情预警指标报告或经区县级疾控中心调查核实为符合"非典"疫情预警指标后，区县级疾病预防控制中心立即

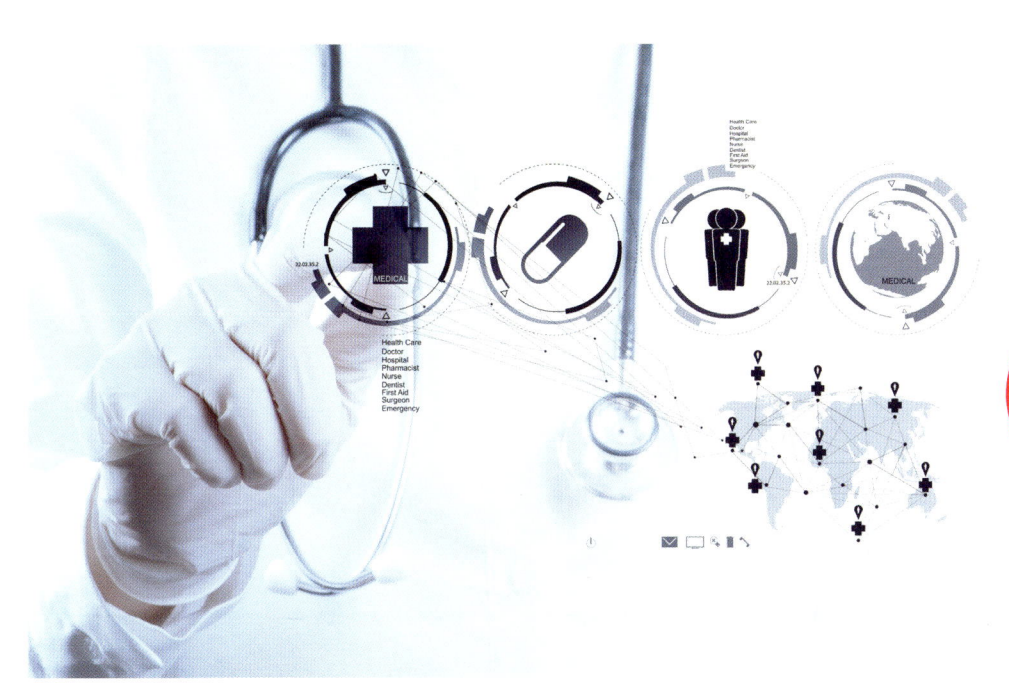

对预警病例进行流行病学调查、采样及送检，对其密切接触者进行体温监测和医学观察，监测医院负责对预警病例进行隔离观察和治疗。一旦出现疑似"非典"病例、临床诊断"非典"病例或实验室确诊"非典"病例，立即组织相关专业人员按卫生部《2003—2004年度全国卫生系统传染性非典型肺炎防治工作方案》和《传染性非典型肺炎疫情监测报告实施方案》开展防治工作。

5. 临床诊断"非典"患者时划分的五个类别及相应处理措施

可将SARS诊断问题分为五个层面，将患者划分为五个类别并予相应处理。

（1）不是SARS者：可以排除SARS诊断，进入正常诊疗程序。

（2）不像SARS者：不像SARS，但尚不能绝对排除。安排医学隔离观察，可采用居家隔离观察并随诊的形式。

（3）疑似SARS者（suspected case）：综合判断与SARS有较多吻合处，但尚不能做出临床诊断。留院观察，收入单人观察室。

（4）临床诊断者（probable case）：基本定为SARS病例，但尚无病原学依据。

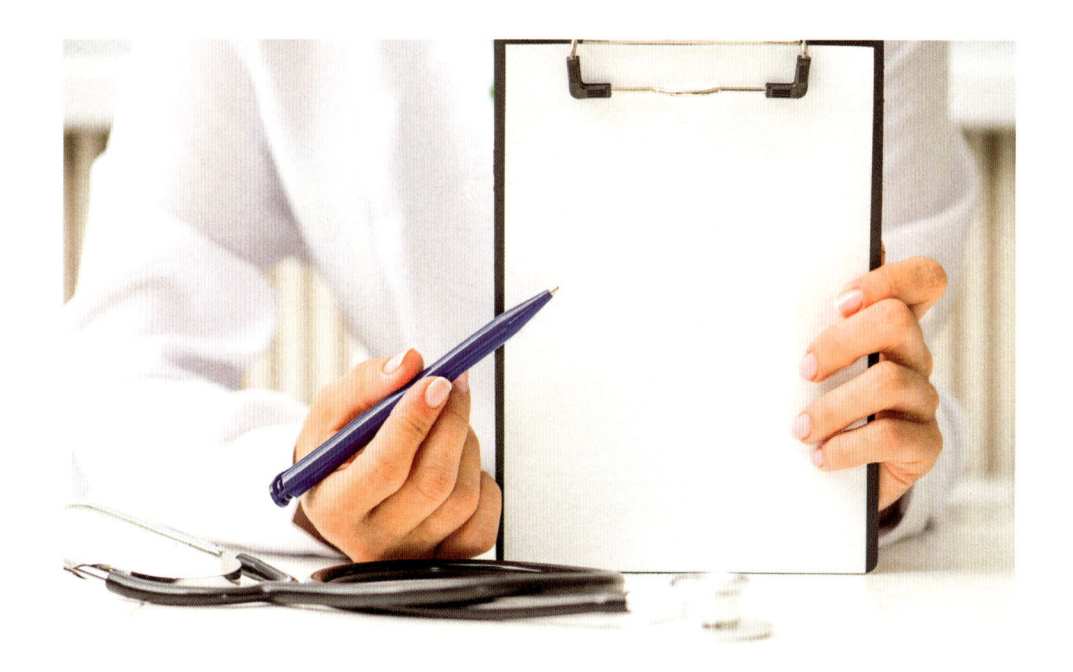

收至SARS定点医院，但为避免其中少数非SARS者被交叉感染，需置单人病房。

（5）确定诊断者（diagnosed case）：在临床诊断基础上有病原学证据支持。收至SARS定点医院，可置多人病房。

6. 公共场所的消毒原则

公共场所的预防性措施应以清洁为主，消毒的意义有限。

非SARS流行区的公共场所是安全的，平时注意加强通风，保持好环境卫生，不需专门针对SARS开展消毒工作，按已有法规即可。

SARS流行区的公共场所除加强通风、保持好环境卫生外，还需对重点部位以及人员活动频繁的室内地面进行消毒。

对特定场所，在特定时间可以进行全方位消毒，也可根据疫情警报的等级采取对应的消毒处理。

需要消毒的场所和物品应首选物理消毒的方法，无法使用物理方法的，可采用化学的方法。如进行空气消毒，应选择连续的物理消毒方法。

7. 医务人员个人防护的分级原则和要求

（1）一级防护：适用于发热门（急）诊的医务人员。要穿工作服、隔离衣，戴工作帽和12层以上棉纱口罩，每次接触患者后立即进行手清洗和消毒。手消毒用0.3%~0.5%碘伏消毒液或快速手消毒剂（洗必泰醇、新洁尔灭醇、75%酒精等）揉搓1~3分钟。

（2）二级防护：适用于进入隔离留观室和专门病区的医务人员，接触从患者身上采集的标本，处理其分泌物、排泄物、使用过的物品和死亡患者尸体的工作人员，转运患者的医务人员和司机。进入隔离留观室和专门病区必须戴12层以上棉纱口罩，每4小时更换1次或感潮湿时更换；穿工作服、隔离衣、鞋套，戴手套、工作帽。每次接触患者后立即进行手清洗和消毒。手消毒用0.3%~0.5%碘伏消毒液或快速手消毒剂（洗必泰醇、新洁尔灭醇、75%酒精等）揉搓1~3分钟。对患者实施近距离操作时，戴防护眼镜。注意呼吸道及黏膜防护。

（3）三级防护：适用于为患者实施吸痰、气管切开和气管插管的医务人员。除二级防护外，还应当加戴全面型呼吸防护器。

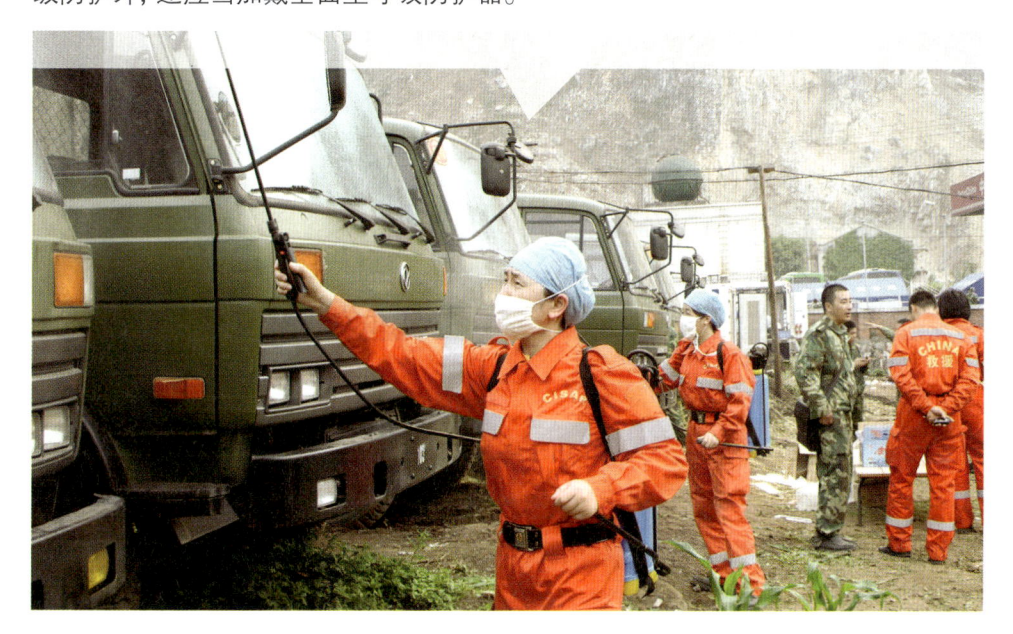

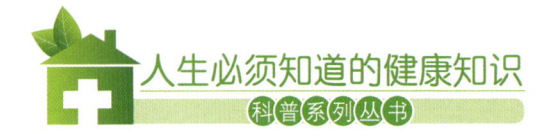

禽流感疫情防控

1. 发现与报告

医疗机构对就诊的流感样病例，要询问其禽类或活禽市场的暴露史，重点关注从事活禽养殖、屠宰、贩卖、运输等行业的人群。在发现人感染H_7N_9禽流感病例后，应当于24小时内填写传染病报告卡并进行网络直报。报告疾病类别选择"乙类传染病"中"人感染H_7N_9禽流感"。尚不具备网络直报条件的医疗机构，应当于诊断后24小时内填写并寄出传染病报告卡，区县级疾控中心在接到报告后立即进行网络直报。

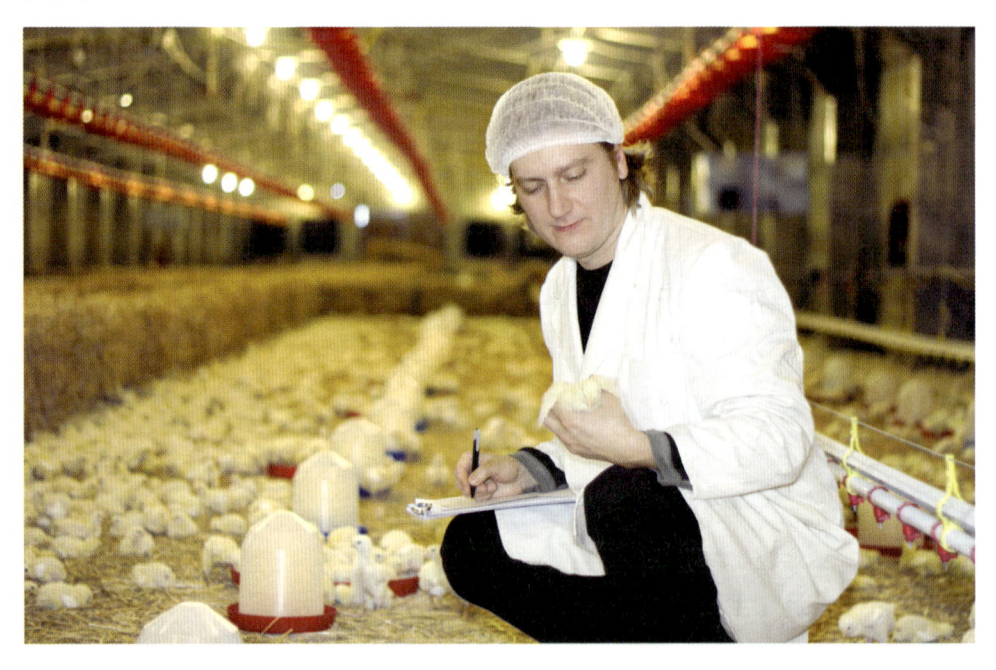

对于确诊病例，报告病例的医疗机构要通过人感染H_7N_9禽流感信息管理系统及时填报病例的病情转归信息，并在其出院或死亡后24小时内网上填报《人感染H_7N_9禽流感病例调查表——临床部分》。对于死亡病例，要认真填写死亡医学证明书的相关内容，通过死因登记报告信息系统进行网络直报。所在辖区的县级疾控中心完成初步调查后,要网上填报《人感染H_7N_9禽流感病例调查表——流行病学部分》,并根据调查进展,及时补充完善调查表信息,每日更新其中的密切接触者医学观察情况。

如已经网络直报的病例转院治疗,转出病例的医疗机构要通过人感染H_7N_9禽流感信息管理系统录入病例的转出情况。接收病例的医疗机构要通过上述系统对该病例信息进行查询核实,并录入病例的收治情况。

聚集性病例一经确认后,应当于2小时内通过突发公共卫生事件报告管理信息系统进行网络直报,并根据事件进展及时进行进程报告和结案报告。

开展实验室检测的疾控中心要及时将标本信息和检测结果录入中国流感监测信息系统中。

2. 可疑暴露者和密切接触者的管理

(1)可疑暴露者的管理:可疑暴露者是指暴露于H_7N_9禽流感病毒检测阳性的禽类、环境,且暴露时未采取有效防护的养殖、屠宰、贩卖、运输等人员。对可疑暴露者,由区县级卫生计生行政部门会同农业、工商、交通等相关部门,组织进行健康告知,嘱其出现发热(腋下体温≥37.5℃)及咳嗽等急性呼吸道感染症状时要及时就医,并主动告知其禽类接触情况。

(2)密切接触者管理:密切接触者是指诊治疑似或确诊病例过程中未采取有效防护措施的医护人员或曾照料患者的家属;在疑似或确诊病例发病前1天至隔离治疗或死亡前,与患者有过共同生活或其他近距离接触情形的人员;或经现场调查人员判断需作为密切接触者管理的其他人员。对密切接触者,由区县级卫生计生行政部门组织进行追踪、医学观察。医学观察期限为自最后一次暴露或与病例发生无有效防护的接触后7天。一旦密切接触者出现发热(腋下体温≥37.5℃)及咳嗽等急性呼吸道感染症状,则立即转送至医疗机构就诊,并采集其咽拭子,送当地流感监测网络实验室进行检测。

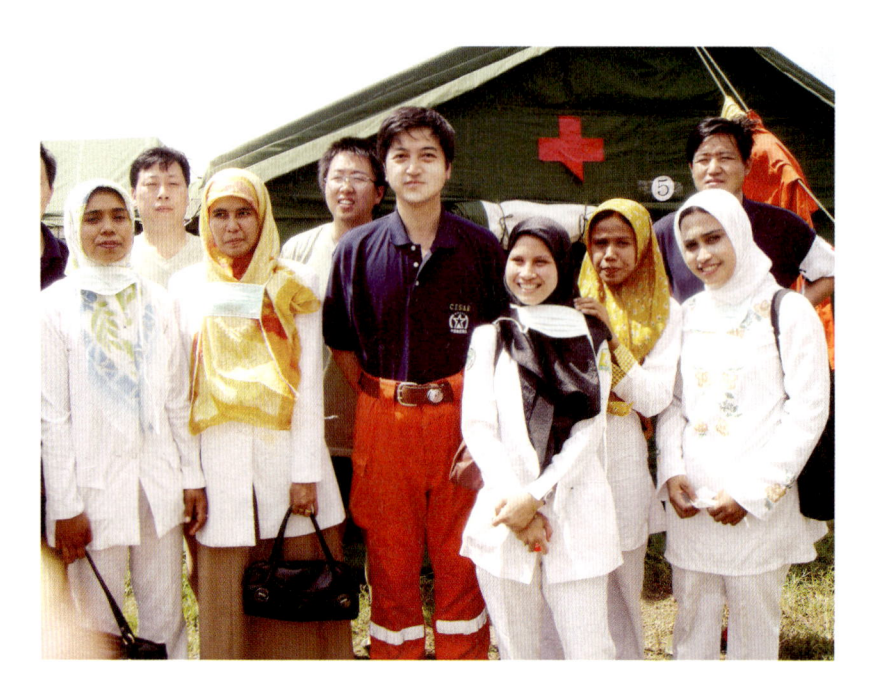

3. 流感样病例强化监测

加强流感样病例和不明原因肺炎监测。要在既往流感样病例监测工作基础上，提高监测强度，增加标本采集和检测数量，南方省份每家流感监测哨点医院每周采集流感样病例和人感染H_7N_9禽流感相关病例标本20份，北方省份4~9月每月采集相关标本20份，10月~次年3月每周采集20份标本，送当地流感监测网络实验室开展检测。

在发生人感染H_7N_9禽流感确诊病例的县（区）内，应当在病例确诊后开展为期2周的强化监测。二级及以上医疗机构对符合流感样病例定义的门急诊患者以及住院严重急性呼吸道感染患者，应当及时采集呼吸道标本，询问暴露史，并按照中国疾控中心制定的《人感染H_7N_9禽流感病毒标本采集及实验室检测策略》开展相关检测工作。各医疗机构每周汇总并上报流感样病例总数、住院严重急性呼吸道感染患者总数、采样人数、本医院检测人数、送疾控中心检测人数、阳性数及阳性结果等。具体上报方式参照中国疾控中心印发的强化监测信息报告有关技术要求。各地可根据工作情况适当扩大监测范围和时间。

4. 疫情形势研判建议

各级卫生计生行政部门根据人感染H_7N_9禽流感的疫情形势、病原学监测和研究进展及时组织专家进行疫情形势研判,达到突发事件标准时,按照相关预案及时启动相应应急响应机制,并按照相关规定及时终止响应。

各级卫生计生行政部门要根据疫情形势建议当地政府采取有针对性的防控措施：在未发生疫情的地市,建议采取活禽市场"一日一清洗,一周一消毒,一月一休市"措施;在发生疫情地市,建议采取休市和彻底消毒措施;在有条件的地市,鼓励采取季节性休市措施。

5. 做好健康教育工作

要积极做好信息发布和舆论引导,及时回应社会关切,引导公众科学、理性地应对疫情,并做好疫情防控知识宣传,指导并促进公众养成良好的卫生习惯,尤其要加强对从事活禽养殖、屠宰、贩卖、运输等行业人群的健康教育和风险沟通工作。

6. 加强医疗卫生机构专业人员培训与督导检查

医疗卫生机构应当开展人感染H_7N_9禽流感病例的发现与报告、流行病学调查、标本采集、实验室检测、病例管理与感染防控、风险沟通等内容的培训。

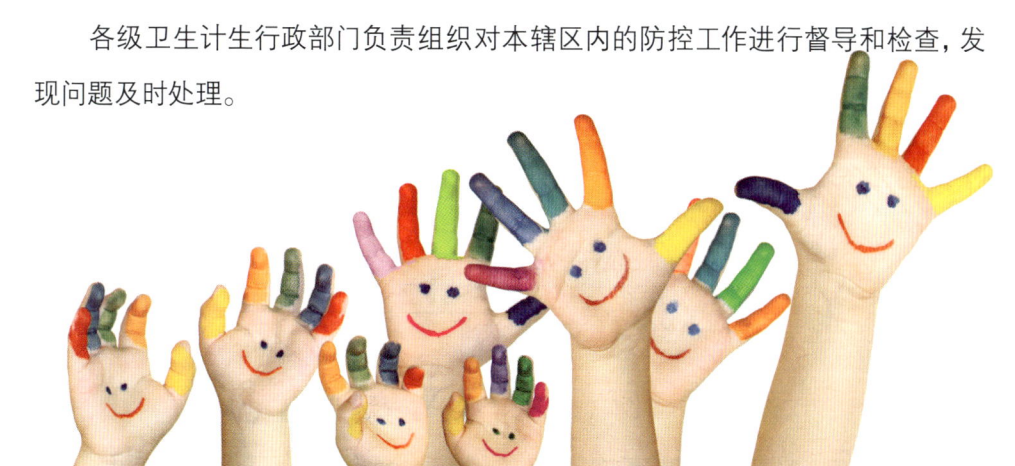

各级卫生计生行政部门负责组织对本辖区内的防控工作进行督导和检查,发现问题及时处理。

消化系统传播疾病（甲型肝炎）

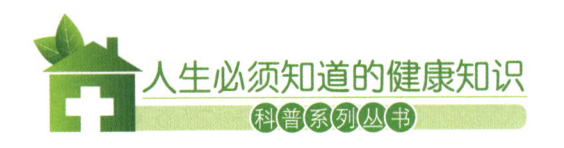

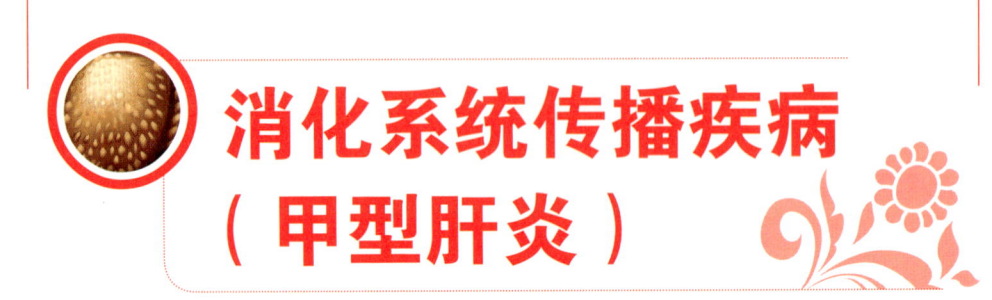

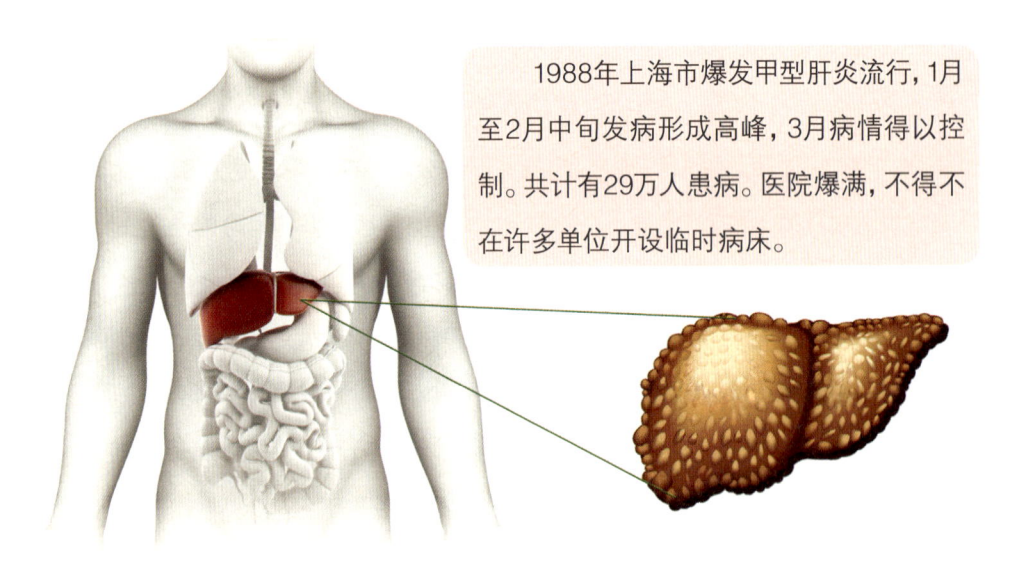

1988年上海市爆发甲型肝炎流行，1月至2月中旬发病形成高峰，3月病情得以控制。共计有29万人患病。医院爆满，不得不在许多单位开设临时病床。

背景知识

传播特点

（1）传染源：感染甲型肝炎（以下简称甲肝）病毒的人为主要传染源。包括急性期患者、亚临床型感染者和隐性感染者。

（2）传播途径：甲肝主要经粪—口传播，常有以下几种方式：

1）经水传播：这是引起甲肝爆发流行的主要传播方式，多发生于暴雨和雨季之后，患者的粪便、唾液、呕吐物等排泄物因雨水冲刷污染周围环境，尤其是水源。在卫生条件比较差的农村，由于无自来水设施，人们多引用井水、河水或沟塘水，当身体抵抗力减弱又饮用被污染的水后，极易引起感染，并出现爆发流行。

经水传播

2）日常生活接触传播：这是甲肝最主要的传播方式。此种传播途径经常发生在卫生条件差，居住拥挤的地方。主要通过患者粪便污染的手、用具、餐具、玩具、衣服等，直接或间接经口传播，如在托儿所、幼儿园、学校和军队中的发病。

日常生活接触传播

3）经食品传播：主要是食用了被污染的食物引起，特别是未经蒸煮就生吃的瓜果与蔬菜，或煮的半生半熟的贝壳类海产品如牡蛎、蚬子、蛤蜊和毛蚶等。此外，患甲肝的饮食从业人员污染食物后也可以引起爆发流行。

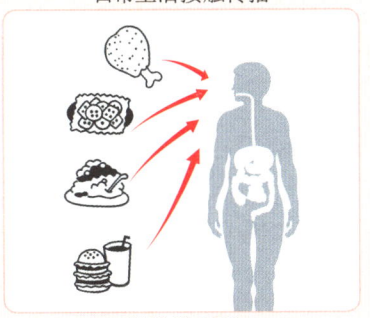

消化道传播

4）苍蝇和蟑螂也是传播甲肝的重要媒介。

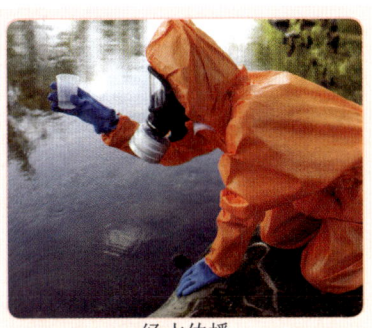

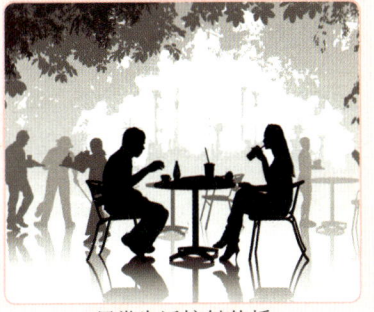

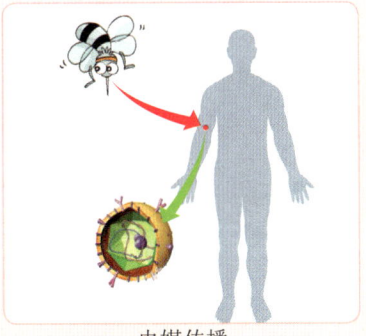

虫媒传播

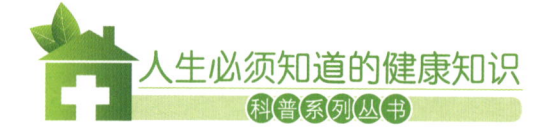

主要症状

（1）黄疸前期：起病急，有畏寒、发热、全身乏力、食欲不振、厌油、恶心、呕吐、腹痛、肝区痛、腹泻，尿色逐渐加深，至本期末呈浓茶状。少数病例以发热、头痛、上呼吸道症状等为主要表现。本期持续1~21日，平均为5~7日。

（2）黄疸期：自觉症状可有所好转，发热减退，但尿色继续加深，巩膜、皮肤出现黄染，约于2周内达高峰。可有大便颜色变浅、皮肤瘙痒、心动过缓等梗阻性黄疸表现。肝肿大至肋下1~3厘米，有充实感，有压痛及叩击痛。部分病例有轻度脾肿大。本期持续2~6周。

（3）恢复期：黄疸逐渐消退，症状减轻以至消失，肝、脾回缩，肝功能逐渐恢复正常。本期持续2周至4个月。

6个月以内的幼婴发生甲型肝炎者病情较重，病死率明显高于年长儿。有报道住院的半岁以内甲型肝炎占儿童甲型肝炎重型的70%，病死率为50%左右。另外老年人（60岁以上）的甲型肝炎患者发生重型和并发症的也多，病死率约为10%。

自我保护

在甲肝等经消化道传播的肝炎爆发流行时，自我保护需要做到以下几点：①饮用水要经过充分煮沸消毒，不吃生冷食物，餐具定期消毒；②注意个人卫生，勤洗手；③避免与患者密切接触及聚餐；④接种疫苗。

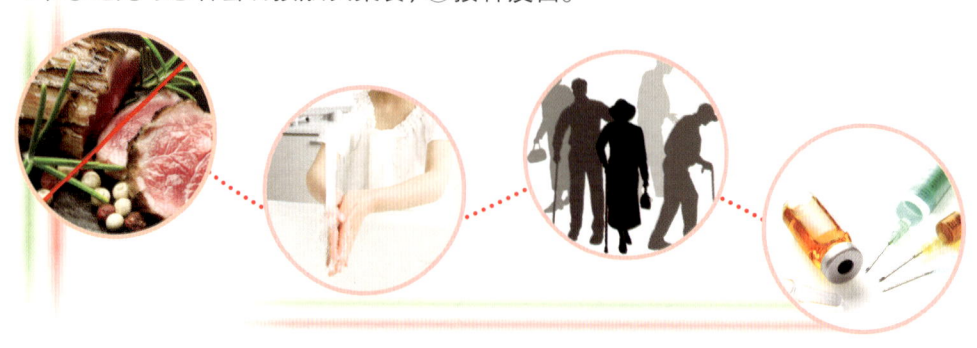

疾病的治疗

（1）休息：甲肝的早期应住院或就地隔离治疗休息。

（2）饮食：甲肝食欲缺乏者，应进易消化的清淡食物，有明显食欲下降或呕吐者，可静脉滴注10%葡萄糖。

（3）药物治疗：目前治疗甲肝的中西药物疗效无明显差别，各地可根据药源，因地制宜就地选用适当西药或中西药进行治疗。用药种类不宜太多，时间不宜太长，用药要简化，不主张常规使用肾上腺皮质激素治疗急性肝炎。

（4）重型甲肝应加强护理，密切观察病情变化，采取阻断肝细胞坏死、促进肝细胞再生、预防和治疗各种并发症等综合性措施及支持疗法以阻断病情恶化。

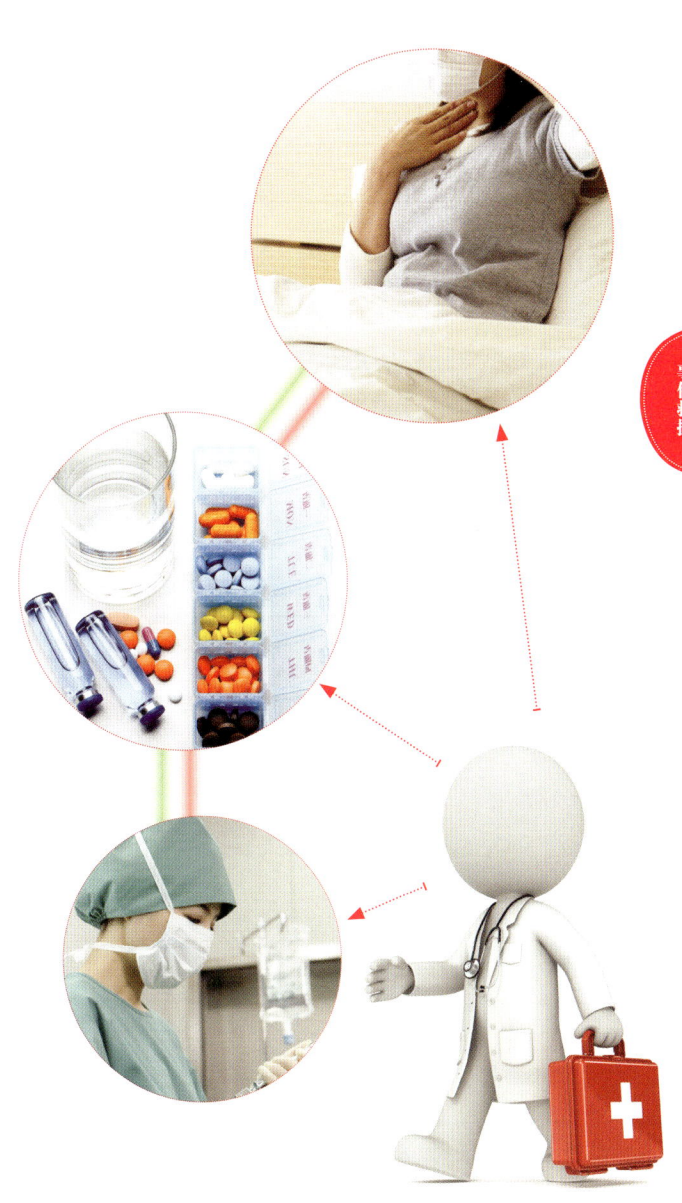

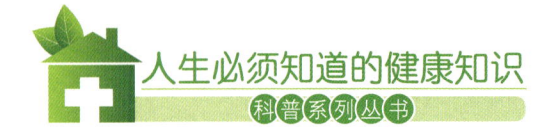

防控要点

(1) 从根本上说，应发展经济，提高人民的物质文化生活水平，改善居住条件，普及卫生常识，搞好环境及个人卫生。

(2) 管理好传染源，早期发现患者，特别是在甲肝流行区，不仅隔离现症患者，更重要的是早期发现并隔离现症患者，并控制周围的隐性感染者。

(3) 切断传播途径是预防本病的重要环节，加强饮食、水源及粪便的管理，养成良好的卫生习惯，饭前便后洗手，共用餐具消毒，最好实行分餐，生食与熟食切菜板、刀具和储藏容器均应严格分开，防止污染。

(4) 保护易感染者，包括被动免疫和主动免疫两种方式。

1) 被动免疫：对家庭内密切接触者，尤其是婴幼儿，应于接触后一周内肌内注射丙种球蛋白，剂量为每千克体重0.02~0.05毫升，有一定预防作用。

2) 主动免疫：注射甲肝减毒活疫苗及灭活疫苗，动物实验和人体应用证明能产生保护性抗体，可以广泛应用。

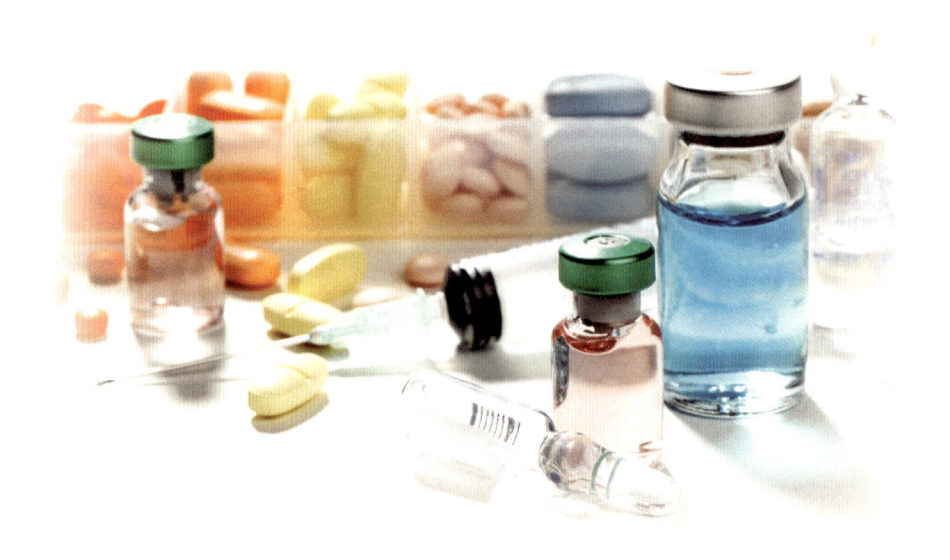

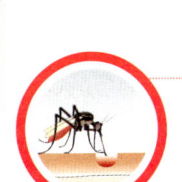

虫媒病毒传染病（登革热）

背景知识

什么是登革热

登革热和登革出血热是由登革病毒引起的急性传染病，主要通过埃及伊蚊和白纹伊蚊传播，是分布最广、发病最多，危害较大的一种虫媒病毒传染病。《中华人民共和国传染病防治法》将之列为乙类传染病。

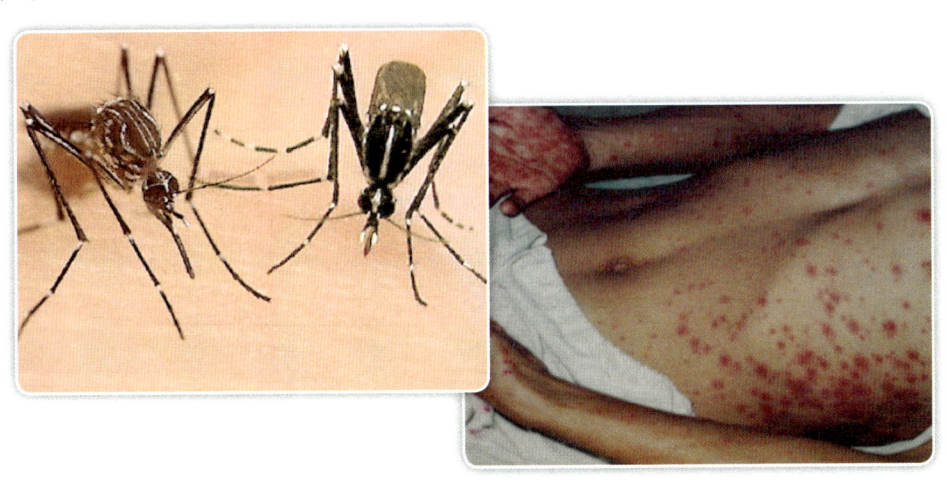

传播特点

登革热主要通过埃及伊蚊和白纹伊蚊叮咬传播，患者和隐性感染者为主要传染源，伊蚊叮咬患者和隐性感染者后，再叮咬健康人，即可能引起发病。

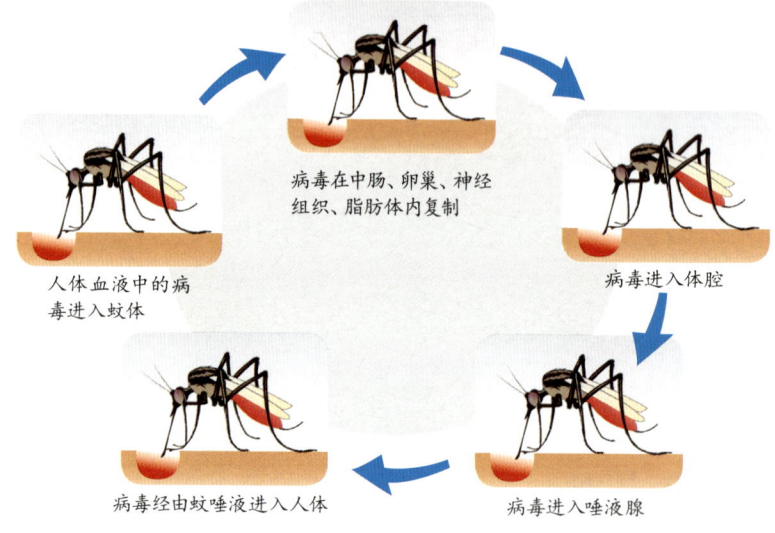

病毒在中肠、卵巢、神经组织、脂肪体内复制

人体血液中的病毒进入蚊体

病毒进入体腔

病毒进入唾液腺

病毒经由蚊唾液进入人体

登革热传播途径

主要症状

（1）急性起病，发热，较剧烈的头痛、眼眶痛、全身肌肉痛、骨关节痛及明显疲乏等症状。可伴面部、颈部、胸部潮红，结膜充血等。

（2）皮疹：针尖样出血性皮疹、麻疹样皮疹、猩红热样皮疹等多样性皮疹。

（3）束臂试验阳性，瘀点、瘀斑、紫癜、黏膜出血、咯血、血尿、阴道流血及注射部位出血等。

（4）消化道大出血、胸腹腔出血、颅内出血等多器官发生出血。

（5）肝大，胸腹腔积液。

（6）皮肤湿冷，烦躁，脉搏细数，低血压和脉压小于20毫米汞柱（2.66千帕）及尿量减少等休克表现。

登革热导致死亡的主要原因是什么

消化道大出血、腹膜腔出血、颅内出血等多器官发生出血、休克等是登革热主要的死亡原因。

登革热离我们遥远吗

登革热广泛流行于热带和亚热带的100多个国家和地区。在历史上，登革热有过许多次大流行。据估计，目前全球约25亿人有患登革热的危险，每年有5000万到1亿人感染登革热病毒。20世纪初本病传入我国，20年代曾在上海、杭州、广州等地广泛流行。1978年5月本病在广东省佛山市发生流行，并在之后的10年中迅速在广东、海南蔓延，涉及范围也逐步扩大；90年代以来，本病则主要局限在广东、福建等地，为小规模流行或散发。我国不少地区都发现了来自国外流行区的输入性病例，个别地方（如广东、浙江）还引发了当地病例的发生，甚至造成局部爆发。

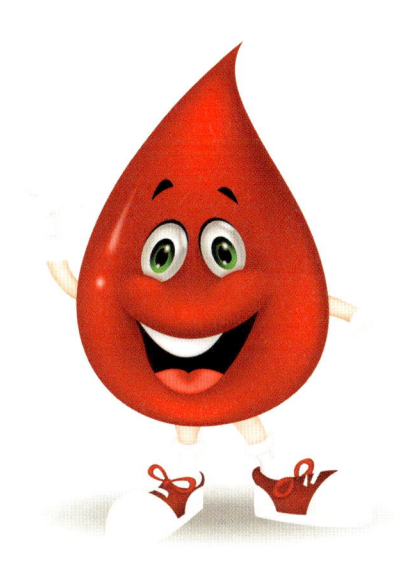

自我保护

在家中和公共场所积极采取灭蚊措施，杀灭成蚊。突然不明原因发热时，及时到发热门诊就诊。

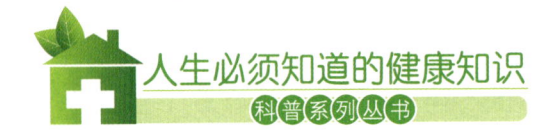

疾病的治疗

（1）高热给予物理降温。有明显出血症状的患者，要避免酒精擦浴。应谨慎使用解热镇痛剂，避免诱发葡萄糖6-磷酸脱氢酶缺乏的患者发生溶血。对中毒症状严重的患者，可考虑短期使用小剂量皮质激素。

（2）维持水、电解质平衡。

（3）防治出血：有出血倾向者可选用安络血、止血敏、维生素C及维生素K等止血药物。严重上消化道出血者要给予抑制胃酸治疗。

（4）抗休克：休克病例应快速输液以扩充血容量，并加用血浆和代血浆，合并弥散性血管内凝血（DIC）的患者，按DIC处理，不宜输全血，避免血液浓缩。

（5）脑型病例：及时给予降低颅压的药物（如甘露醇），保证迅速降低颅内压，防止脑疝发生。

防控要点

（1）加强疫情监测和流行病学侦查，发现登革热疑似、临床及确诊病例均应按照《中华人民共和国传染病防治法》等法律法规要求进行报告。及早调查处理，控制传播。

（2）积极进行媒介伊蚊的控制，杀灭成蚊，消除滋生地。

（3）加强健康教育，开展多种形式的群众性健康教育，普及登革热防治知识，提高公众自我防护、及早就诊、减少传播的意识。

（4）发生输入性病例疫情后应尽快进行核实诊断、流行病学调查和疫源地处理。对患者采取早诊断、早报告、早隔离、早就地治疗。防蚊隔离期限应从发病日起不少于5天且热退。对患者居住地等可疑疫源地采取灭蚊措施，同时进行病例搜索，及时发现可疑病例。

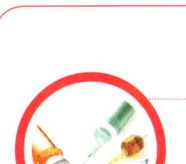

体液传播疾病（埃博拉出血热）

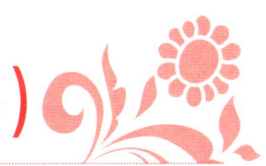

2014年年初至10月12日，全球共有7个国家（几内亚、利比里亚、尼日利亚、塞内加尔、塞拉利昂、西班牙和美国）诊断埃博拉确诊病例和疑似病例8997例，其中死亡病例4493例。这次埃博拉疫情持续时间长，是规模最大、范围最广的一次埃博拉疫情，城市和农村都有流行，并且医务人员感染严重。2014年8月8日，WHO总干事根据应急委员会的建议，宣布西非埃博拉出血热疫情为国际关注的突发公共卫生事件（PHEIC）。

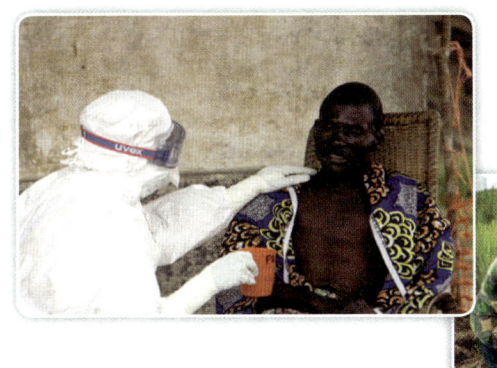

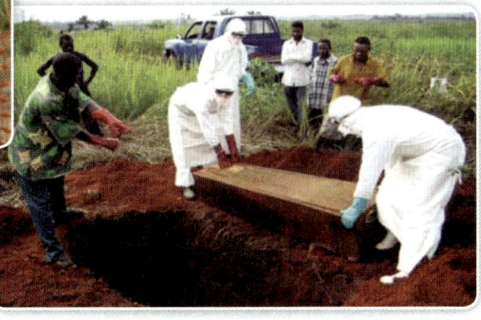

（图片来源于网络）

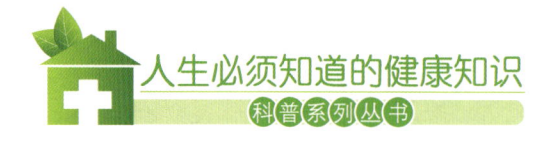

背景知识

什么是埃博拉出血热

埃博拉病毒病是由纤丝病毒科的埃博拉病毒（Ebola virus，EBOV）所引起的一种急性出血性传染病。主要通过患者的血液和排泄物传播，临床主要表现为急性起病发热，肌痛、出血、皮疹和肝肾功能损害。

传播特点

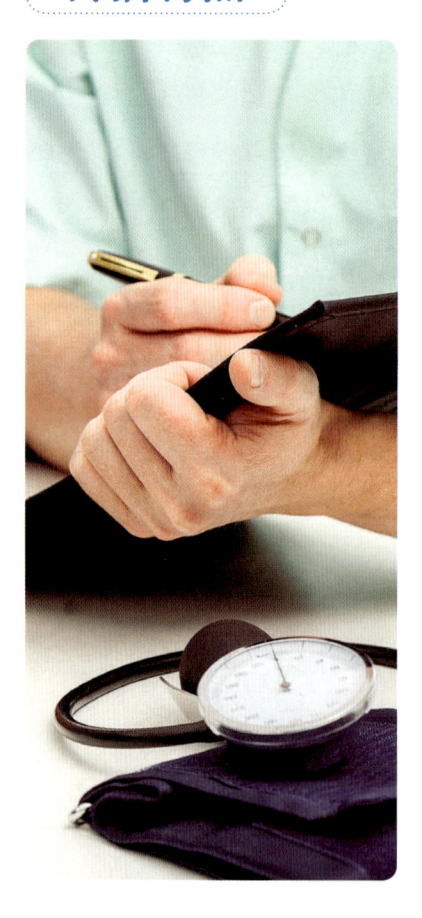

（1）传染源：埃博拉出血热的患者是主要传染源，尚未发现潜伏期患者有传染性。感染埃博拉病毒的大猩猩、黑猩猩、猴、羚羊、豪猪等野生动物可为首发病例的传染源。

（2）传播途径：接触传播是本病最主要的传播途径。可以通过接触患者和被感染动物的血液、体液、分泌物、排泄物及其污染物感染。患者感染后血液和体液中可维持很高的病毒含量。医护人员、患者家属或其他密切接触者在治疗、护理患者或处理患者尸体过程中，如果没有严格的防护措施，容易受到感染。虽然尚未证实有空气传播的病例发生，但应予以警惕，做好防护。据文献报道，埃博拉出血热患者的精液、乳汁中可分离到病毒，故存在相关途径传播的可能性。

（3）易感人群：人类对埃博拉病毒普遍易感。发病主要集中在成年人，可能与其暴露或接触机会较多有关。尚无资料表明不同性别间存在发病差异。

主要症状

（1）初期：典型病例急性起病，临床表现为高热、畏寒、头痛、肌痛、恶心、结膜充血及相对缓脉。2~3天后可有呕吐、腹痛、腹泻、血便等表现，半数患者有咽痛及咳嗽。患者最显著的表现为低血压、休克和面部水肿。

（2）极期：病程4~5天进入极期，可出现神志的改变，如谵妄、嗜睡等，重症患者在发病数日可出现咯血，鼻、口腔、结膜下、胃肠道、阴道及皮肤出血或血尿，少数患者出血严重，多为病程后期继发DIC。并可因出血、肝肾功能衰竭及致死性并发症而死亡。

病程5~7日可出现麻疹样皮疹，以肩部、手心和脚掌多见，数天后消退并脱屑，部分患者可较长期地留有皮肤的改变。

由于病毒持续存在于精液中，也可引起睾丸炎、睾丸萎缩等迟发症。

90%的死亡患者在发病12天内死亡，一般为7~14天。

预防和治疗

（1）有些疫苗正在进行临床试验，临床上尚无可用的疫苗。

（2）没有特殊的治疗方法，新的药物疗法正在进行评估。

（3）危重病例需要加强支持性护理。患者往往会脱水，需要以电解质溶液进行静脉输液或口服补液。

（4）隔离控制传染源和加强个人防护是防控埃博拉出血热的关键措施。

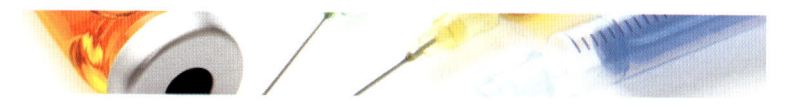

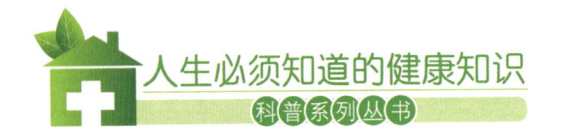

防控要点

诊断依据

应根据流行病学史、临床表现和相关病原学检查综合判断。流行病学史依据为：

(1) 发病前21天内，有在埃博拉传播活跃地区居住或旅行史。

(2) 发病前21天内，在没有恰当个人防护的情况下，接触过埃博拉患者的血液、体液、分泌物、排泄物或尸体等。

(3) 发病前21天内，在没有恰当个人防护的情况下，接触或处理过来自疫区的蝙蝠或非人类灵长类动物。

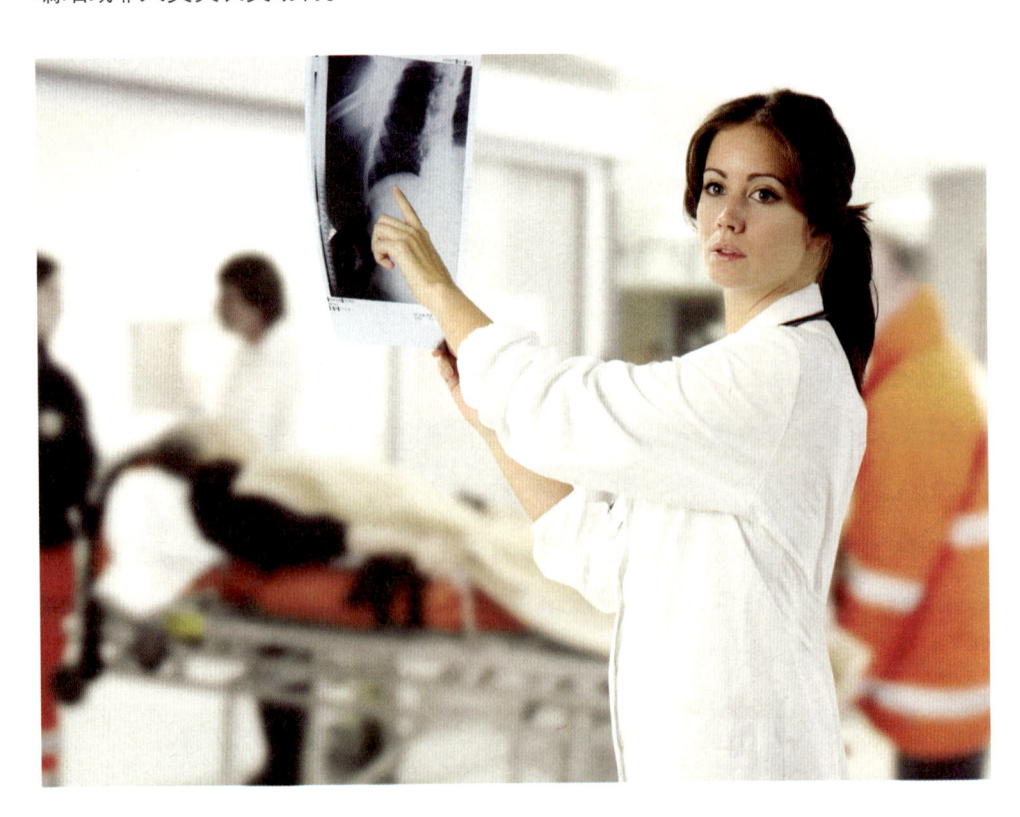

病例定义

（1）留观病例：具备上述流行病学史中第2、第3项中任何一项，并且体温＞37.3℃者；具备上述流行病学史中第1项，并且体温≥38.6℃者。

（2）疑似病例：具备上述流行病学史中符合流行病学史第2、第3中任何一项，并且符合以下三种情形之一者：

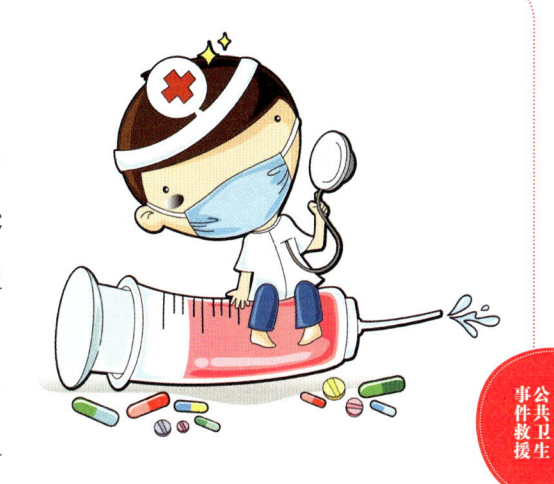

1）体温≥38.6℃，出现严重头痛、肌肉痛、呕吐、腹泻、腹痛。

2）发热伴不明原因出血。

3）不明原因猝死。

（3）确诊病例：留观或疑似病例经实验室检测符合下列情形之一者：

1）核酸检测阳性：患者血液等标本用RT-PCR等核酸扩增方法检测，结果阳性。若核酸检测阴性，但病程不足72小时，应在达72小时后再次检测。

2）病毒抗原检测阳性：采集患者血液等标本，用ELISA等方法检测病毒抗原。

3）分离到病毒：采集患者血液等标本，用Vero、Hela等细胞进行病毒分离。

4）血清特异性IgM抗体检测阳性；双份血清特异性IgG抗体阳转或恢复期较急性期4倍及以上升高。

5）组织中病原学检测阳性。

病例处置流程

1. 留观病例

（1）符合流行病学史第2、第3项的留观病例，按照确诊病例的转运要求转至定点医院单人单间隔离观察，动态监测体温，密切观察病情。及时采集标本，按规定在定点医院达到生物安全2级防护水平的实验室相对独立区域内进行临床检验；按规定送疾病预防控制中心进行病原学检测。

符合下列条件之一者可解除留观：

1）体温恢复正常，核酸检测结果阴性。

2）若发热已超过72小时，核酸检测结果阴性。

3）仍发热但不足72小时，第一次核酸检测阴性，需待发热达72小时后再次进行核酸检测，结果阴性。

（2）对仅符合流行病学史中第1项标准的留观病例，按照标准防护原则转运至定点医院单人单间隔离观察，动态监测体温，密切观察病情。

符合下列条件之一者可解除留观：

1）诊断为其他疾病者，按照所诊断的疾病进行管理和治疗。

2）体温在72小时内恢复正常者。

3）发热已超过72小时，而且不能明确诊断为其他疾病的，进行核酸检测结果阴性。

2. 疑似病例

按照确诊病例的转运要求转至定点医院单人单间隔离观察治疗。及时采集标本，按规定在定点医院达到生物安全2级防护水平的实验室相对独立区域内进行临床检验；按规定送疾病预防控制中心进行病原学检测。

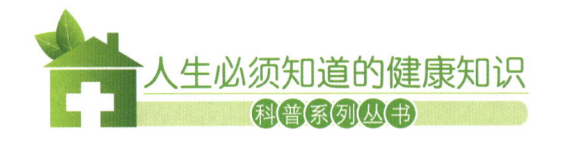

1）病原学检测阳性，转为确诊病例，进行相应诊疗。

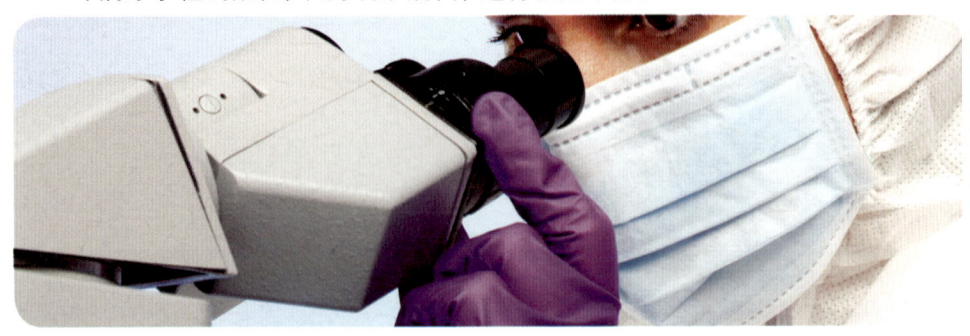

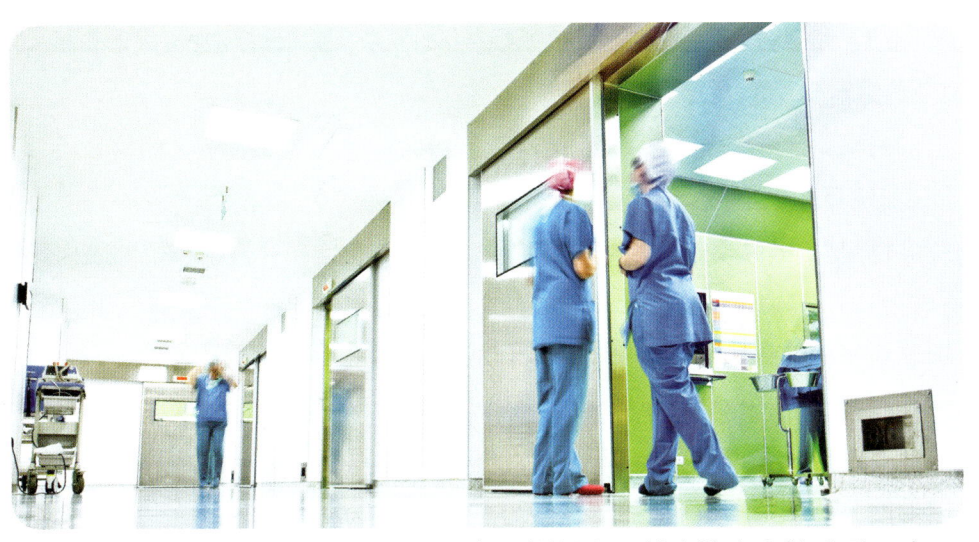

2）若发热已超过72小时，采样进行病原学检测，阴性者排除诊断，解除隔离。

3）若发热不足72小时，病原学检测阴性，需待发热达72小时后再次进行病原学检测，仍阴性者排除诊断，解除隔离。

3. 确诊病例解除隔离治疗的条件

连续两次血液标本核酸检测阴性。临床医师可视患者实际情况，安排其适时出院。

医院感染预防与控制

1. 基本要求

(1) 建立预警机制，制定应急预案和工作流程。

(2) 在标准预防的基础上采取接触隔离和飞沫隔离措施。

(3) 开展临床医务人员培训，掌握诊断标准，做好个人防护。

(4) 针对发热患者做好预检分诊工作。

(5) 隔离区域应严格限制人员出入，医务人员应相对固定。

(6) 做好医务人员防护、消毒等措施所需物资的储备。

（7）严格遵循《医疗机构消毒技术规范》的要求，做好诊疗器械、物体表面、地面等的清洁与消毒。

（8）隔离区应有严格的探视制度，不设陪护。

2. 埃博拉出血热患者的管理

（1）留观、疑似或确诊病例应当采取严格的接触隔离措施，实施单间隔离。

（2）对于疑似或确诊病例，有条件的应当安置于负压病房进行诊治。

（3）患者的诊疗与护理尽可能使用一次性用品。

（4）隔离病房的消毒工作应遵循《医疗机构消毒技术规范》的基本要求和原则。

（5）患者的活动应严格限制在隔离病房内，出院、转院需进行严格的终末消毒。

（6）患者死亡后，应当减少尸体的转运和搬运，尸体应当立即消毒后用密封防渗漏物品双层包裹，及时火化。

3. 医务人员的防护

（1）诊疗过程中，应当戴乳胶手套、医用防护口罩、面罩（护目镜），穿防护服、防水靴或者密封的鞋和鞋套等个人防护用品。

（2）医务人员进出隔离病房时，应当遵循《医院隔离技术规范》(WS/T311-2009)的有关要求，严格按照相应的流程，正确穿脱防护用品，重点注意做好眼睛、鼻腔、口腔、黏膜的防护。

（3）医务人员应当严格遵循《医务人员手卫生规范》(WS/T313-2009)的要求，及时正确进行手卫生。

（4）医务人员暴露于患者血液、体液、分泌物或排泄物时，应当立即用清水或肥皂水彻底清洗皮肤，再用0.5%碘伏消毒液或75%洗必泰醇擦拭消毒；黏膜应用大量生理盐水冲洗或0.05%碘伏冲洗。

（5）采集标本时应当做好个人防护，标本转运应当按照A类感染性物质包装运输要求进行。

（6）对参与患者诊治的医务人员进行健康监测，一旦出现疑似症状或感染症状，应当立即进行隔离、诊治并报告。

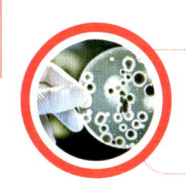

集体食物中毒

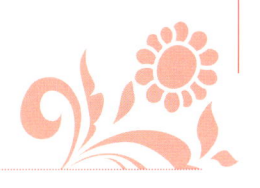

1997年5月下旬，日本几十所中学和幼儿园相继发生6起集体食物中毒事件，中毒人数多达1600人，导致3名儿童死亡，80多人入院治疗，这就是引起全世界极大关注的大肠杆菌O157中毒事件。

1999年年底，美国发生了因食用带有李斯特菌的食品而引发的历史上最严重的食物中毒事件。据美国疾病控制中心的报告，在美国密歇根州，有14人因食用被李斯特菌污染的热狗和熟肉而死亡，在另外22个州也有97人因此患病，6名妇女因此流产。

2002年9月14日，南京汤山发生一起特大"毒鼠强"投毒案，造成395人中毒，42人死亡。

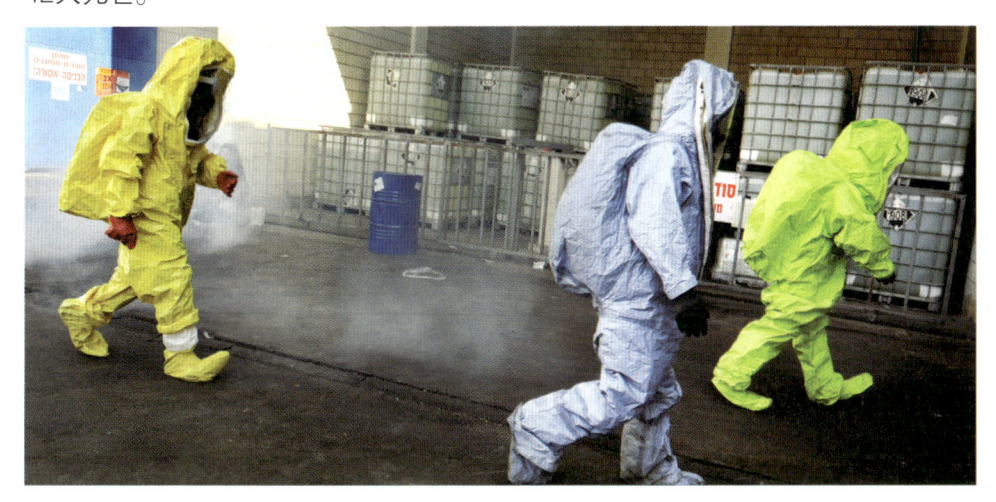

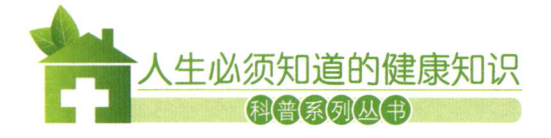

背景知识

什么是集体食物中毒

　　集体食物中毒是指3人以上（含3人）同时食用了被生物性、化学性有毒有害物质污染的食品或食用了含有害物质的食品后出现的急性、亚急性食源性疾患。

食物中毒的症状特征和分类

　　1. 食物中毒的症状特征

　　(1)潜伏期短(1~48小时)，发病突然。

　　(2)患者有类似的临床表现，病情1~7天。

　　(3)发病者均与某种食物有明确的关系，发病者必定食用了某种有毒的食物，未吃者不发病。

　　(4)患者对健康人无传染性，停止食用有毒食品，发病很快停止。

　　2. 食物中毒的分类

　　(1)细菌性食物中毒。

　　(2)真菌毒素食物中毒。

　　(3)有毒动植物中毒。

　　(4)化学性食物中毒。

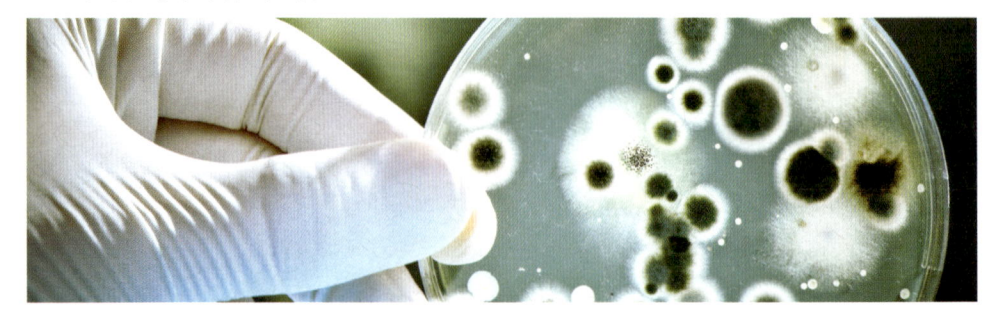

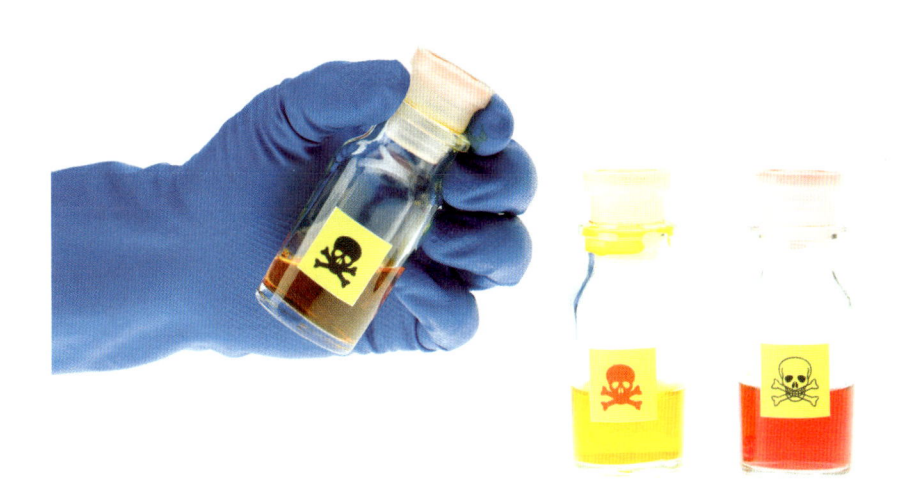

食物中毒产生的原因

（1）生产经营者疏于食品卫生管理，对食品加工、运输、储藏、销售环节中的卫生安全问题注意不够。此类中毒发生率最高，出现在学校食堂的食物中毒多属此类。

（2）滥用食品添加剂或使用非食品原料。

（3）误食：主要是食用亚硝酸盐、河豚、毒蘑菇或农药、鼠药污染的食物引起的中毒。这类中毒发生的数量较多，且中毒者病情危重，死亡率极高。

（4）从业人员及消费者食品卫生知识匮乏。未养成良好的卫生习惯，造成生熟交叉污染。

（5）投毒：投毒物质常为剧毒鼠药或亚硝酸盐。

（6）农药生产经营和使用管理不完善：菜农农药使用不当造成上市农作物农药残留超过国家标准，或生产经营者未做蔬菜农残测定，是引起食物中毒的另一个重要原因。

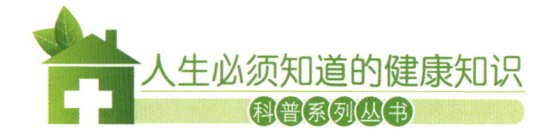

防控要点

食物中毒的预防

1. 建筑布局与环境卫生

（1）布局合理，有独立的食品原料存放间、食品加工操作间和配餐间，"防鼠、防蝇、防尘"设施完善。

（2）内外环境整洁。

（3）每天打扫、清洁，及时清除垃圾，不留异味。

2. 食品原料及食品采购

（1）到持有卫生许可证的经营单位采购食品，并相对固定食品采购场所。

（2）采购新鲜洁净的食品原料。

（3）购买在保质期内的定型包装食品，产品标签标有生产单位、生产地址、生产

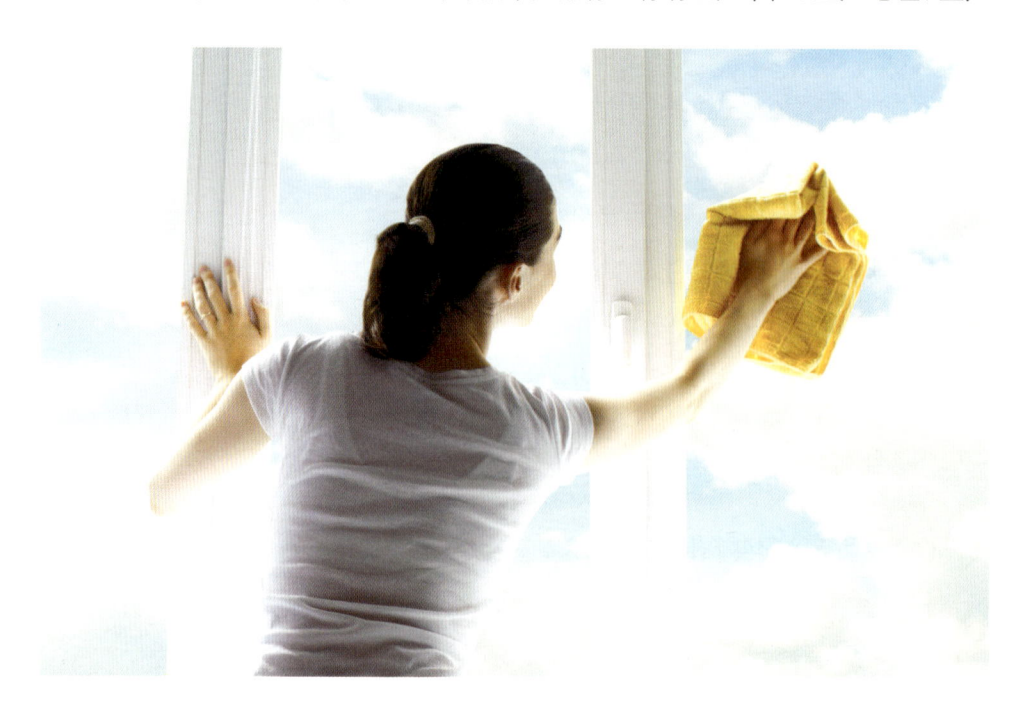

日期、保存期及产品配料等内容。

（4）不采购来历不明、不能提供相应产品标签的散装食品。

（5）到具备相应资质的单位订购集体用餐。

（6）不外购冷荤凉菜和糕点制品。

3. 粗加工

（1）有相对独立的粗加工间（区）。

（2）动物性食品原料和植物性食品原料分池清洗，洗净的食品原料离地分类存放。

（3）集体食堂内禁止饲养、宰杀活禽畜。

4. 烹调加工

（1）用于盛放原料、半成品、成品的食品容器和工具标志明显，做到分开使用。

（2）冷冻肉类（包括冻结的熟肉半成品）在烹调前应完全解冻。

（3）烧熟煮透所有食物，尤其是肉、奶、蛋及其制品，大块食物的中心温度不低于70℃。

（4）蔬菜烹调程序：一洗二浸三烫四炒。

（5）煮熟焖透四季豆，使其失去原有的生绿色和豆腥。

（6）豆浆要彻底煮透，煮沸后持续加热5~10分钟。

（7）不加工冷荤凉菜（具有符合卫生要求的熟食间的高校食堂除外）。

（8）食品以即制即售最佳，制作完成至出售一般不要超过2小时。

（9）剩余食品在再次出售前要高温彻底加热。

（10）不使用发芽马铃薯、野生蘑菇、葫芦瓜等可能含有有毒有害物质的原料加工食品。

5. 食品和食品原料储存

（1）入库食品有专人验收，食品分类上架摆放。

（2）食品存放要冷藏，熟食品和剩余食品放凉后置于4℃以下冰箱保存，冷藏时间不宜超过24小时。

（3）生、熟食品使用的刀具、砧板严格分开使用。

（4）食品存放严格做到生熟分开，避免交叉污染。

（5）妥善保管有毒有害物质：灭鼠药、杀虫剂等有毒有害物质，不得存放在食品库房、食品加工和进餐场所。

（6）存放硝酸盐、亚硝酸盐的容器须有明显标志，避免误食、误用。

（7）冰箱等冷藏设备要定期清洁，并保证冰箱的冷藏效果。

6. 餐具清洗消毒

（1）餐具清洗消毒程序：一刮、二洗、三冲、四消毒、五保洁。

（2）热力消毒要求：蒸汽消毒100℃作用10分钟以上，干热消毒120℃作用15~20分钟，煮沸消毒15分钟以上。

（3）化学消毒要求：餐具必须完全浸泡在有效氯浓度为250毫克／升以上的消毒液中20~30分钟，并定期更换消毒液。

（4）消毒柜消毒要求：严格按消毒柜指示时间消毒，定期检查，保证消毒效果。

7. 从业人员卫生

（1）从业人员持有效健康证明及卫生知识培训合格证明上岗。

（2）落实晨检制度，发现有发热、咳嗽、腹泻等症状及化脓性皮肤病者应立即暂停其工作。

（3）勤洗手，接触直接入口食品前双手应进行消毒。

（4）穿戴整洁的工作服、帽，出售食品或分餐时戴口罩。

（5）不面对食品打喷嚏、咳嗽，不留长指甲、涂指甲油、戴戒指等。

8. 卫生管理

（1）建立健全食品卫生安全管理制度。

(2) 指定专门的卫生责任人，监督检查以上措施的落实情况。

(3) 专人负责、层层落实、责任到人。

(4) 定期检查、奖罚分明。

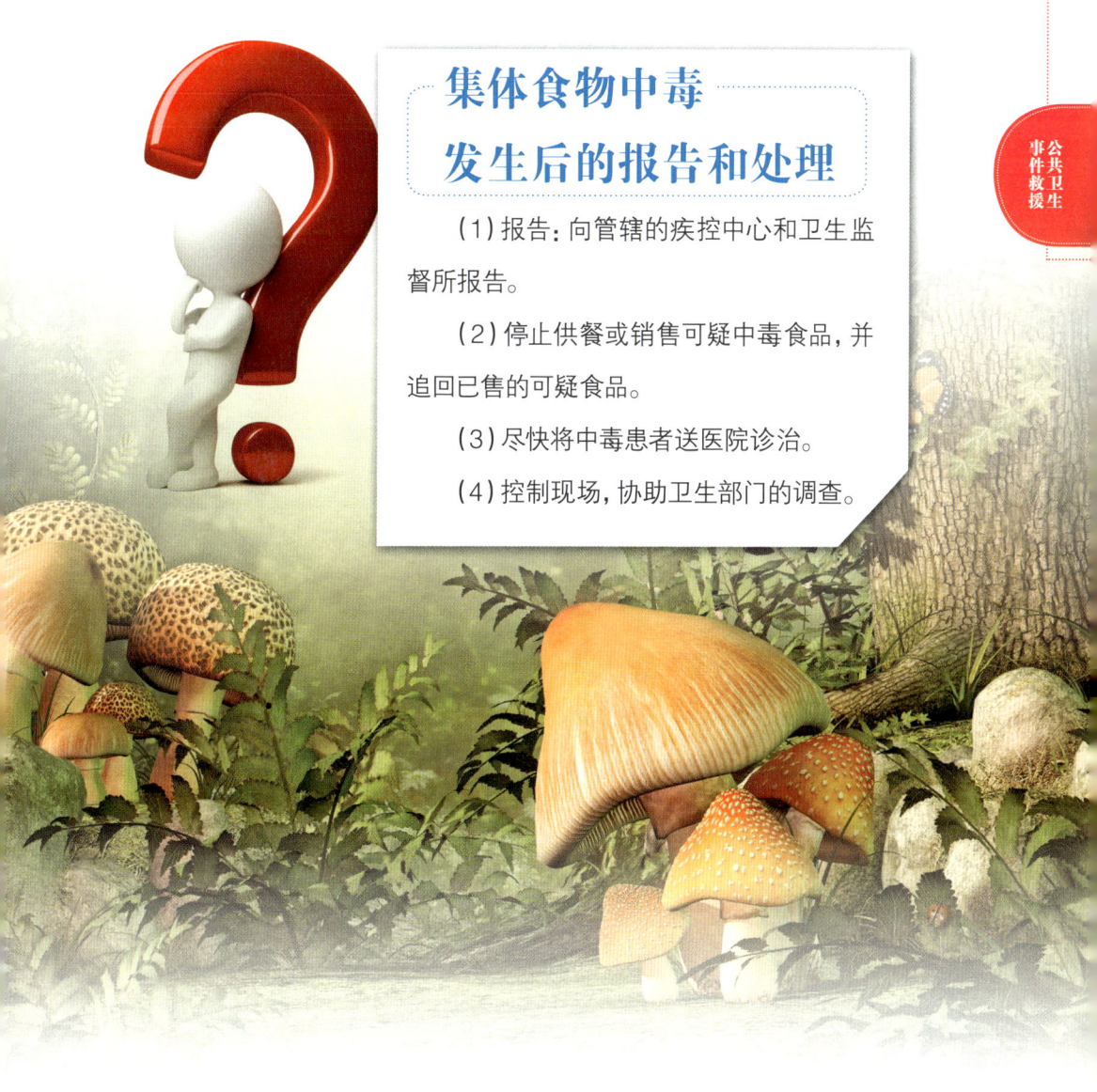

集体食物中毒发生后的报告和处理

(1) 报告：向管辖的疾控中心和卫生监督所报告。

(2) 停止供餐或销售可疑中毒食品，并追回已售的可疑食品。

(3) 尽快将中毒患者送医院诊治。

(4) 控制现场，协助卫生部门的调查。

（本章编者：王 毅、马 浩、王伟岸、卢 静）

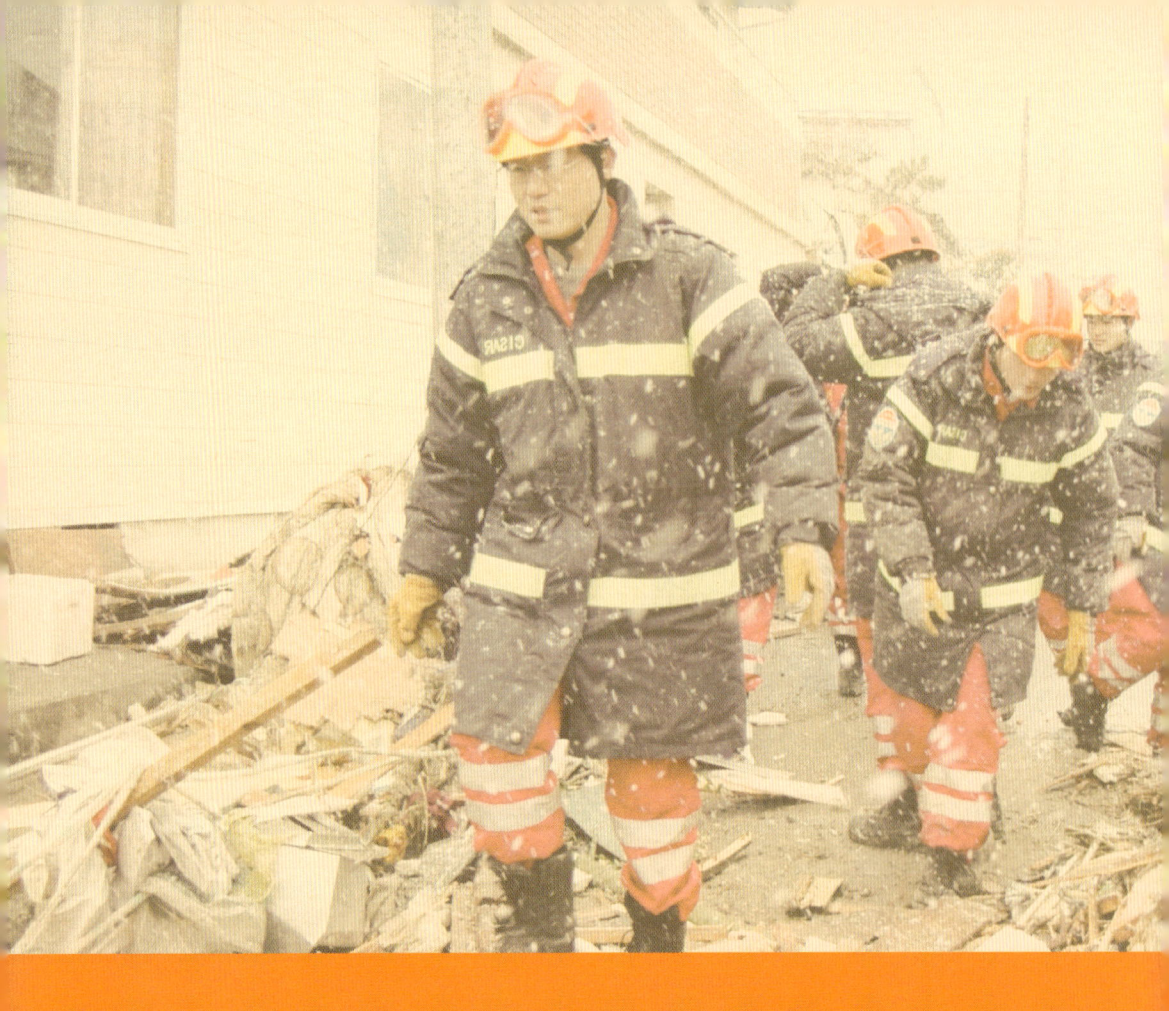

JIDUAN QIHOU
XIANGGUAN DE ZAIHAI

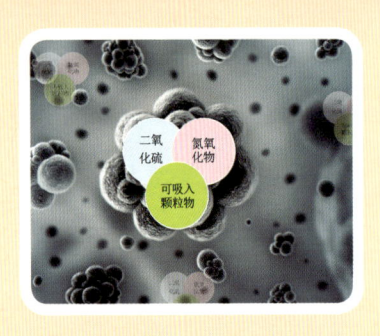

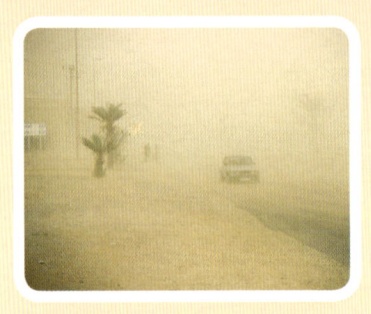

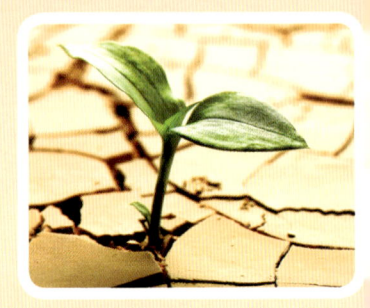

极端气候相关的灾害

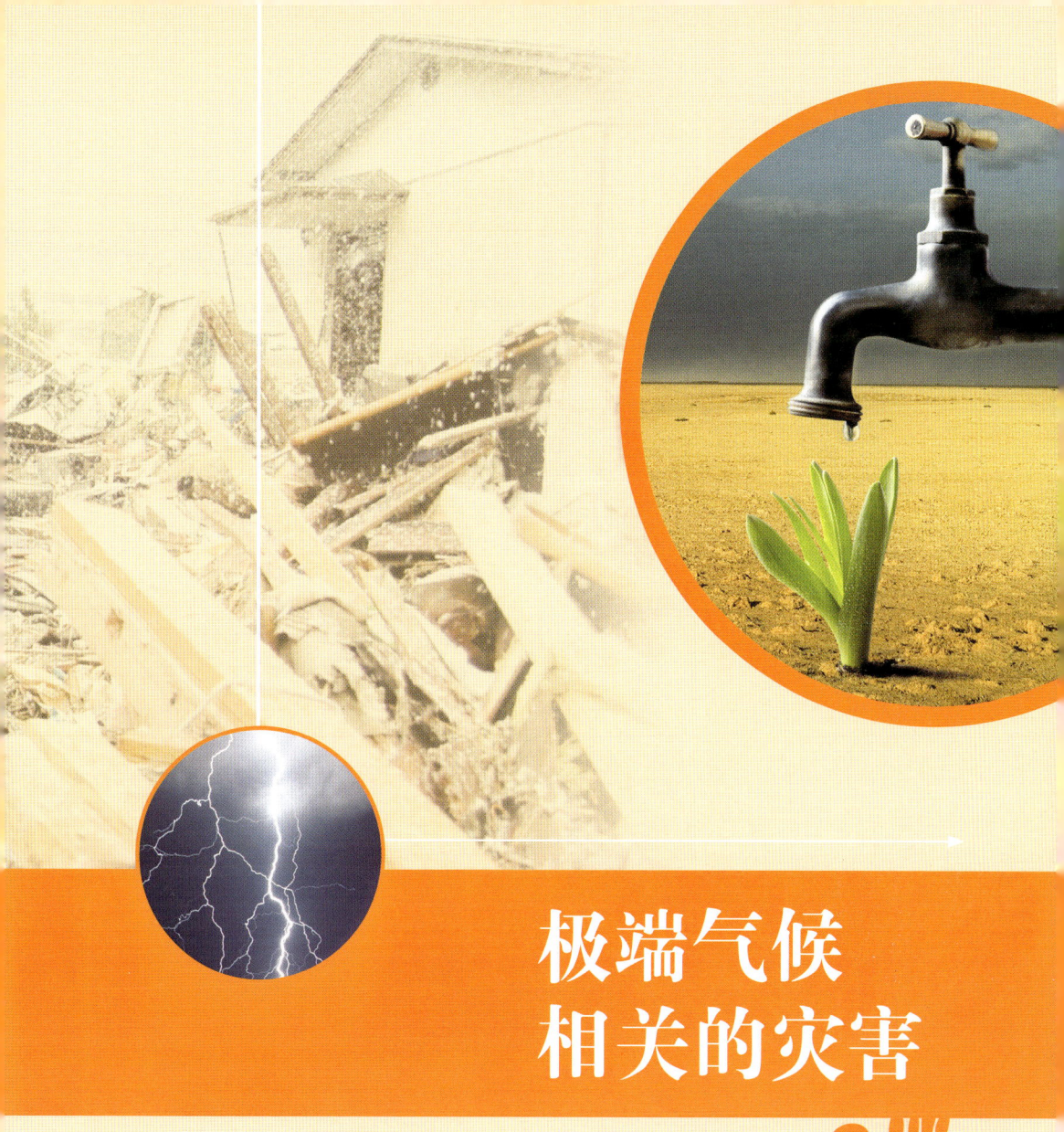

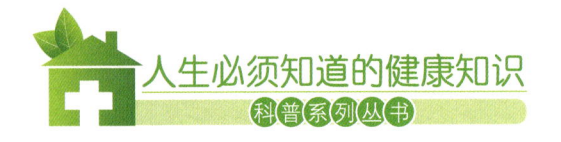

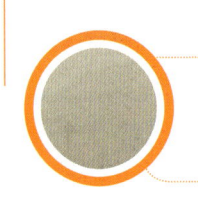

雾霾

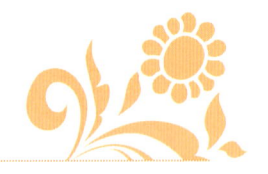

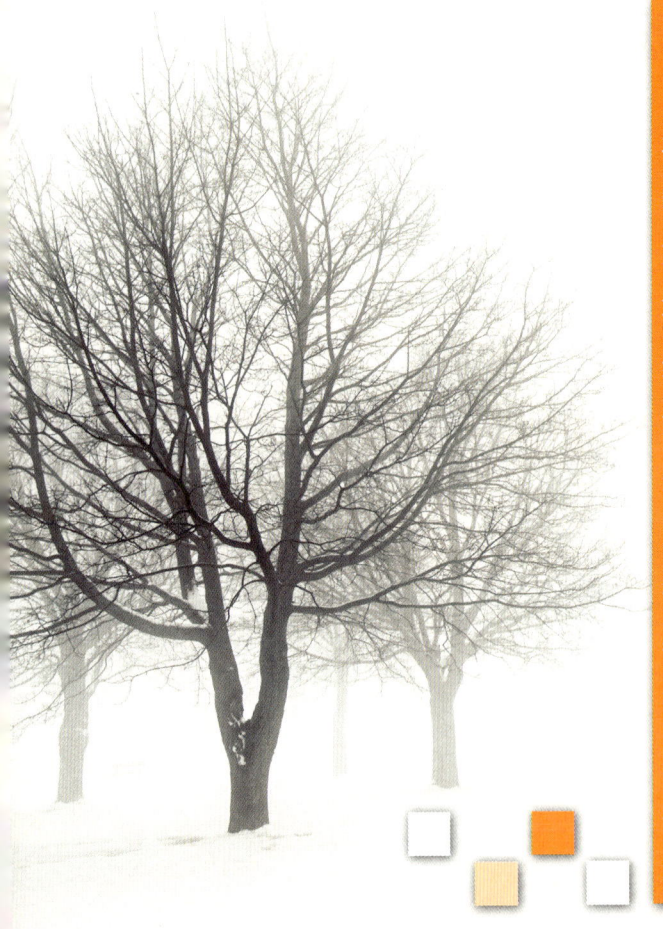

典型实例链接

2012年入冬以来，华北、东北、华南大部地区有10~20天雾霾，其中东北地区在20天以上。在京津冀雾霾天气的专项研究中，专项组检出了大量含氮有机颗粒物。经过来源解析技术，这些包括含氮有机颗粒物在内的有机物被识别出了4类有机组分：来自于北京周边的氧化型有机颗粒物；与烹饪相关的油烟型有机物；氮富集有机物；来自于汽车尾气和燃煤的烃类有机颗粒物。其中第一种成分在整个污染过程所占比例最大，为44%，其余三个组所占比例分别为21%、17%和18%。

专项组将这些因素归结为"人为粗放式排放和自然生态被破坏的直接后果"。在北京地区,机动车为城市PM$_{2.5}$(细颗粒物)的最大来源,约为1/4;其次为燃煤和外来输送,各占1/5。对于整个京津冀区域,专项组认为,应重点控制工业和燃煤过程,重点在于燃烧过程的脱硫、脱硝和除尘;同时要高度关注柴油车排放和油品质量。因此"控制灰霾还是需要从控制污染物排放着手"。

2013年1月,上海雾霾天气频发,雾霾日持续达14天。雾霾日上海空气质量全部达到污染等级,首要污染物均为PM$_{2.5}$,其中有6天达到重度污染水平。世界卫生组织最新评估结果表明,大气PM$_{2.5}$成为我国排名第四的健康杀手。为了对付雾霾天,不少市民出行会戴上口罩。

背景知识

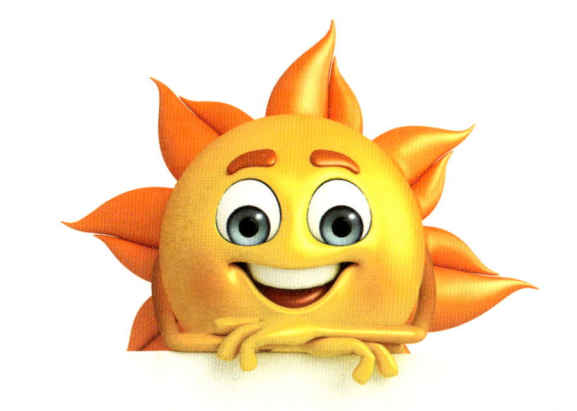

什么是雾霾

雾霾天气,也就是混有雾和霾现象的天气。随着空气质量的不断恶化,雾霾天气现象出现增多,危害加重。目前,在我国存在4个雾霾严重地区:黄淮海地区、长江河谷、四川盆地和珠江三角洲。国家发改委发布的《2013年上半年节能减排形势分析》指出,大范围持续雾霾天气,受影响人口约有6亿人。

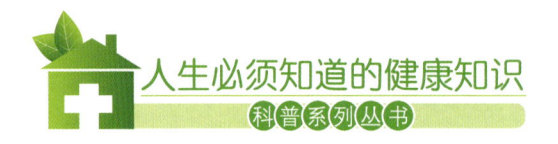

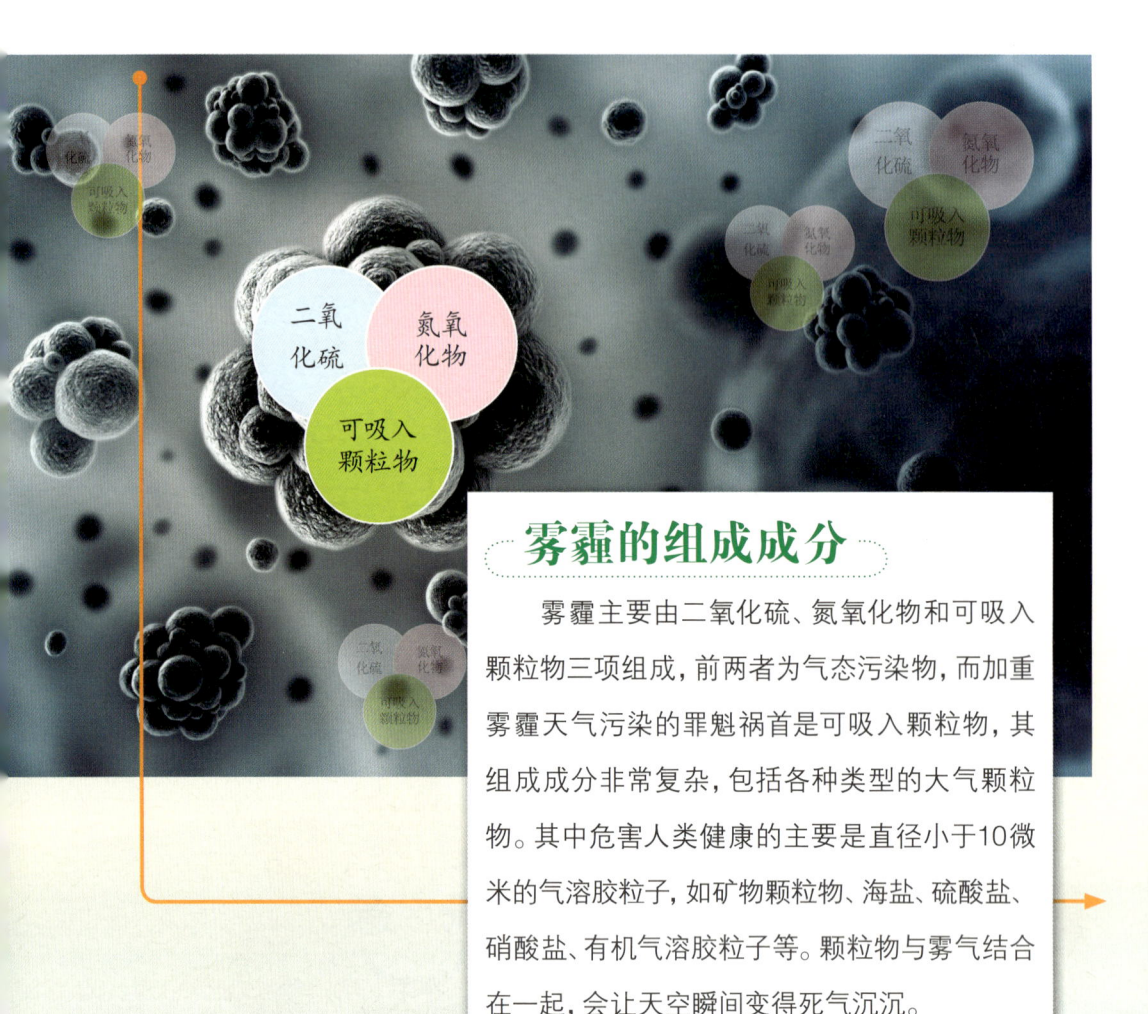

人生必须知道的健康知识
科普系列丛书

雾霾的组成成分

雾霾主要由二氧化硫、氮氧化物和可吸入颗粒物三项组成，前两者为气态污染物，而加重雾霾天气污染的罪魁祸首是可吸入颗粒物，其组成成分非常复杂，包括各种类型的大气颗粒物。其中危害人类健康的主要是直径小于10微米的气溶胶粒子，如矿物颗粒物、海盐、硫酸盐、硝酸盐、有机气溶胶粒子等。颗粒物与雾气结合在一起，会让天空瞬间变得死气沉沉。

雾是怎样形成的

雾是近地面空气中的水蒸气发生的凝结现象。雾的形成有两个基本条件，一是近地面空气中的水蒸气含量充沛，二是地面气温低。雾与云的主要分别是雾接触地面，而云则不会。当空气相对湿度达到100%或接近100%时，雾就可能出现。随着空气湿度的日变化，雾会出现早晚较常见或加重、白天相对减轻甚至消失的现象。

霾是怎样形成的

悬浮在大气中的大量微小尘粒、烟粒或盐粒的集合体，使空气混浊，水平能见度降低到10千米以下的一种天气现象称为霾，这些尘粒是由空气中的灰尘、硫酸、硝酸、有机碳氢化合物等粒子组成的，出现霾时空气则相对干燥，空气相对湿度通常在60%以下。由于灰尘、硫酸、硝酸等粒子组成的霾，其散射波长较长的光比较多，因而霾看起来呈黄色或橙灰色。霾的日变化一般不明显。当气团没有大的变化，空气团较稳定时，持续出现时间较长，有时可持续10天以上。2012年冬季中国雾霾横行有三大原因：

（1）气象条件：2013年1月影响我国的冷空气活动较常年偏弱，风速小，中东部大部地区稳定类大气条件出现频率明显偏多，尤其是华北地区高达64.5%，为近10年最高，易造成污染物在近地面层积聚，从而导致雾霾天气多发。

（2）空气污染：因为供暖、工业、生活因素，我国冬季气溶胶背景浓度高，有利于催生雾霾形成。

（3）恶性循环：雾霾天气会使近地层大气更加稳定，加剧雾霾发展、加重大气污染，形成恶性循环。

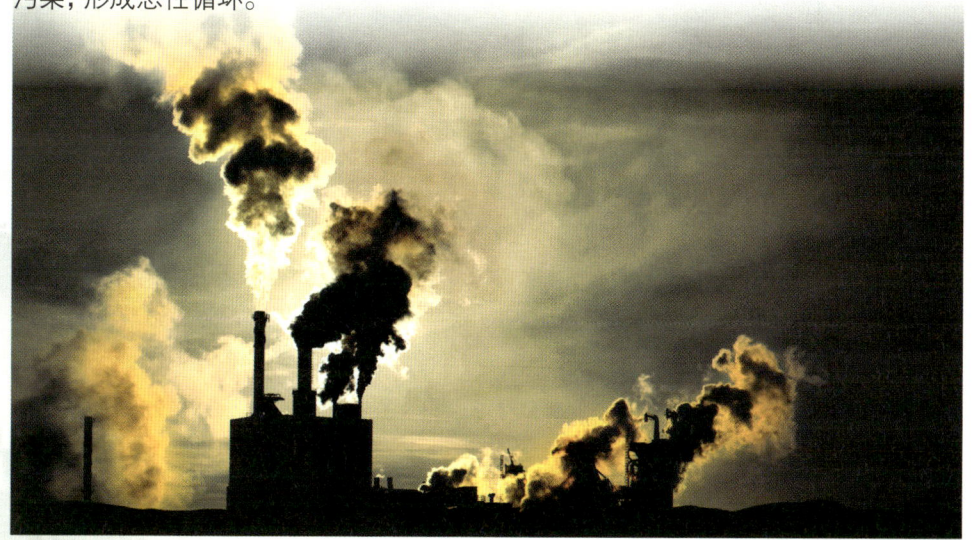

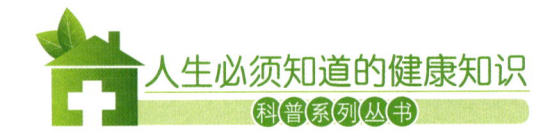

雾霾等级分类标准

2013年1月28日，中国气象局预报与网络司发布通知，对霾预警信号标准进行了修订，首次将PM$_{2.5}$作为预警分级的重要指标之一。同日，中央气象台首次单独发布霾预警，不再像往常一样发布雾霾预警。

中国气象局将霾预警分为黄色、橙色、红色三级，分别对应中度霾、重度霾和极重霾。在预警级别的划分中，将反映空气质量的PM$_{2.5}$浓度与大气能见度、相对湿度等气象要素并列为预警分级的重要指标，使霾预警不仅反映大气视程条件变化，而且体现空气污染或大气成分的状态。同时，在霾预警中引入PM$_{2.5}$浓度指标，也使得单独发布霾预警更具科学性和可操作性。

根据PM$_{2.5}$检测网的空气质量新标准，24小时平均值标准值分布如下（单位为微克/米^3）：

优：0~35；

良：35~75；

轻度污染：75~115；

中度污染：115~150；

重度污染：150~250；

严重污染：250及以上。

目前对雾霾认识的误区

雾和霾都是视程障碍物。但两者的形成原因和条件的差别很大。发生霾时相对湿度不大，而出现雾时，相对湿度是饱和的。一般来说，相对湿度小于80%时的大气混浊、视野模糊导致的能见度恶化是霾造成的；相对湿度大于90%时的大气混浊、视野模糊导致的能见度恶化是雾造成的；介于两者之间即是霾和雾的混合物共同造成的，但其主要成分是霾。

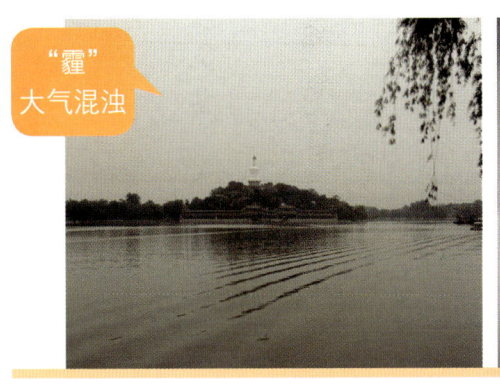

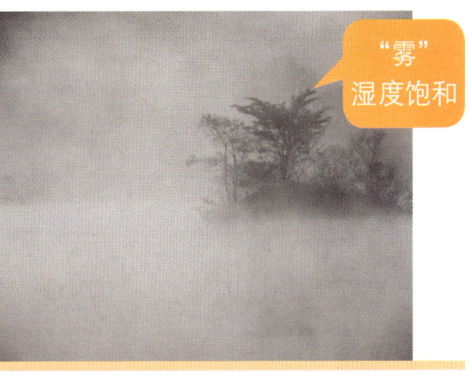

灾害救援医学下 让灾害不再成为灾难

"霾" 大气混浊

"雾" 湿度饱和

极端气候相关的灾害

由于雾霾、轻雾、沙尘暴、扬沙、浮尘、烟雾等天气现象，都是因浮游在空中大量极微细的尘粒或烟粒等影响，致使有效水平能见度小于10千米，必须结合天气背景、天空状况、空气湿度、颜色气味及卫星监测等因素来综合分析判断，才能得出正确结论，而且雾和霾的天气现象有时可以相互转换。

雾霾离我们遥远吗

1. $PM_{2.5}$的解读

2013年1月，市民们频频听到$PM_{2.5}$，它究竟是什么意思？颗粒物特指悬浮在空气当中的固体颗粒或液滴，它是空气污染的一个主要来源。可以用空气动力学直径（以下简称直径）来衡量颗粒物大小。其中，直径≤2.5微米的颗粒物称为细颗粒物，也称$PM_{2.5}$。

$PM_{2.5}$的粒径小，富含大量的有毒、有害物质且在大气中停留时间长、输送距离远，对人体健康和大气环境质量的危害很大。2012年2月，国务院同意发布新修订的《环境空气质量标准》增加了$PM_{2.5}$监测指标。一般而言，粒径2.5~10微米的粗颗粒物主要来自道路扬尘等；2.5微米

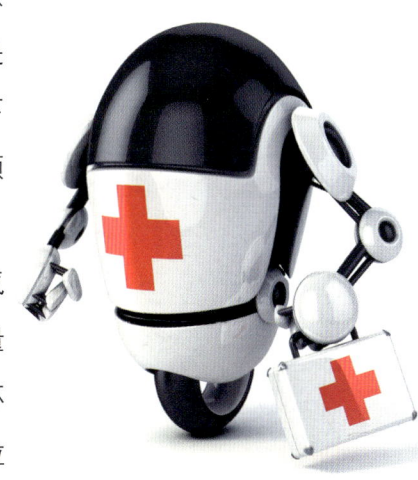

51

PM2.5

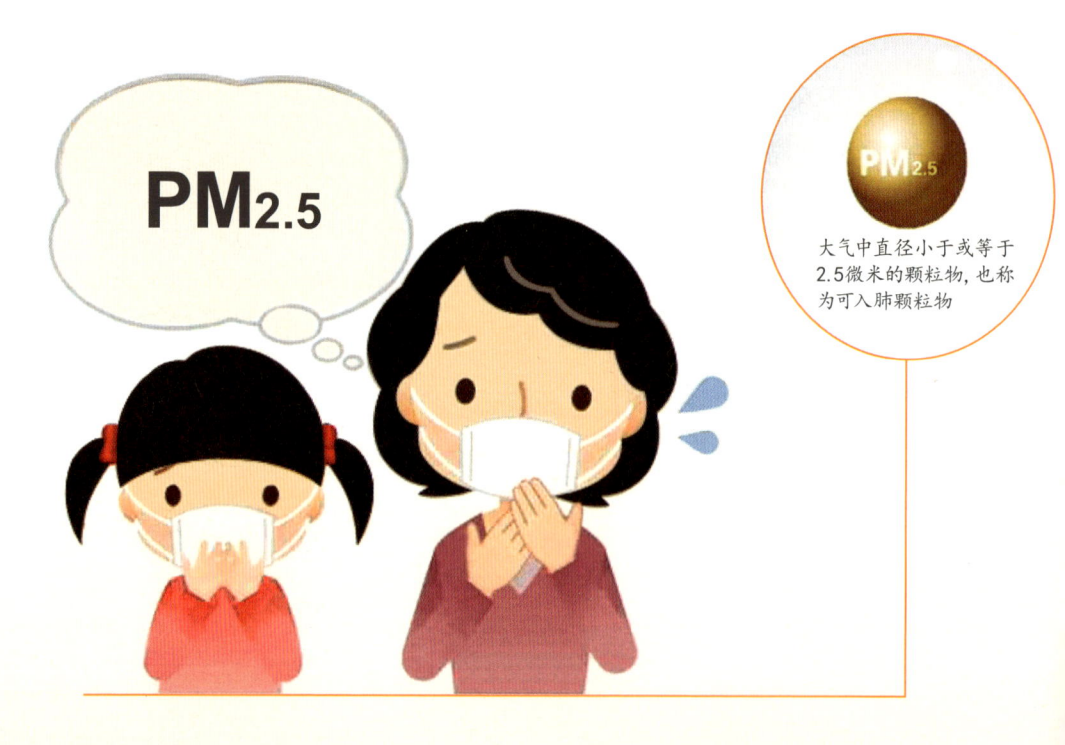

大气中直径小于或等于2.5微米的颗粒物，也称为可入肺颗粒物

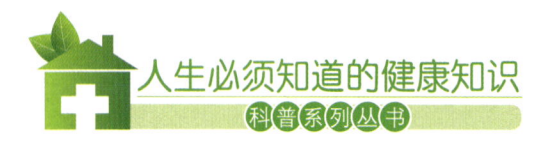

以下的细颗粒物（PM$_{2.5}$）往往是人类对化石燃料（煤、石油等）和垃圾的燃烧造成的。在发展中国家，煤炭燃烧是家庭取暖和能源供应的主要方式，这也是PM$_{2.5}$的来源之一。

一般认为，PM$_{2.5}$主要来自工业废气、汽车尾气等大气污染，其实PM$_{2.5}$的来源远不止这些。有关专家指出，一口香烟产生的烟雾中所含的颗粒，几乎全部都是PM$_{2.5}$，而这种细烟尘颗粒，连同苯并芘、重金属等香烟中最主要的致癌成分，一同进入了人体的肺部。因此，网上有人戏称"烟民，你抽的不是烟，是PM$_{2.5}$"！

2. 室内抽烟的危害

在室内抽烟，由于空气不流通，香烟烟雾中的PM$_{2.5}$就会悬浮在室内空气里，通过扩散还会粘在室内的家居物品上，成为二手烟甚至三手烟，而这些是无法通过通风、空气过滤等装置排出室外的。当人们能闻到烟味时，此时空气中的PM$_{2.5}$浓度已经很高了。某省环境监测中心站专业技术人员做过这样的调查试验，他们使

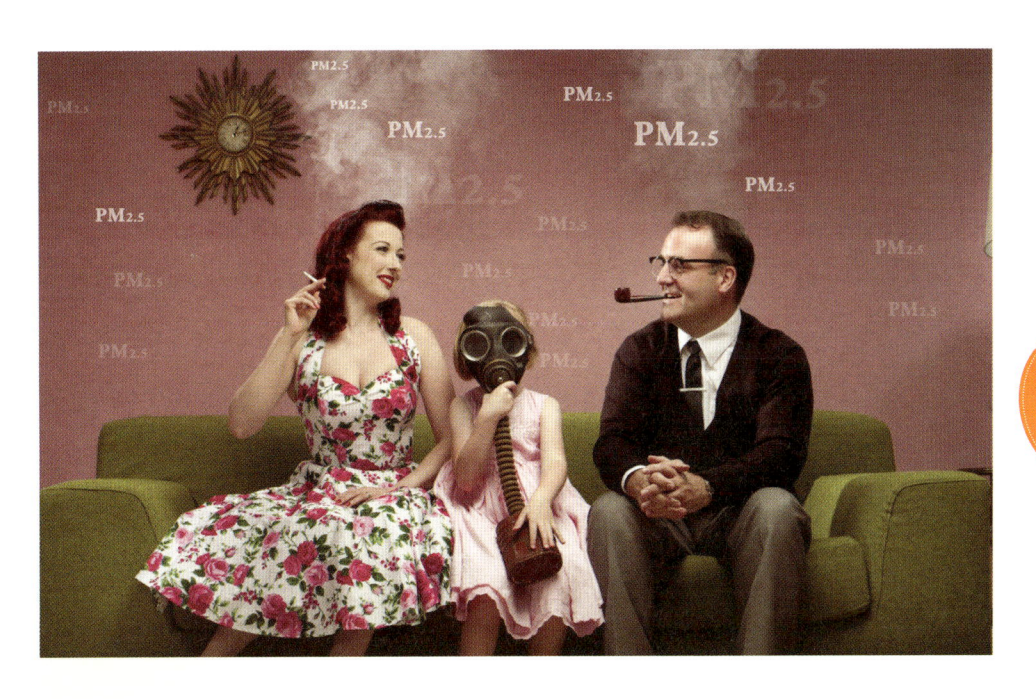

用便携式监测仪发现仅仅4根香烟,就使20平方米的客厅PM$_{2.5}$浓度飙升了将近17倍。因而,只要在室内吸烟,就会使家中残留烟草烟雾中带有有毒成分的PM$_{2.5}$,即使你在外面吸完烟再回家,残留在衣服上的PM$_{2.5}$仍会被你带回家,给其他家庭成员带来危害。

3. 环境污染与雾霾天气之间的关系

产生雾霾天气的原因不仅有不利的气候条件,还有环境污染这一重要原因。通过观察,反复出现的雾霾天气主要集中在我国中东部地区,这些地区大气污染十分严重,给工业生产、交通运输和群众的健康带来了较大的影响。关于雾霾天气的产生,其深层次的原因是我国快速工业化、城镇化过程中所积累的环境问题的逐渐显现,主要是因为我国先期采取了不恰当的高耗能、高排放、重污染、产能过剩、布局不合理、能源消耗过大和以煤为主的能源结构,从而导致了环境问题持续恶化。近年来,城市机动车保有量的快速增长,污染排放量的大幅度增加,使大气污染排放总量远远超过了环境容量。这些原因造成一些大中城市的雾霾持续发

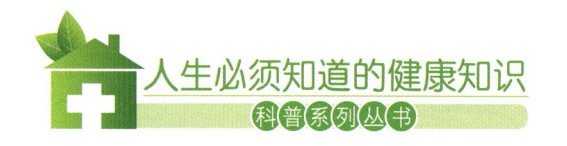

生，冬夏交替发生，尤其是在京津冀、长三角、珠三角等发达地区出现的频次和程度最为严重。

分析来看，在这三个区域，虽然国土面积仅占我国国土面积的8%左右，但却消耗了全国42%的煤炭、52%的汽柴油，生产了全国55%的钢铁、40%的水泥，二氧化硫、氮氧化物和烟尘的排放量均占全国的30%，单位平方千米的污染物排放量是其他地区的5倍之多。这些污染物的大量排放，不仅加剧了$PM_{2.5}$的排放，更加重了霾的形成。监测表明，这些地区每年出现霾的天数平均在100天以上，个别城市甚至超过200天。

由此可以知道，我们已经为快速的经济发展模式付出了沉重的环境代价。如果不尽早转变经济发展模式，不赶快调整产业结构，不尽快改变落后的生产及生活方式，那么减轻雾霾、改善空气质量这项任务将很难完成。

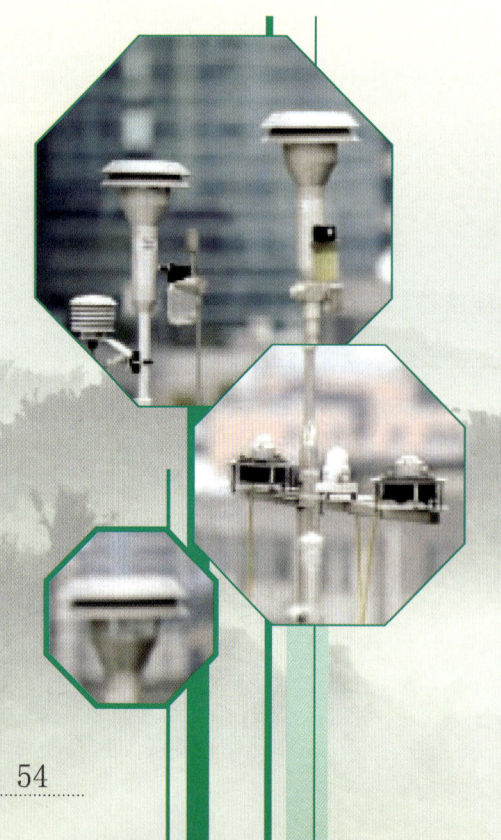

$PM_{2.5}$的检测

快速检测$PM_{2.5}$，主要有以下3种方法：光散射、β射线和微重量天平原理。

微重量天平的仪器现在基本被少数美国公司垄断，价格高、维护费高；β射线的仪器，有进口和国产不同品牌；光散射法的仪器国外和国内厂家都较多，又分普通光散射和激光光散射法。因为激光光散射法仪器的重复性、稳定性好，在欧美日已经全面取代普通光散射法。但国内的激光法的仪器质量差别较大，应注意选择质量有保证的厂家。

灾害救援医学 让灾害不再成为灾难

医学救援

雾霾对呼吸道的危害

实际上，雾霾危害人类健康的主要是直径小于10微米的气溶胶粒子。

粒径2.5~10微米的颗粒物，能够进入上呼吸道，但部分可通过痰液等排出体外，另外也会被鼻腔内部的绒毛阻挡，对人体健康危害相对较小。

粒径在2.5微米以下的细颗粒物，直径还不到人的头发丝的1/20，不易被阻挡。它能直接进入并黏附在人体上呼吸道、下呼吸道和肺叶中。

由于雾霾中的大气气溶胶大部分均可被人体呼吸道吸入，尤其是亚微米粒子会分别沉积于上呼吸道、下呼吸道和肺泡中，因此可引起鼻炎、支气管炎等病症。

雾霾导致残疾、畸形的主要原因

雾霾可以阻挡紫外线辐射，由于太阳中的紫外线是人体合成维生素D的唯一途径，紫外线辐射的减弱会直接导致小儿佝偻病高发。

此外，紫外线是自然界杀灭大气微生物如细菌、病毒等的主要武器，灰霾天气导致近地层紫外线减弱，易使空气中的传染性病菌活性增强，导致传染病增多。

光化学烟雾是一种淡蓝色的烟雾，汽车尾气和工厂废气

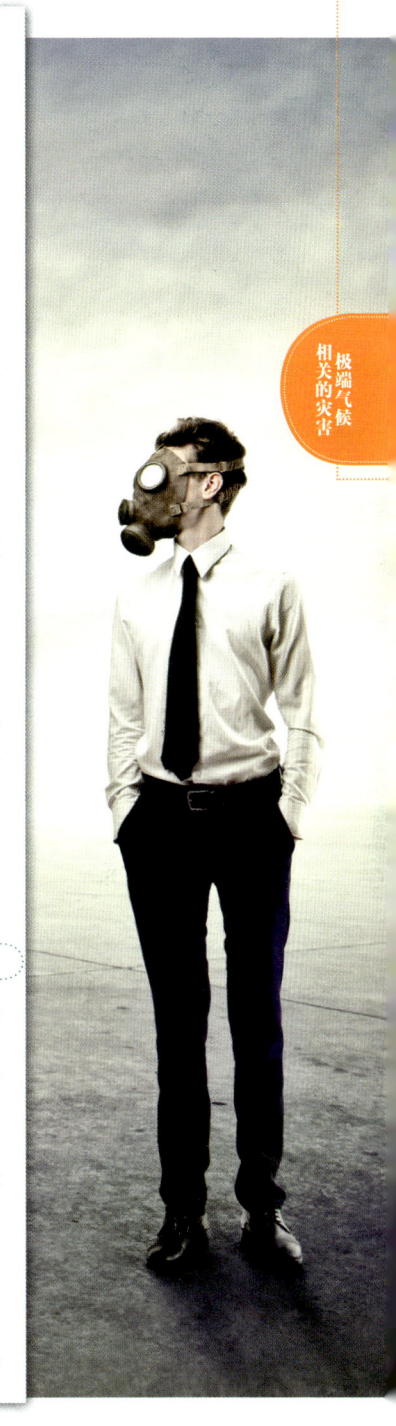

极端气候相关的灾害

PM₂.₅ 对人体的伤害

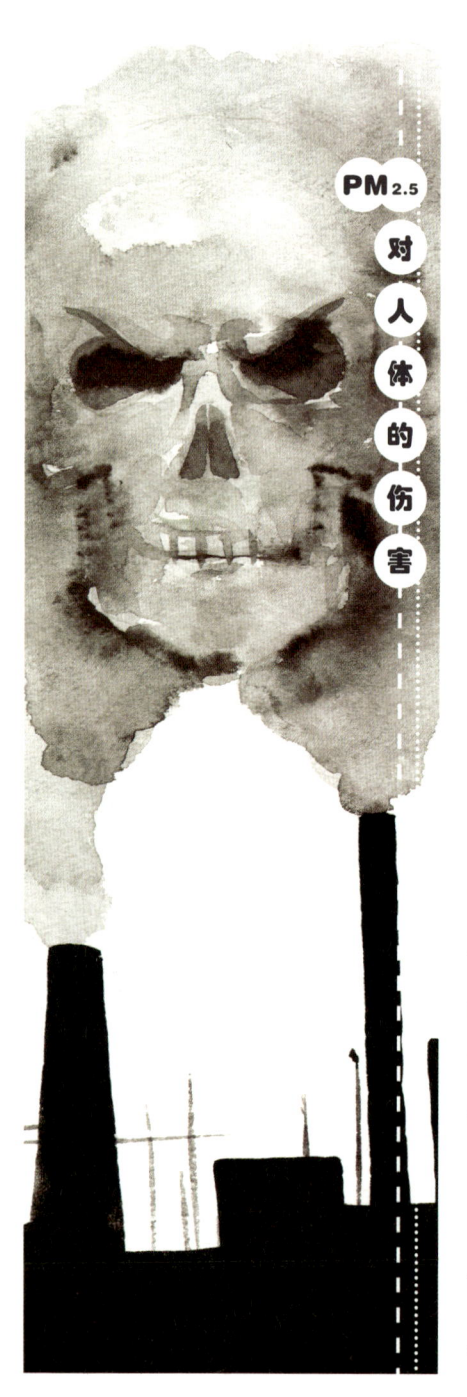

里含有大量氮氧化物和碳氢化合物，这些气体在阳光和紫外线作用下，会发生光化学反应，产生光化学烟雾。它们对人体有强烈的刺激作用，严重时会使人出现呼吸困难、视力衰退、手足抽搐等症状。

PM₂.₅对人体的伤害

1. 引发呼吸道阻塞或炎症

直径2.5微米以下的颗粒物，75%会在肺泡内沉积。呼吸系统的深处，也是一个敏感的环境，吸入的细颗粒物作为异物长期停留在呼吸系统内，不仅会造成呼吸道的阻塞，同样也会引发呼吸系统炎症。

2. 把致癌物一起带入人体

流行病学的调查发现，城市大气颗粒物中的多环芳烃与居民肺癌的发病率和死亡率相关。大气中的大部分多环芳烃可以吸附在颗粒物表面，尤其是粒径在5毫米以下的细颗粒物表面，并随着颗粒物一起侵入人体，使机体接触致癌物。

3. 影响胎儿发育，造成缺陷

来自波希米亚北部的一项调查，对接触高浓度 PM₂.₅的孕妇进行了研究，发现高浓度的细颗粒物污染可能会影响胚胎的发育。

更多的研究发现，大气颗粒物质的浓度与围产儿、新生儿死亡率的上升，低出生体重、宫内发育迟缓（IURG）以及先天功能缺陷具有相关性。

4. 影响寿命

世界卫生组织的报告显示，即使在监控标准最严格的欧洲地区，每年还是会有38.6万人因$PM_{2.5}$的阴霾导致死亡，以致欧盟国家人均期望寿命减少了8.6个月。

5. 引起的疾病

颗粒物可能引起以下三类疾病：传染病，包括流感、肺结核和肺炎等；过敏，包括由自然过敏源引起的哮喘和肺泡炎；肺癌。最容易引发上述疾病并影响健康的恰恰是小粒径的颗粒物，如$PM_{2.5}$。危害程度主要取决于颗粒物的成分、浓度和粒径。

如何清除家中的$PM_{2.5}$

1. 过滤法

利用空调、加湿器、空气清新器等设备可以明显地降低室内$PM_{2.5}$的浓度。

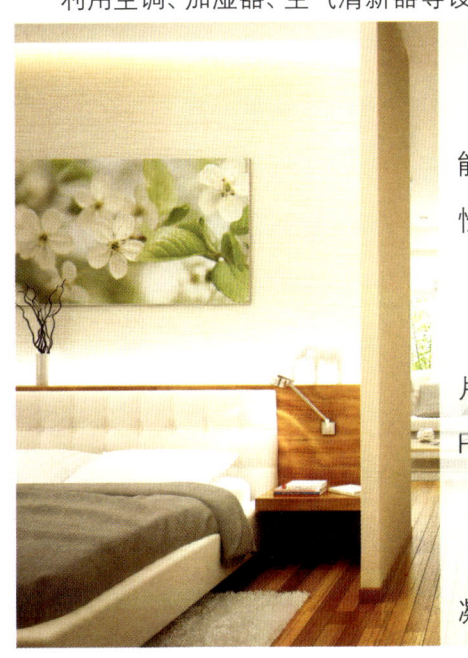

2. 水吸附法

超声雾化器、室内水帘、水池、鱼缸等，能够吸收空气中的亲水性$PM_{2.5}$，但对憎水性$PM_{2.5}$效果不大。

3. 植物吸收法

在室内摆放些植物，植物的大面积叶片能够吸收有害气体和吸附$PM_{2.5}$，以降低$PM_{2.5}$浓度。

4. 负离子沉降法

小粒径负离子可以捕捉漂浮微尘，使其凝聚而沉淀，从而使空气净化。当小粒径

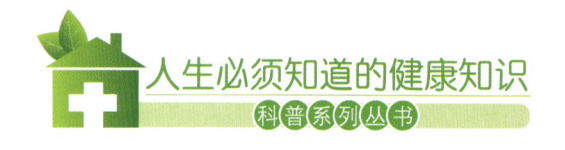

负离子浓度达到20000个/米^{3}时，空气中的飘尘会减少98%以上，飘尘直径越小，越易被沉淀。所以在含有高浓度负离子的空气中，直径1微米以下的微尘、细菌、病毒等几乎为零。根据世界卫生组织公布的标准，当空气中的负离子浓度达到每立方厘米1200个时，即可称之为清新空气。

治理雾霾，不仅是企业和政府的责任

每个人都可能是空气污染的制造者

谈到雾霾，很多人都会责怪政府对环境治理不力，工厂不断地排放污染物。但事实上，我们每个人其实都是雾霾天气的制造者。仔细回顾一下，虽然空气数据的发布者是政府，但这些数据的制造者则广泛得多，比如工业污染、汽车尾气、建筑扬尘等。因此，$PM_{2.5}$的增加，或许政府难辞其咎，但也来源于公众自身的习惯和做法。我们太习惯于看重自己是空气污染受害者的事实，而忽略了另一个事实，那就是——每个人都可能是空气污染的制造者。

雾霾来了，终究会散去，但我们心中和眼前的雾霾呢？政府部门固然负有监管、治理环境的责任；企业负有节能减排、依法依规排污的责任；我们每个人则需要反思和改变自己的生活方式，比如少开车、少乘电梯，节约能源从自我开始改变，雾霾才不会模糊我们的未来。

灾害救援医学(下) 让灾害不再成为灾难

避险和自救

雾霾天气自我防护的原则是减少有毒颗粒物的吸入。

1. 择时开窗，避免晨练

遇到雾霾天气，一般不要早晚开窗通风，太阳出来后，可适当开窗通风。晨练运动时，氧气需要量大量增加，雾霾中的有害物质随着呼吸的加深会被吸入呼吸道，甚至危害健康。早晨空气质量较差，人们在进行锻炼时容易扭伤身体及诱发心梗、肺心病等。我们推荐太阳出来后晨练或在室内锻炼。以太阳起落的时间推算，上午9时是冬天室外锻炼比较好的时间段。

2. 减少外出，外出戴口罩

戴上口罩可以有效防止粉尘颗粒进入体内。戴口罩可以防止一些尘螨等过敏源进入鼻腔，起到一定的防护作用。口罩以棉质口罩最好，因为一些人对无纺布过敏，而棉质口罩一般人都不过敏，而且易清洗。外出归来，应立即清洗面部及裸露的肌肤。

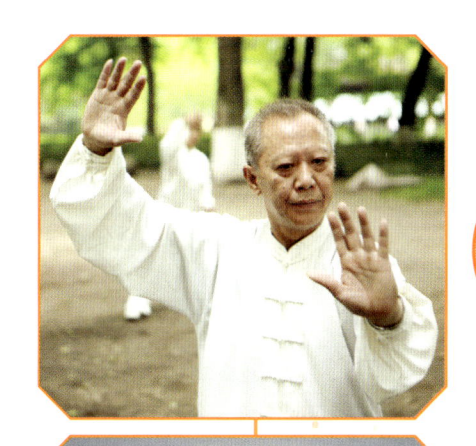

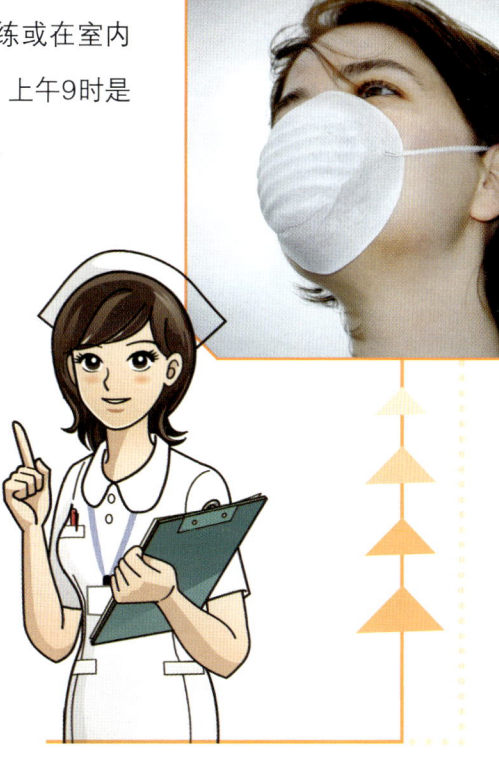

极端气候相关的灾害

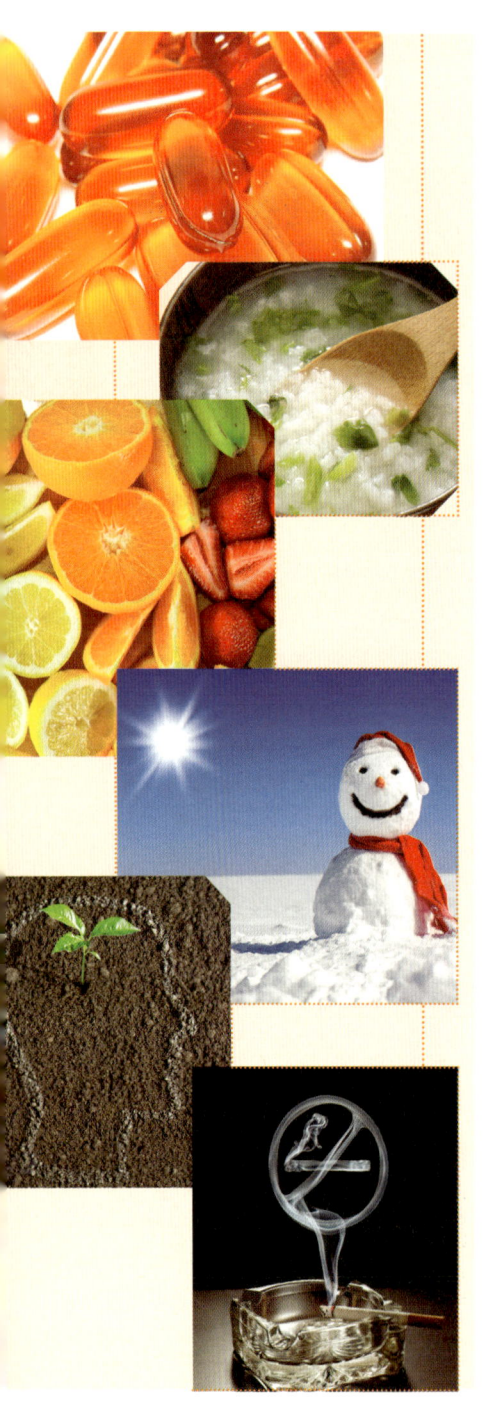

3. 调节情绪，适量补充维生素D

在雾霾天气较多时，因光照不足人体内的维生素D可能会生成不足，因此必要时可补充一些维生素D。有些人在这种天气里会感觉心情异常沉重、精神紧张、情绪低落，这类人群在雾天要注意情绪调节。

4. 饮食清淡，多喝水

为了补充各种维生素和无机盐，我们推荐清淡易消化且富含维生素的食物；多饮水，多吃新鲜蔬菜和水果，还能起到润肺除燥、祛痰止咳、健脾补肾的作用。刺激性食物应少吃，多吃些梨、枇杷、橙子、橘子等清肺化痰食品。

5. 坚持服药，控制基础病

呼吸病患者和心脑血管病患者在雾霾天更要坚持按时服药，以免发病；同时应当加强自我监察，密切观察身体的感受和反应，若有不适，及时就医。

6. 清洁皮肤，自我保护

皮肤是人体面积最大的器官。一个成年人的皮肤展开面积在2平方米左右，重量约为人体重量的1/20，人体表面的皮肤直接与外界空气接触，很容易受到雾霾天气的伤害。空气中的悬浮颗粒物会堵塞毛孔，造成多种肌肤问题。所以平日坚持清洁肌肤，偶尔还可以采用干蒸、湿蒸等方法清洁毛孔。

7. 尽量减少吸烟甚至不吸烟

烟雾中有大量$pm_{2.5}$，会对人体有直接和间接的危害。如果无法阻止周边的人吸烟，那么应该尽量远离烟雾。

日常防灾减灾措施

治理雾霾需要从源头做起，减少污染物的排出。雾霾颗粒主要来源于工厂排放的废气、煤炭的燃烧以及生活垃圾的焚烧、汽车尾气的排放。经济结构转型和人们生活习惯的改变是减少雾霾天气的有力措施。治理大气污染，根本的方法是企业减排、治理尾气和转变经济发展方式，走科学发展、生态发展之路。但是，转变发展方式是一项庞杂的社会工程，不可能一下子完成，必定将是一个长期艰难的过程。控制大气污染我们不能只在乎一城一地的得失，需要从全局出发，还要联合区域联防。

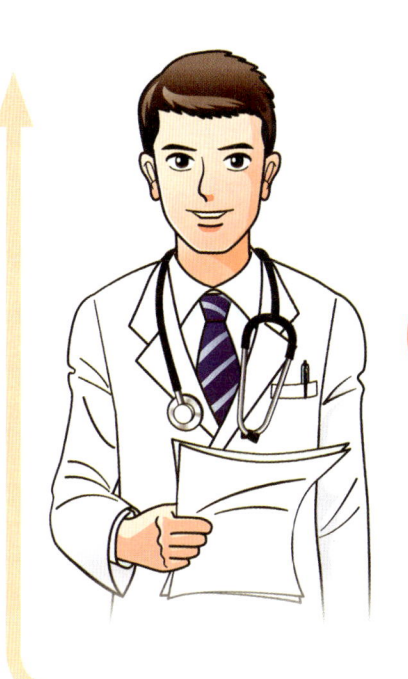

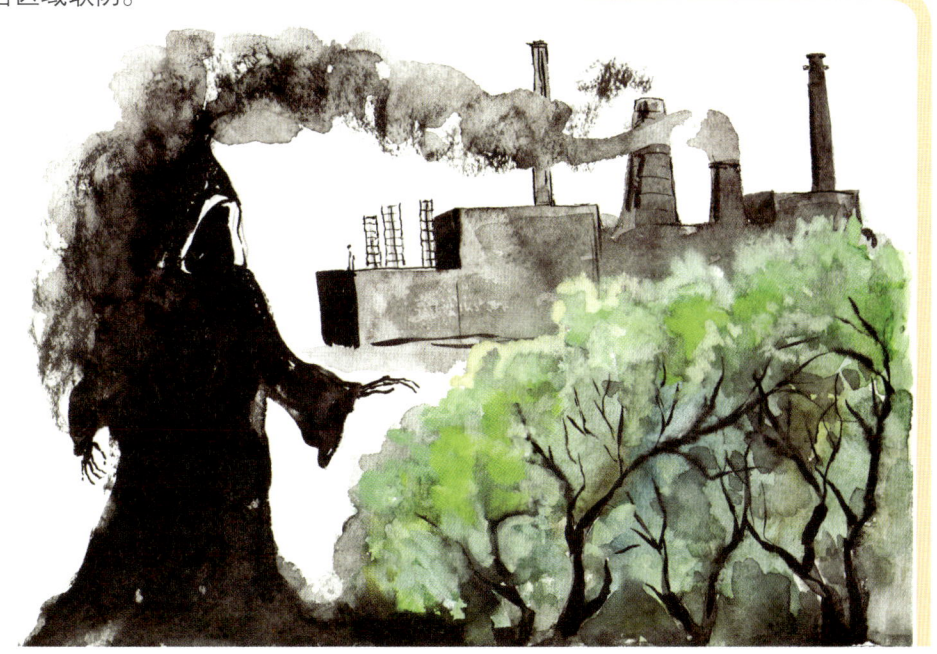

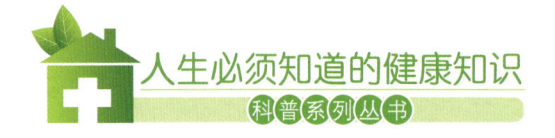

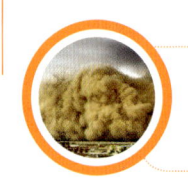

沙尘暴

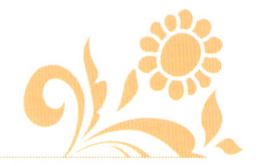

背景知识

2002年3月20日,一股来自内蒙古中部的强沙尘暴在历时30个小时、横扫中国北部1000千米以后,从北京的北部进入市区,时间是上午9时30分。

随后,我国北方大部分地区自西向东经历了20世纪90年代以来最强的沙尘天气过程。此次沙尘暴单给北京市区就带来了3万吨的降尘,相当于北京人均分摊3千克尘土。

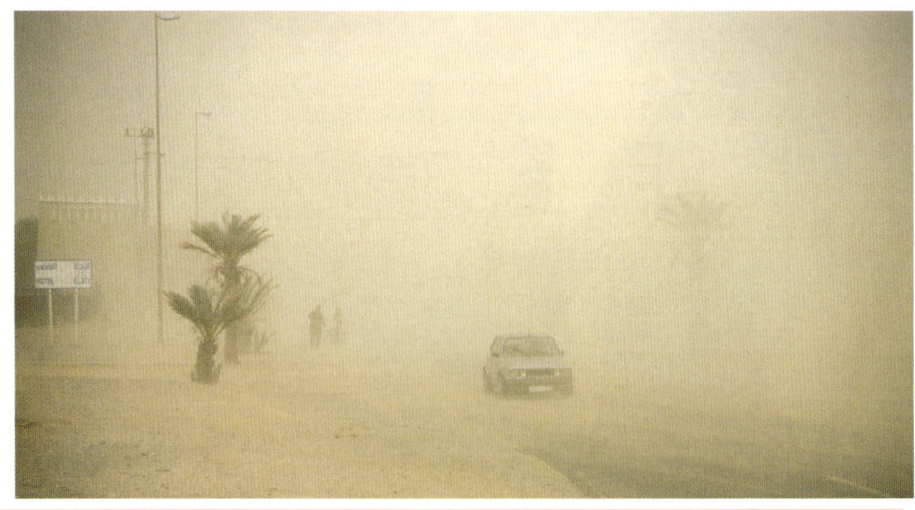

什么是沙尘暴

沙尘暴（sand duststorm）是沙暴（sandstorm）和尘暴（duststorm）两者的总称，是指强风把地面大量沙尘物质吹起并卷入空中，使空气特别混浊，水平能见度小于100米的严重风沙天气现象。其中沙暴是指大风把大量沙粒吹入近地层所形成的挟沙风暴；尘暴则是大风把大量尘埃及其他细粒物质卷入高空所形成的风暴。我们通常说的沙尘天气其实指的就是兼有尘和沙的刮风天，因其风的强度弱于暴风所以只统称为沙尘。

主要成因

沙尘暴的形成需要三个条件：

一是地面上的沙尘物质。它是形成沙尘暴的物质基础。

二是大风。这是沙尘暴形成的动力基础，也是沙尘暴能够长距离输送的动力保证。

三是不稳定的空气状态。这是重要的局地热力条件。沙尘暴多发生于午后或傍晚说明了局地热力条件的重要性。

基本等级

沙尘暴强度划分为4个等级：

1) 4级≤风速≤6级，500米≤能见度≤1000米，称为弱沙尘暴。

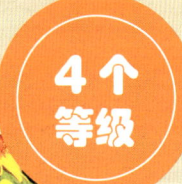

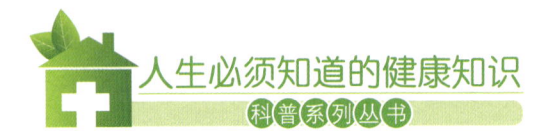

2）6级≤风速≤8级，200米≤能见度≤500米，称为中等强度沙尘暴。

3）风速≥9级，50米≤能见度≤200米，称为强沙尘暴。

4）瞬时最大风速≥25米/秒，能见度≤50米，甚至降低到0米时，称为特强沙尘暴（或黑风暴，俗称"黑风"）。

国家级标准：

1）沙尘暴黄色预警标准：12小时内可能出现沙尘暴天气（能见度小于1000米），或已经出现沙尘暴天气并可能持续。

2）沙尘暴橙色预警标准：6小时内可能出现强沙尘暴天气（能见度小于500米），或已经出现沙尘暴天气并可能持续。

3）沙尘暴红色预警标准：6小时内可能出现特强沙尘暴天气（能见度小于50米），或已经出现沙尘暴天气并可能持续。

不得不说的是，沙尘暴的危害虽然甚多，但整个沙尘暴的过程却也是自然生态系统不能或缺的部分。例如澳大利亚的赤色沙暴中所夹带来的大量铁质已证明是

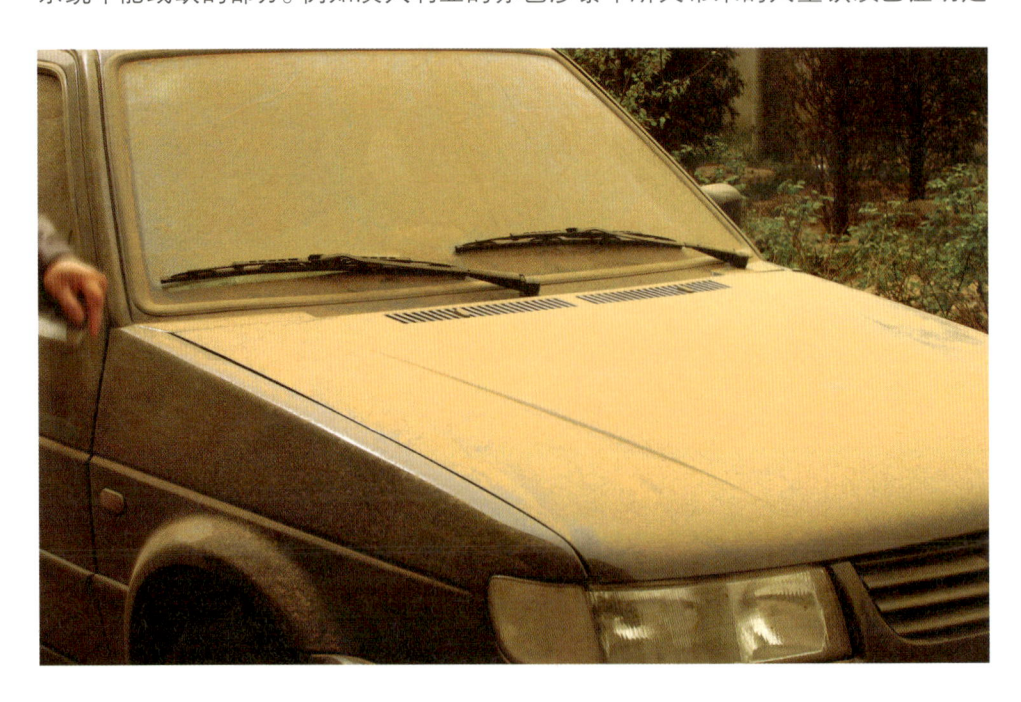

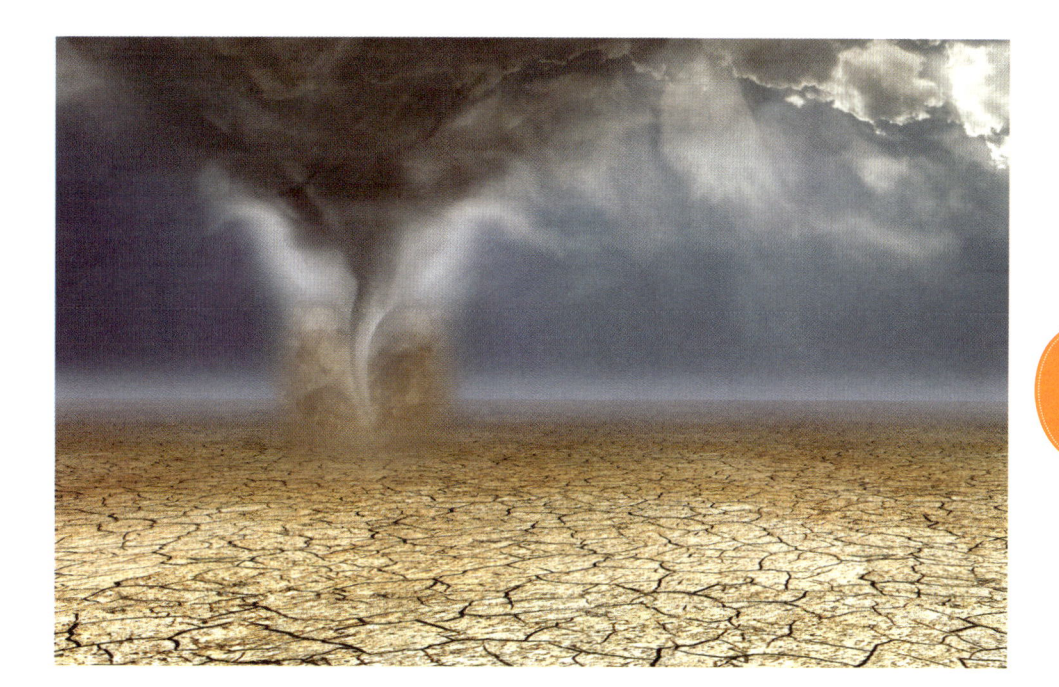

南极海浮游生物重要的营养来源,而浮游植物又可消耗大量的二氧化碳,以减缓温室效应的危害。此外,碱性的沙尘进入大气中可以与空气中的酸性物质中和,达到抑制酸雨的效果。科学家已经测算出沙尘暴对酸雨的影响,即沙尘及土壤粒子的中和作用使中国北方降水的pH值增加0.18~2.15,韩国增加0.15~0.18,日本增加0.12~0.15。此外,它从沙漠地带带走的营养成分落到海洋,为鱼类提供了充足的养料。

但是总体而言,沙尘暴弊大于利。

通常情况下沙尘暴仅存在于特定的地理环境中,大家对沙尘暴的认识也基本清晰,但"看不见"的沙尘暴却无处不在,其对人体的危害程度远远高于可视沙尘暴。比如像粉尘、雾、降尘、飘尘、痰及排泄物干燥后的可漂浮微粒、细菌、病毒、真菌、化石燃料颗粒、螨虫肢体残骸等这类颗粒物质和二氧化硫、三氧化硫、三氧化二硫、一氧化硫、一氧化碳、氧化亚氮、一氧化氮、二氧化氮、三氧化二氮、甲烷、乙烷、

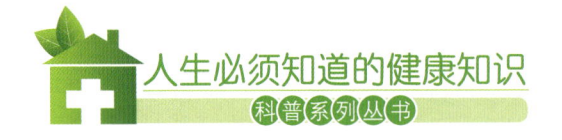

含氟气体及含氯气体以及各种有机污染物等,在公共活动区域如公园、公路以及室内如办公室、娱乐健身场所、家中等广泛存在,严重影响了人民的身体健康。腐蚀性化学物质可腐蚀人体组织细胞,破坏人体正常的防御体系,从而为病毒、细菌、真菌等入侵人体创造有利条件。

由此可见,沙尘暴离我们真的不远,广大公众应了解相关知识,随时做好防沙的准备。

医学救援

目前,沙尘暴灾害的预防和控制主要由地方各级人民政府负责,实行属地化管理的原则,在完善地方政府统一领导下,由林、农(牧)、气象、交通、民政、财政、卫生等部门参加的领导小组组织救援。在全民动员的基础上,各级人民政府协调相关部门成立以驻军和民兵为主的救灾突击队,进行灾害救援。

在接到重、特大沙尘暴预警后,应加强组织领导,做好灾害应急准备,督促气象部门加强对沙尘暴灾害的监测和预报,对沙尘暴灾害发生的地点、范围、强度、移动路径的变化及时做出预报;组织有关部门做好重、特大沙尘暴灾害的防范工作;积极落实好防范措施以及资金和应急物资的筹备和调配,并通过各种渠道发布沙尘暴消息,做到家喻户晓;动员机关、厂矿、学校和广大人民群众,采取有效措施,做好防灾减灾工作,将危险地带的人民群众和重要财产转移到安全地带;必要时安排交通部门及时封闭高速公路或采取限速及限流措施,并在灾后尽快清扫路面,保证行车安全,及时开放交通。

沙尘暴引起的健康损害是多方面的,皮肤、眼、鼻和肺是最先接触沙尘的部位,受害最重;皮肤、眼、鼻、喉等直接接触部位的损害主要是刺激症状和过敏反应,而肺部表现则更为严重和广泛。

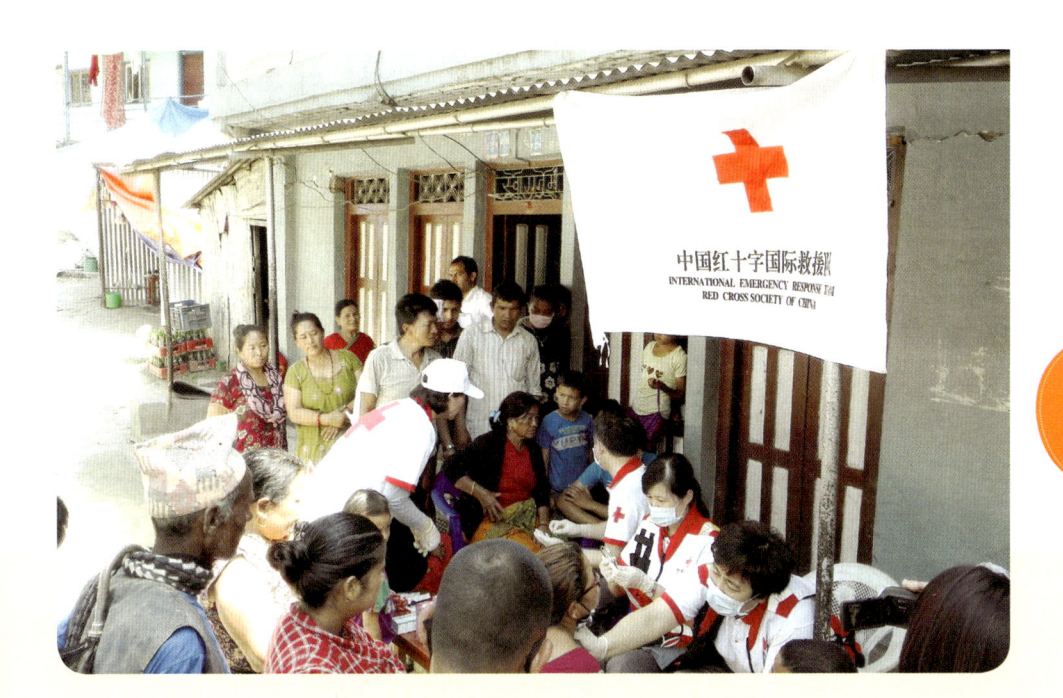

灾害救援医学 下 让灾害不再成为灾难

极端气候相关的灾害

　　原生灾害导致的伤病主要有尘肺、哮喘、心血管疾病。吸入灰尘，会在肺内逐渐沉积，产生弥漫性纤维组织增生，到一定程度后出现尘肺；浮尘还会在肺部器官中沉积，造成支气管堵塞，出现哮喘；此外，肺泡发炎，使血液变得黏稠，还会危及心血管。

　　沙尘天气中，应尽量减少外出，尤其是老人、儿童及体弱多病者。必须外出时，要戴上口罩、风镜，做好身体防护。在干燥天气里应多饮水，及时补充身体流失的水分。要多吃清淡的饮食，避免口干舌燥等身体不适现象。不要购买露天食品，更不要在街头户外吃东西。

　　次生灾害主要是通过空气传染朝鲜出血热等传染性疾病，患者往往因肺部迅速积水而出现生命危险；还有就是传染过敏性疾病及其他流行病，如受烃类化合物侵害的癌症等；此外由于能见度低导致的交通事故以及火灾，也应该留意。

　　医疗救援队应该带齐治疗呼吸系统和心血管系统的常备药，以防伤员出现突发情况，同时为应对传染性疾病的发生，各类防护措施应准备到位。

67

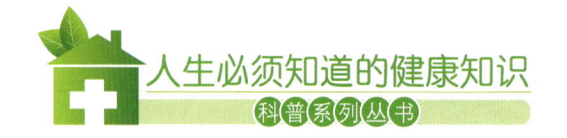

避险和自救

如果遇到沙尘暴，应急要点如下：

(1) 及时关闭门窗，必要时可用胶条对门窗缝隙进行密封。

(2) 外出时要戴口罩，用纱巾蒙住头，以免沙尘侵害眼睛和呼吸道而造成损伤。还应特别注意交通安全。

(3) 机动车和非机动车应减速慢行，密切注意路况，谨慎驾驶。

(4) 妥善安置易受沙尘暴损坏的室外物品。

因沙尘暴天气能见度低，导致人难以辨别方向，容易造成交通事故，直接危及人、畜生命安全，故对次生灾害导致的外伤急救措施应了解。同时大风容易造成火灾，注意烧伤的处理。

日常防灾减灾措施

(1) 加强环境的保护，把环境保护提到法制的高度。

(2) 恢复植被，加强防止风沙尘暴的生物防护体系。实行依法保护和恢复林草植被，防止土地沙化进一步扩大，尽可能减少沙尘源地。

(3) 根据不同地区因地制宜制定防灾、抗灾、救灾规划，积极推广各种减灾技术，并建设一批示范工程，以点带面逐步推广，进一步完善区域综合防御体系。

(4) 控制人口增长，减轻人为因素对土地的压力，保护好环境。

(5) 加强沙尘暴的发生、危害与人类活动关系的科普宣传，使人们认识到所生活的环境一旦被破坏，就很难恢复，不仅会加剧沙尘暴等自然灾害，还会形成恶性循环，所以人们要自觉地保护自己的生存环境。

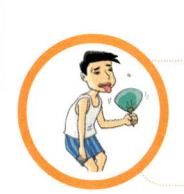

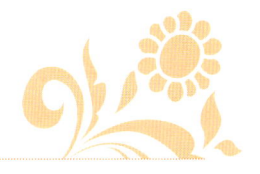

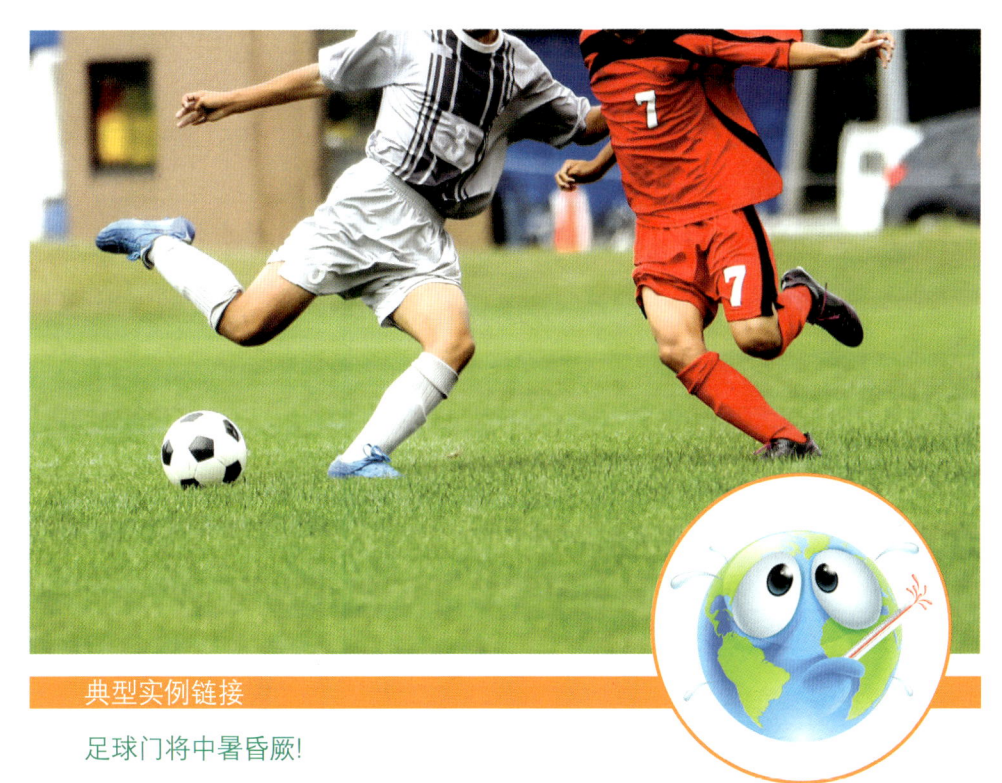

灾害救援医学 让灾害不再成为灾难

中暑

极端气候相关的灾害

典型实例链接

足球门将中暑昏厥!

足球场上球员因为太拼命而造成体力透支,最终抽筋乃至虚脱的情况十分常见,但是你见过门将因为站立时间过久而中暑的吗?2013年2月22日,秘鲁联赛的一场足球比赛中即发生了这一奇观。

这场比赛是科莫西奥队对阵巴列霍队,当时只见对方边路球员起球到禁区,效

69

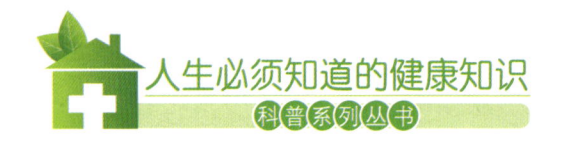

力于贸易联盟俱乐部的门将胡安-弗洛雷斯高高跃起将球拿下。就在所有球员转身往回跑的时候，弗洛雷斯却突然双手捂脸倒在了地上，球也滚到了一边，而对方前锋阿尔瓦拍马赶到将球送入大门。原来，门将弗洛雷斯不堪当天酷热天气，中暑了，这一结果让无数球迷惊讶不已。

也门特种部队在沙漠训练中迷路

2005年8月，一支驻扎在也门首都萨那东部荷台达省的特种兵部队24日在沙漠中举行反恐训练，一些士兵在训练中迷失了方向。此时，沙漠中的气温达到了50℃，由于随身携带的饮用水很快用完，7名士兵中暑身亡，另外47名士兵中暑昏厥在沙漠中，被搜寻队及时发现并送往医院后得救。

2013年的"高温热浪"天气

世界气象组织的"高温热浪"天气标准为：日最高气温高于32℃，且持续3天以上。中国气象学把日最高气温达到或超过35℃时称为高温天气，如果连续几天最高气温都超过35℃时，即可称作"高温热浪"天气。2013年7月，亚洲、欧洲、北美洲的许多国家和城市出现了持续的高温天气。在英国，高温造成了760人死亡；德国的高温达40℃，是近30年的历史最高纪录；波黑高温天气致一天内超过600人住院；意大利部分地区达到40℃，创历史新高；美国加州死亡谷，最高气温达53℃，凤凰城达到48℃，两地区均创历史新高。高温除了会导致中暑，还会引起人们生活作息习惯紊乱、消化系统功能异常、情绪波动等，从而影响慢性病的控制，引起急性病变，如高血压控制不佳会引起脑出血、冠心病发作。

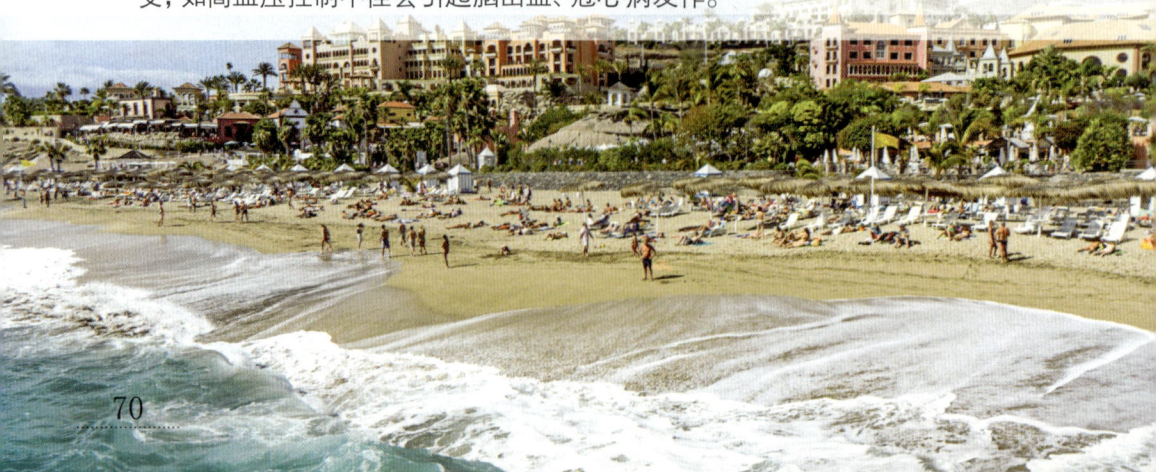

灾害救援医学下 让灾害不再成为灾难

背景知识

什么是中暑

中暑是在暑热天气、湿度大和无风的环境条件下,表现以体温调节中枢功能障碍、汗腺功能衰竭和水电解质丧失过多为特征的疾病。当气温超过皮肤温度(一般为32~35℃),或环境中有热辐射源(如电炉、明火),或空气中湿度过高通风又不良时,机体内的热难以通过辐射、传导、蒸发、对流等方式散发,甚至还会从外部环境中吸收热,造成体内热量储积,人体内环境温度升高超过体温调节中枢的调控能力,进而引起中枢功能障碍、汗腺功能衰竭和水电解质丢失过多,就会发生中暑。

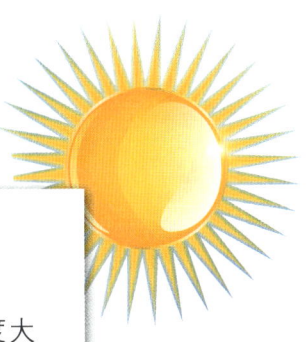

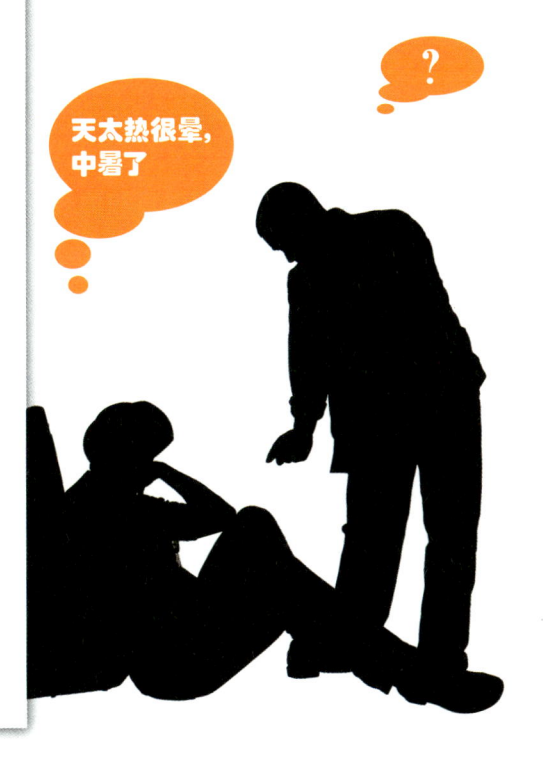

极端气候相关的灾害

天太热很晕,中暑了

71

奇妙的体温调节中枢

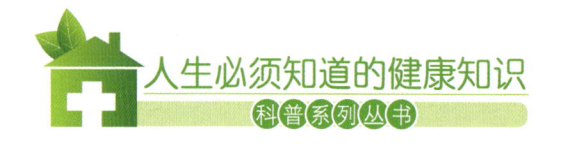

人体中存在着一个奇妙的体温调节中枢：人体机能在正常状态下，处于寒冷环境中时，体温调节中枢会让机体产热增加；处于暑热环境时，中枢会加速让机体散热。依靠此种调节可使人体温度恒定，如腋温在36~37.4℃，所以人类属于恒温动物。而冷血动物即变温动物，因其体内没有调温系统，自身体内不能恒温，要通过照射太阳等方式来保持体温，或者以行动来调节体温。

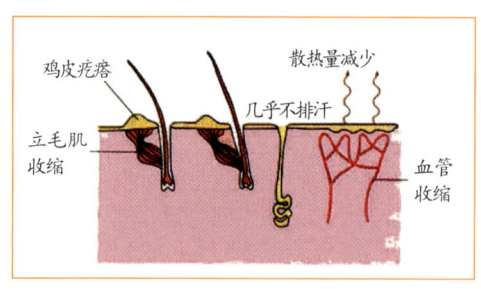

处于寒冷环境时皮肤减少热量排出示意图 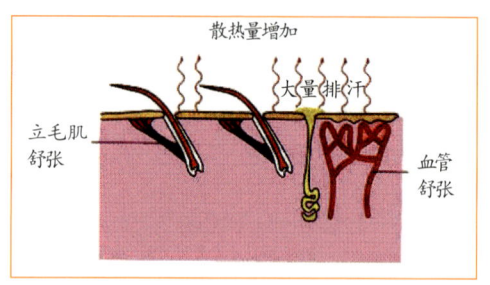　　处于暑热环境时皮肤散热示意图

人体各部位的体温并不是一样的

人体温度可分为深部温度和体表温度两类。人体深部温度是相对稳定而又均匀的。但是，由于代谢水平不同，各个内脏器官的温度也略有差异。肝脏温度最高可达38℃。脑产热量较多，温度也接近38℃。体表温度由里及表存在着明显的温度梯度。皮肤表面的温度称为皮肤温。在环境温度为23℃时测定，额部的皮肤温为33~34℃，躯干为32℃，手为30℃，足为27℃。皮肤内含有丰富的血管，凡能影响皮肤血管舒缩的因素都能改变皮肤的温度。

正常体温测量值：人体正常口腔温度为36.5~37.2℃，腋窝温度较口腔温度低0.3~0.6℃，直肠温度（也称肛温）较口腔温度高0.3~0.5℃。在一天的生物节律中，清晨2~5时体温最低，下午5~7时最高，但一天之内相差应小于1℃。另外，男、女的体温也有不同，女子体温一般比男子约高0.3℃。

灾害救援医学 下 让灾害不再成为灾难

我们为什么害怕高体温？

高体温对人体各个系统的正常生理功能均有不同程度的影响。体温过高（>42℃）对机体细胞有直接的损伤作用，会引起酶变性、线粒体功能障碍、细胞膜稳定性丧失和有氧代谢途径中断，导致多器官功能障碍或衰竭。还会引起脑细胞、神经细胞快速死亡，导致昏迷；会损伤心血管系统，增加心脏负荷，促发心律失常、心功能障碍或心力衰竭；会损伤肺血管内皮细胞导致急性肺损伤；会引起脱水和电解质平衡失常；会引发急性肾衰竭、消化道大出血、肝坏死、横纹肌溶解、弥漫性凝血功能障碍等。

你中暑过么？

暑伏天经常会有报道，某地有多少人因中暑死亡，而死亡患者多年龄较高。中暑的症状有轻有重，重者可以有生命危险，但轻者可致轻微不适。对比一下中暑的先兆症状，你会发现一不小心，自己就跨入中暑的边界了。

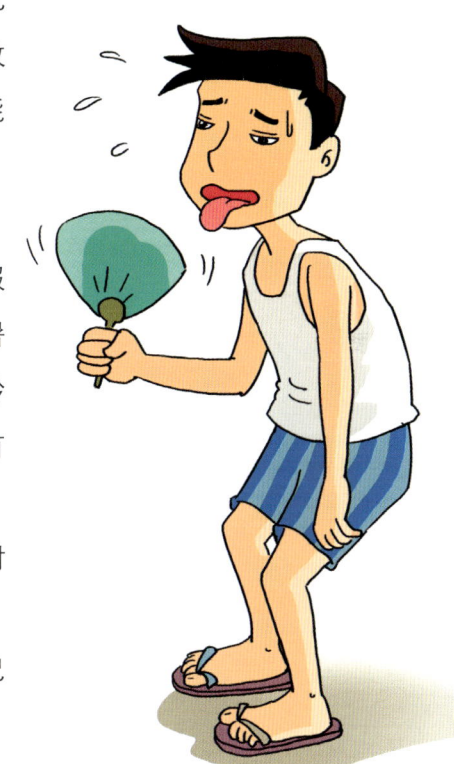

极端气候相关的灾害

73

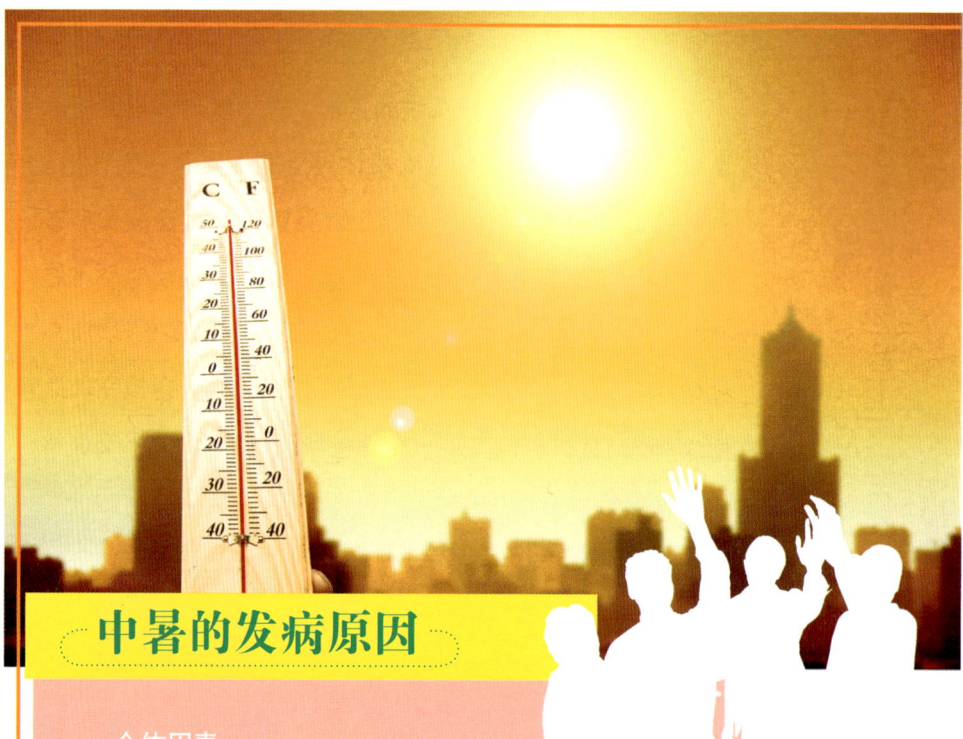

人生必须知道的健康知识
科普系列丛书

中暑的发病原因

个体因素

- 幼儿（5岁以下）。
- 高龄者（65岁以上）。
- 身型较大，肥胖者。
- 有脱水倾向的人，例如发烧的人。
- 睡眠不足。
- 一向在室内工作的人，突然到室外工作。

环境因素

- 环境温度急升。
- 潮湿。
- 室内外温差较大。
- 工作日程开始的数天容易发病。
- 据统计，中暑一般发生在上午10点左右，以及下午1点至2点。

衡量中暑的标准

根据临床表现的轻重,中暑可分为先兆中暑、轻症中暑和重症中暑。

1. 先兆中暑症状

先兆中暑为长时间在高温环境下,出现头痛、头晕、口渴、多汗、四肢无力发酸、注意力不集中、动作不协调等症状。体温一般正常或略有升高。此时应及时转移到阴凉通风处,补充水和盐分,短时间内即可恢复。

2. 轻症中暑症状

轻症中暑时体温出现上升,往往在38℃以上。除头晕、口渴外,往往有面色潮红、大量出汗、皮肤灼热等表现,或出现四肢湿冷、面色苍白、血压下降、脉搏增快等表现。此时及时处理,远离高温环境,补水补盐后,往往可于数小时内恢复。

3. 重症中暑症状

顾名思义,重症中暑是中暑中情况最严重的一种,如不及时救治将会危及生命。这类中暑又可分为四种类型。

(1) 热痉挛:多发生于大量出汗及口渴,饮水多而盐分补充不足致血中氯化钠浓度急速明显降低时。这类中暑发生时肌肉会突然出现阵发性的痉挛或疼痛。

(2) 热衰竭:常常发生于老年人及一时未能适应高温的人。主要症状为头晕、头痛、心慌、口渴、恶心、呕吐、皮肤湿冷、血压下降、晕厥或神志模糊。此时的体温正常或稍微偏高。

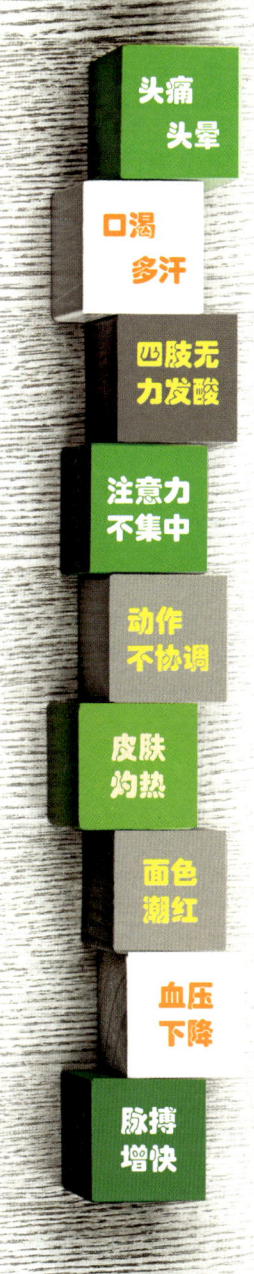

（3）日射病：正像它的名字一样，是因为直接在烈日的曝晒下，强烈的日光穿透头部皮肤及颅骨引起脑细胞受损，进而造成脑组织的充血、水肿；由于受到伤害的主要是头部，所以，最开始出现的不适就是剧烈头痛、恶心呕吐、烦躁不安，继而可出现昏迷及抽搐。

（4）热射病：主要见于在高温环境中从事体力劳动时间较长、身体产热过多而散热不足导致体温急剧升高的患者。发病早期有大量冷汗，继而无汗、呼吸浅快、脉搏细速、躁动不安、神志模糊、血压下降，逐渐向昏迷伴四肢抽搐发展；严重者可产生脑水肿、肺水肿、心力衰竭等。

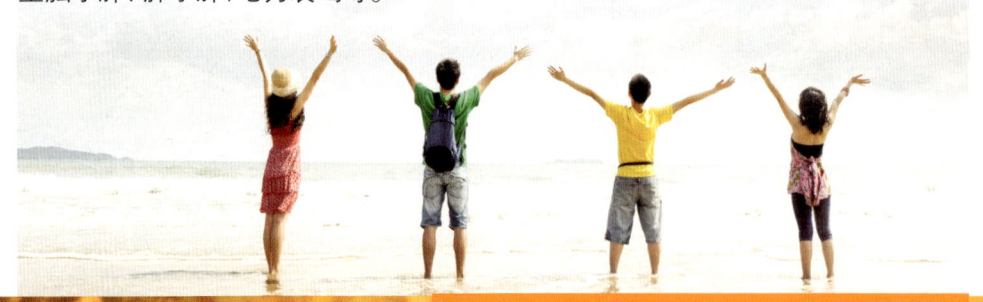

中暑离我们远吗

1. 中暑的气温指数

盛夏的气温每升高1℃，都可能对体弱者或老年人产生不良影响，因而气温的高低本身就有警示作用。医学专家认为，当气温升高到38℃，或虽然气温是35℃，但湿度过大时，便是可能发生中暑、心脑血管意外的天气。这种天气状况下，人的皮肤血流量会增加3倍以上，心输出量增加50%~70%，因而可以使心衰的发生率增加1倍，使心脏病的病死率增加1.5倍。

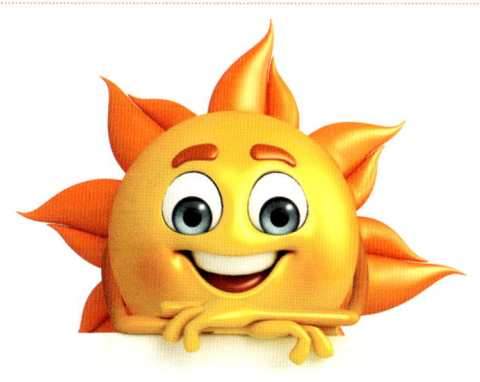

2. 暑伏天室内调节的最佳温度

室内温度调节是抵御酷暑高温的重要措施，调节到多少为好呢？根据日本医学专家的研究，最适宜的室内空调温度是：穿西装打领带，最适宜的平均温度为24.4℃；上着短袖衬衣，下着薄面料裙、裤的女子，适宜温度为27.8℃，男女平均有2~3℃的差别。总的来说，最适宜的空调温度为27~28℃，不应低于24℃。此外，室内温度还应随室外温度的变化进行调整，以室内外温差小于5℃为宜。

中暑了我们应该怎么办

1. 自救

自己有中暑先兆时，首先应当停止正在进行的工作或运动，迅速转移到阴凉通风处（如树下、楼道中、空调房内）休息或静卧，口服凉盐水、清凉含盐饮料，等待体力恢复、症状缓解。

2. 他救

迅速将中暑者移至凉快通风处；脱去或解开衣服，使患者平卧休息；给患者喝含盐清凉饮料或凉淡盐开水；对重症者增加物理降温措施，在头部、腋下等处放置冰袋，加速散热，或用凉水、酒精擦身；重度中暑者，应立即送医院急救；让意识障碍的患者侧卧位，保持呼吸道通畅。

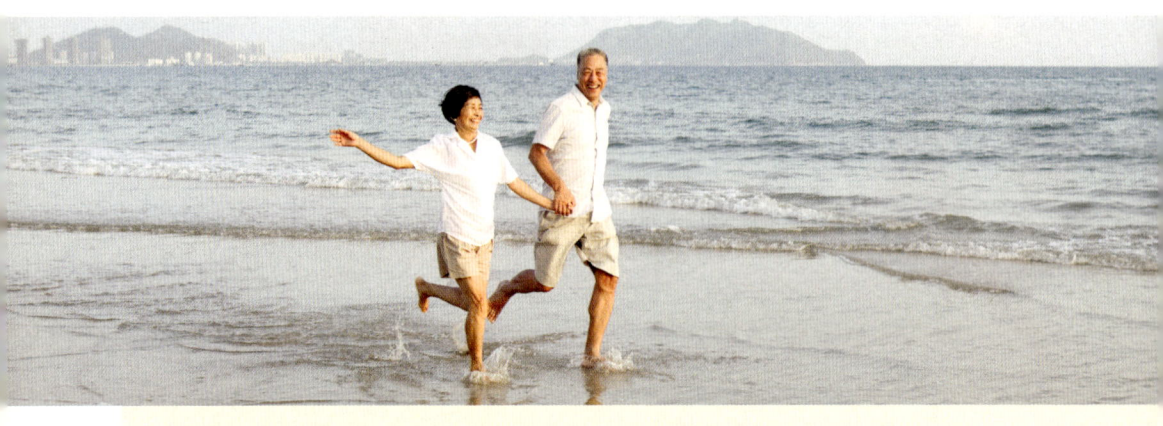

夏季防暑应回避的几个误区

热天气，大家都各想奇招来解暑，然而有些解暑方法虽然能带来短暂清爽，却对身体有害。

（1）大量饮水：中暑患者饮水应该遵循少量多次的原则，每次以不超过300毫升为宜，切忌狂饮不止。这是因为突然饮用大量的水，会冲淡胃液，影响患者的消化功能，还可能导致排汗反射亢进。结果会造成体内的水分和盐分大量流失，严重者反倒会促使热痉挛的发生。

（2）衣着过于清凉：很多人认为天气热应该少穿衣服，穿得越清凉越舒服，但其实在高温环境以及阳光暴晒下，由于衣着较少，皮肤裸露过多，反而会接收到更多的高温辐射和紫外线。

（3）大量饮冷饮（如冰镇啤酒）来解暑：暑热天气大量饮用冷饮虽然能获得短暂舒畅，但却会使人体胃肠道温度骤然下降，影响消化酶活性，最终使胃肠功能紊乱，过冷刺激还会导致肠道蠕动加快，出现腹痛、腹泻症状。而冰镇啤酒的酒精刺激还会加重口渴出汗现象，起反作用。

（4）冲凉消暑：大汗淋漓后许多人愿意淋浴冲凉，然而"冲凉"时会瞬间刺激全身毛孔迅速闭合，使体内热量无法排除而滞留在体内，从而易引起各种疾病。此时应选择较为适宜的温水浴。

宝宝中暑后处理的三大误区

误区1：过量饮用热水

虽然中暑后需要补充水分和盐分，但过量饮用热水，反而会使宝宝因为大量出汗造成体内水分和盐分进一步的流失，严重时还有可能引起抽风。

正确的做法是：给宝宝少量、多次饮水，以淡盐水和凉白开水为主。

误区2：过量进食

中暑后宝宝体质较弱，如果此时给宝宝吃得过多、过于油腻，反而会增加消化系统的负担，不仅营养物质不能被充分吸收，还会加重病情。

正确的做法是：尽量让宝宝吃一些清淡爽口的食物，以适应夏季的消化能力。

误区3：冷饮降温

也许你认为吃些冷饮可以给宝宝降降温，于是买来大量的冷饮和冰镇瓜果类食物。但实际上，这样做对宝宝的身体有害无益，因为凉性食品会损伤宝宝的脾胃。

正确的做法是：可以给宝宝喝一些鲜果汁。

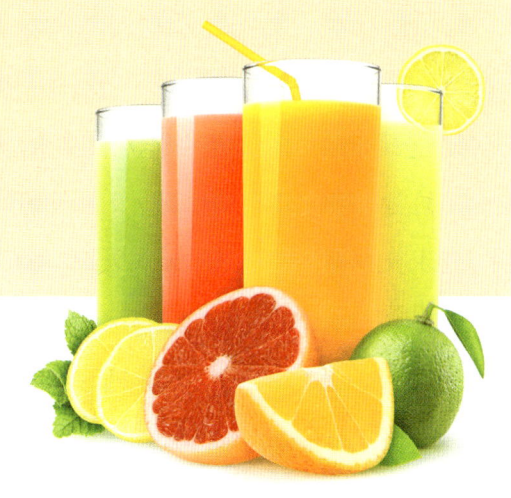

避险和自救

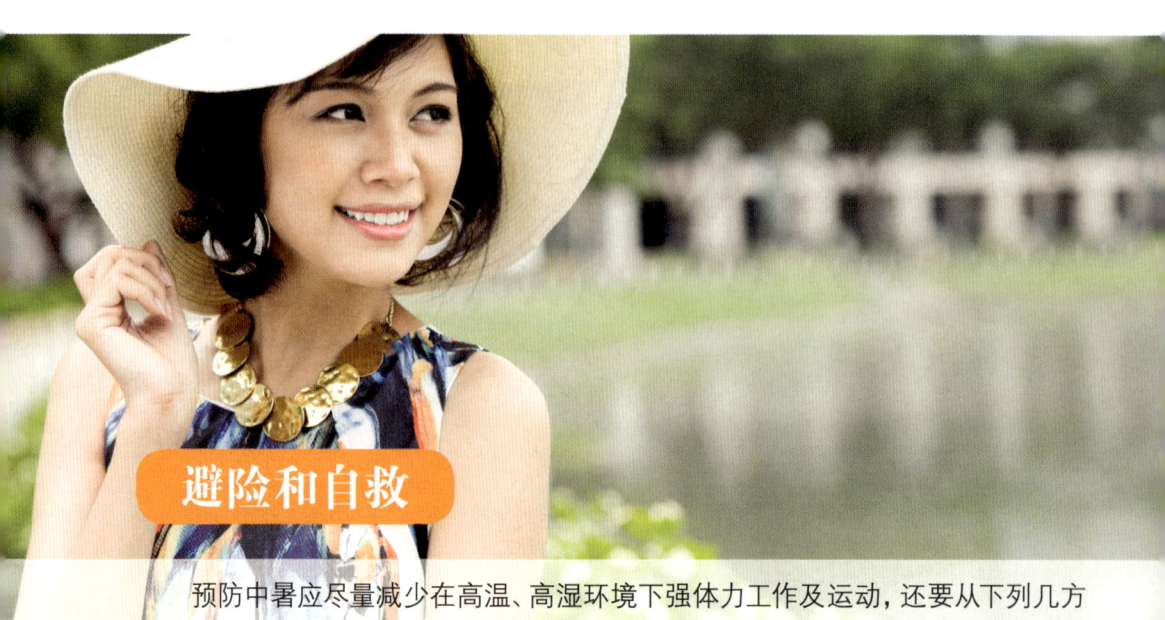

预防中暑应尽量减少在高温、高湿环境下强体力工作及运动，还要从下列几方面进行预防。

(1) **注意防晒**：可通过戴帽子、打防晒伞、涂抹防晒霜来防晒。外出时穿衣服尽量选用棉、麻、丝类的织物，应少穿化纤品类服装，切忌为了显露身材穿着过于紧身、不透风的衣裤。应尽量避开在烈日下外出，研究表明烈日下发生中暑的概率是平时的10倍。如果必须外出，一定要做好防护工作。

(2) **喝足量水**：根据气温的高低，每天喝1.5~2升水。如果出汗较多意味着可能会丢失盐分，此时可适当补充一些生理盐水。不能等到口渴时才喝水，因为口渴就表示身体已经缺水了。可以适当补充含钾的茶水，给自己补补钾，减少暑热下的疲倦感。

(3) **健康饮食**：除了喝足量水，夏天还可选择进食含水量较高的蔬菜和新鲜水果，用来补充机体丢失的水分。另外，饮用乳制品、果汁等亦是较好的选择，既能补水，又能满足营养所需。

(4) **充足睡眠，快乐心情**：夏日气温较高，白天时间较夜晚长，人体新陈代谢较旺盛，能量消耗大，人更易疲劳。应该保持充足的睡眠和充沛体力，多注意休息，使大脑和身体各系统都得到放松，这也是预防中暑的措施。

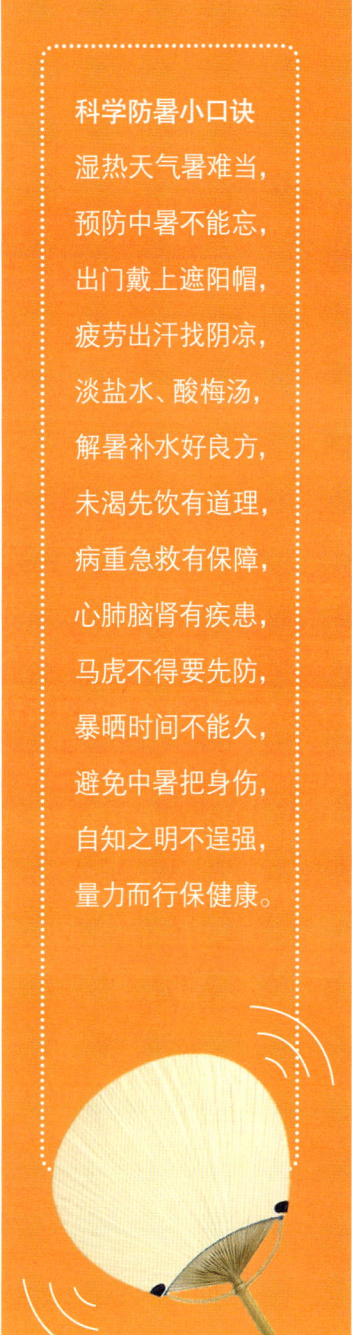

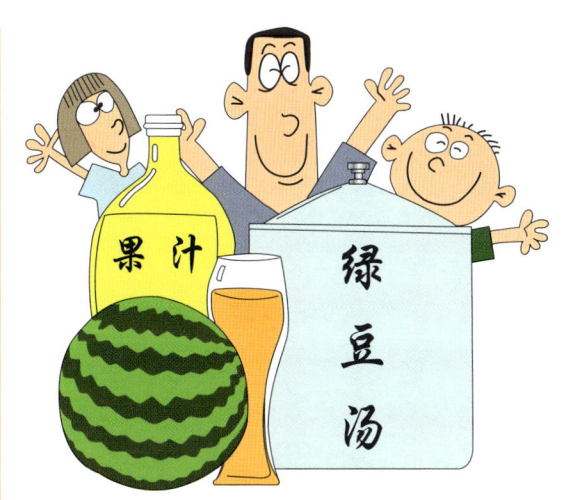

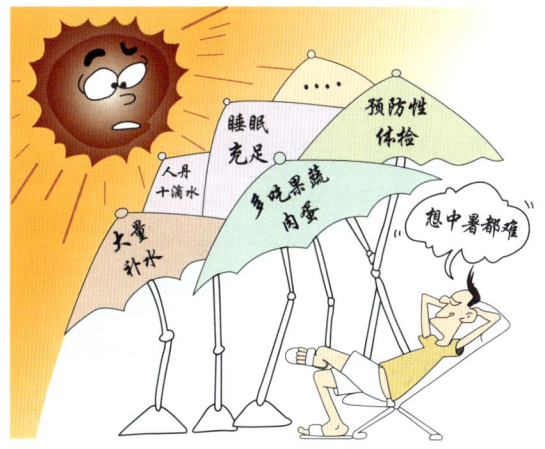

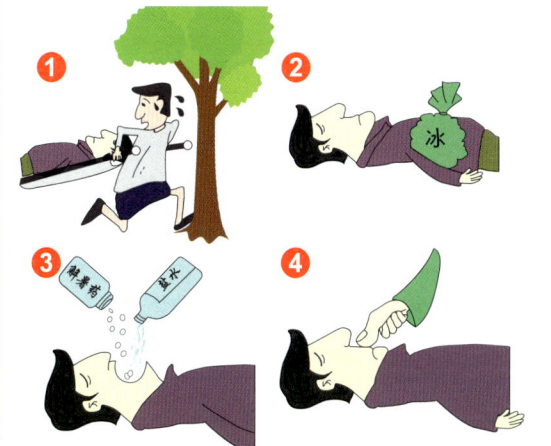

灾害救援医学(下) 让灾害不再成为灾难

极端气候相关的灾害

科学防暑小口诀

湿热天气暑难当，
预防中暑不能忘，
出门戴上遮阳帽，
疲劳出汗找阴凉，
淡盐水、酸梅汤，
解暑补水好良方，
未渴先饮有道理，
病重急救有保障，
心肺脑肾有疾患，
马虎不得要先防，
暴晒时间不能久，
避免中暑把身伤，
自知之明不逞强，
量力而行保健康。

81

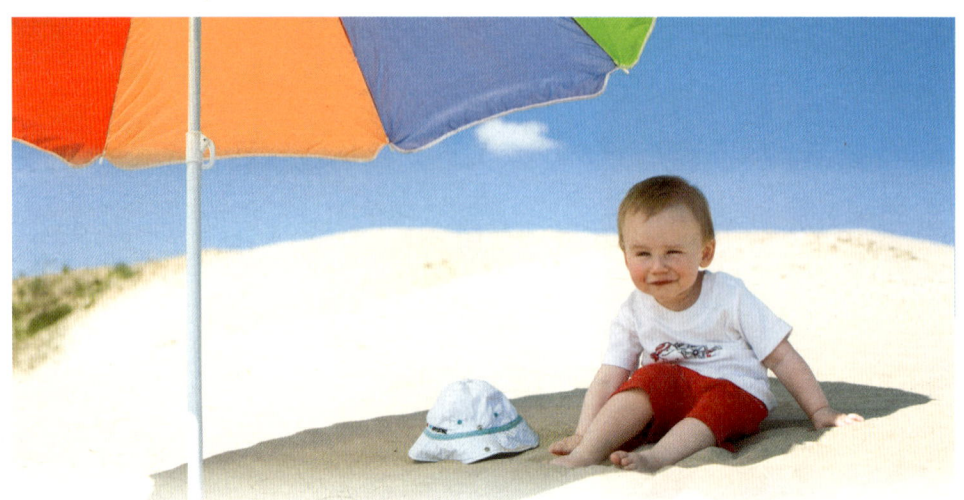

如何预防幼儿中暑

即使新妈妈也知道，天热的时候应该给宝宝少穿一点，多洗澡，但宝宝还是经常长热痱，乃至患上脱水症，看来是"度"掌握得不合适。所以不能总以为宝宝太小、抵抗力弱，"舍不得"给穿得太少，生怕会伤风。其实，在天气炎热的时候，成人穿多少，小孩就应该穿多少，只要宝宝的小手和小脚摸上去不凉，就表明穿得比较适度。有几个方面尤其需注意：

（1）腹部保温：宝宝的小肚皮比较薄，因此易着凉，引发拉肚子，最好给宝宝胸腹部穿上个小肚兜，尤其是睡觉时。

（2）脚心保温：虽然要给宝宝穿得少一些，但小脚心一定要注意保温，因为宝宝的脚心与大人的不一样，对温度十分敏感。如果着了凉，就会神经反射性地引起呼吸道痉挛，诱发伤风感冒，甚至支气管炎。

（3）勤洗衣物：宝宝的衣物、被单和枕巾要勤洗勤换，只要被汗污染就应赶快换掉。

（4）勤洗澡：天热汗多时，每天至少应该洗4~6次澡，只是早晚洗澡可能并不够。因为过多的汗液若不及时清洗掉，尽管穿得再少，皮肤也会照样长热痱。

（5）衣着适宜：宝宝的衣着要宽松、柔软，衣料以薄薄的全棉纱类为佳，既可使宝宝的皮肤免受刺激和过敏，又可因汗液容易被吸收而感到身上凉爽，千万不要给宝宝用易使皮肤受到刺激的化纤类物品。

天气炎热，防止"情绪中暑"

在急诊科工作的医护人员会有一个同感，即夏天时，随着气温增高，因打架斗殴"挂彩"来看急诊的人数也会增多。因为气温较高的天气容易影响人体下丘脑的情绪调节中枢，表现为心烦气躁、思维紊乱、爱发脾气等。小小的一点争执就会引发吵架动手，这就是"情绪中暑"，医学上称为夏季情感障碍。

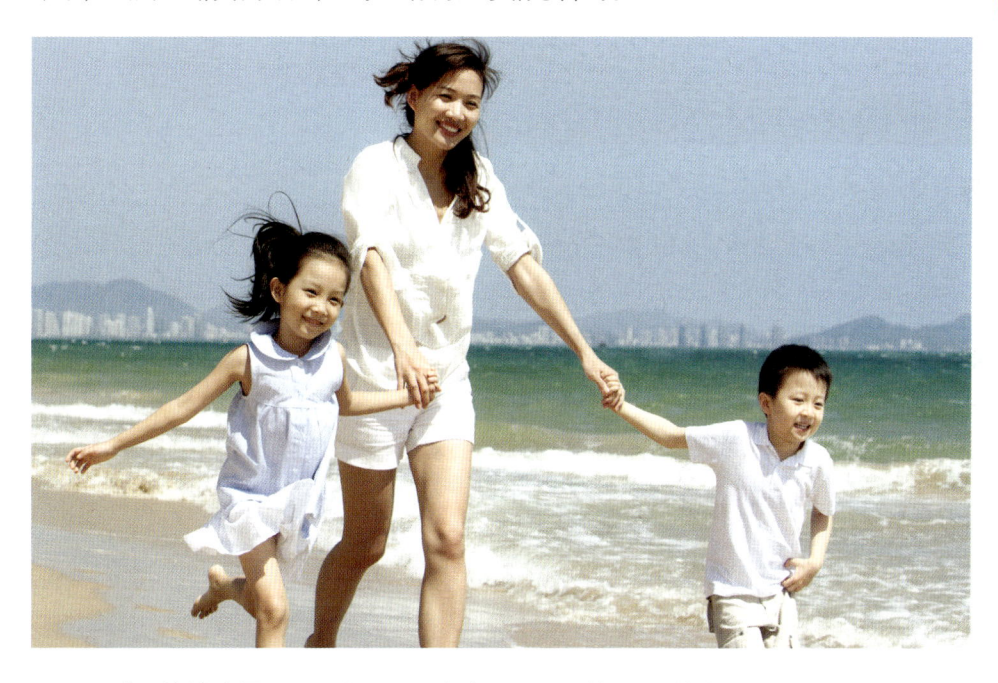

预防"情绪中暑"需要从以下3个方面入手：第一，"静心"养生。越是天热，我们越要心静，尽量保持淡泊宁静的心境。不要生闷气，遇到不顺心的事，要学会情绪转移。第二，睡眠充足。睡眠时长因人而异，但夜间11时至凌晨1时是最重要的睡眠时间，睡眠不足，心情会变得急躁。经常作息颠倒或长期熬夜的人，通常情绪也不稳定。第三，饮食均衡。夏季大排档很流行，但饮食还需保持均衡，日常膳食应尽量减少进食油腻食品，多进食"清火"的食物和饮料，多饮水，维持体内代谢平衡。

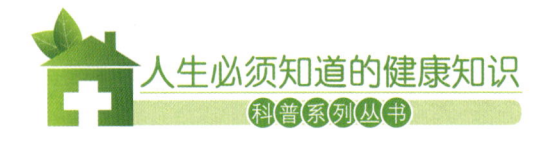

人生必须知道的健康知识
科普系列丛书

热伤风是中暑么?

热伤风不是中暑,但它与天气炎热有关系。夏季高温环境下,人体代谢旺盛,能量消耗较大,免疫力下降,而过度使用空调或电扇来解暑,人体长时间处于过低温度环境,机体适应能力会减退,抵抗力下降,病菌、病毒很容易乘虚而入,从而引发热伤风。

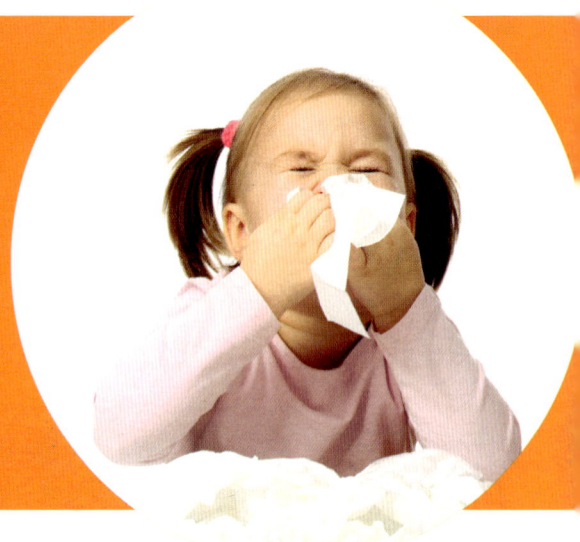

中暑和高热惊厥是两回事

高热惊厥是一种在呼吸道感染或其他感染性疾病早期、体温升高≥39℃时发生的惊厥,并排除颅内感染及其他导致惊厥的器质性或代谢性疾病。主要表现为突然发生的全身或局部肌群的强直性或阵挛性抽搐,双眼球凝视、斜视、发直或上翻,伴意识丧失。与家族遗传有关。

高热惊厥好发于6个月~5岁的孩子,因为孩子发热时,神经细胞的代谢、氧气消耗量和血流量会发生变化,而小孩的大脑发育不成熟,发热时中枢神经系统会处于过度兴奋状态,产生强烈的放电,出现惊厥发作。

中暑是在暑热天气、湿度大和无风的环境条件下,表现以体温调节中枢功能障碍、汗腺功能衰竭和水电解质丧失过多为特征的疾病。是由于人体受外界环境中热源的作用和体内热量不能通过正常的生理性散热以达到热平衡,致使体内热蓄积,引起体温升高,最终导致功能紊乱。

高温作业中暑被列为工伤

2012年6月29日，国家安全监管总局、卫生部、人力资源和社会保障部、全国总工会4部委联合印发《防暑降温措施管理办法》。办法明确，劳动者因高温作业引起中暑的，经诊断为职业病、认定为工伤的，享受工伤保险待遇。劳动者因高温天气作业引起中暑的，可以申请工伤认定，符合规定的享受工伤保险待遇。劳动者在工作时间和工作岗位上中暑死亡或中暑后48小时内经抢救无效死亡的，视为工伤，享受工伤保险待遇。此外，不得安排怀孕女职工、未成年工等人群在35℃以上的高温天气作业。用人单位违反国家有关法规、危害劳动者身体健康，问题严重的，按照国家有关法规追究用人单位及其负责人的相应责任。

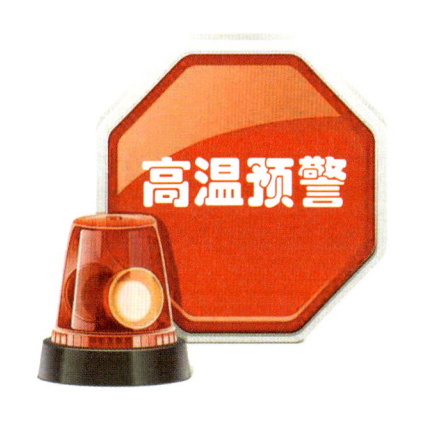

我国高温预警分级

蓝色预警即为预计未来48小时、4个及以上省（区、市）大部地区将持续出现最高气温为35℃及以上，且有成片达37℃及以上高温天气，或者已经出现并可能持续。

橙色预警即为过去48小时、2个及以上省（区、市）大部地区持续出现最高气温达37℃及以上，且有成片达40℃及以上高温天气，预计未来48小时上述地区仍将持续出现最高气温为37℃及以上，且有成片40℃及以上的高温天气。

黄色预警为过去48小时、2个及以上省（区、市）大部地区持续出现最高气温达37℃及以上，预计未来48小时上述地区仍将持续出现37℃及以上高温天气。

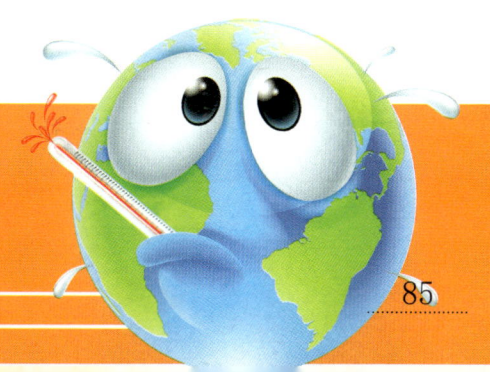

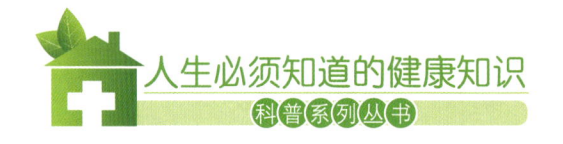

目前，地球表面的平均"体温"是15℃，这是在穿上了一件厚厚的大气外套后保持的温度。在大气中，并不是每一种气体都吸收地面反射来的红外线。能够起到温室作用的气体，主要是水蒸气、二氧化碳、甲烷、臭氧等。如果这些气体在大气中的含量显著增加，地球就要"喊"热了。从19世纪末到现在的百年中，人们发现，全球平均气温上升了0.3~0.6℃。听上去并不是很严重，对吗？要注意这是平均温度，对于地球上的不同地方，温度上升的幅度也不同。比如，在炎热的赤道地区，温度同百年前相比并未升高；而在天寒地冻的两极地区，温度上升的幅度要超过1℃，导致两极地区的冰雪融化，全球的海平面上升了10~25厘米，各大洲海岸线附近的居民要么搬迁了，要么修筑堤坝，与海面一争高下。

造成全球变暖的罪魁祸首，被科学家确定是二氧化碳。英国工业革命前夕，也就是18世纪中叶，大气中二氧化碳的含量是280ppm（ppm是浓度的单位，即百万分之一）；到了1990年，这个数字已经上升到355ppm。在200多年的时间内增加了

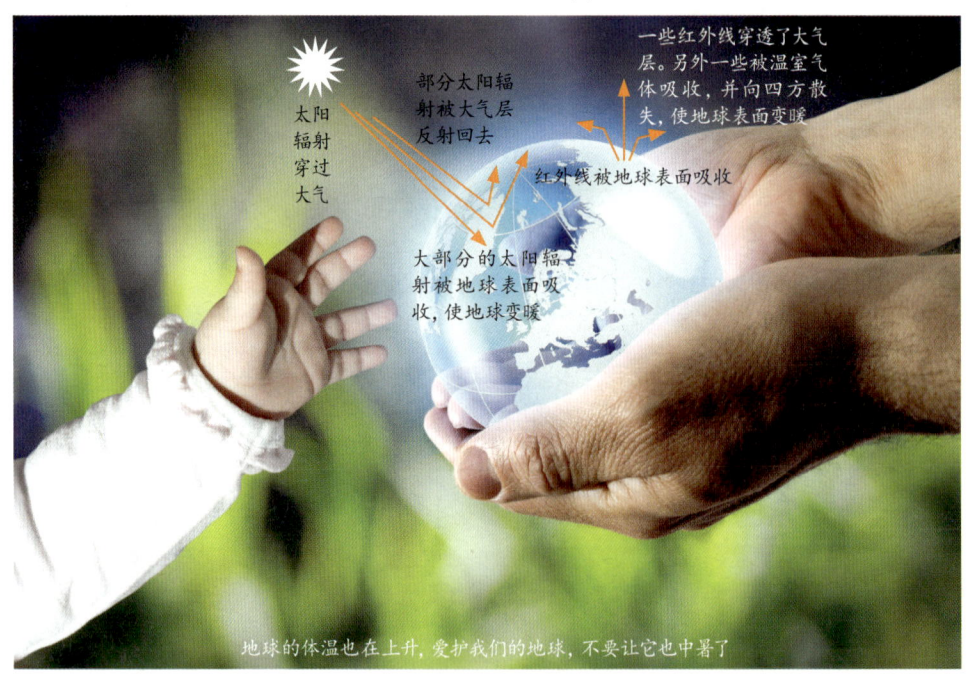

温室效应示意图

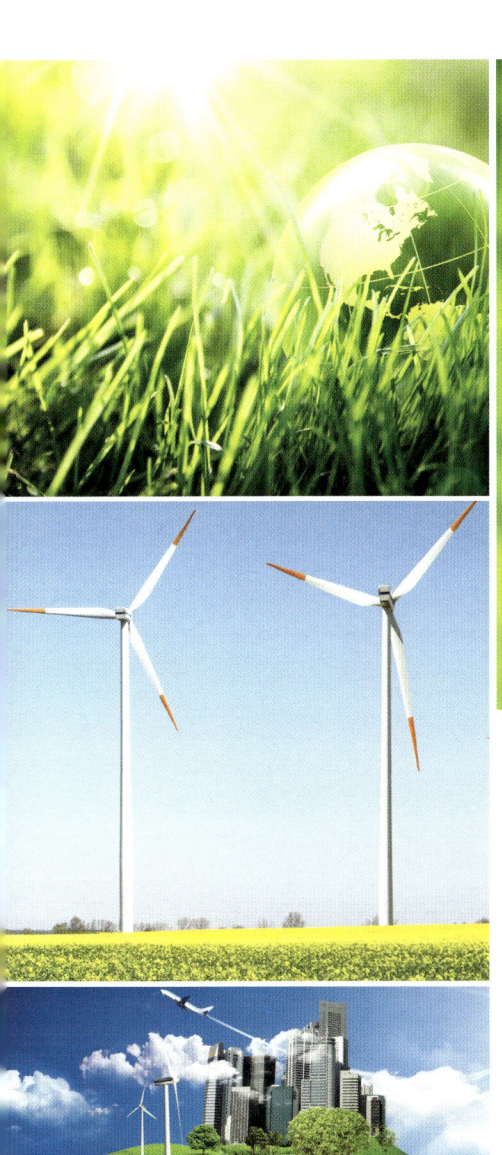

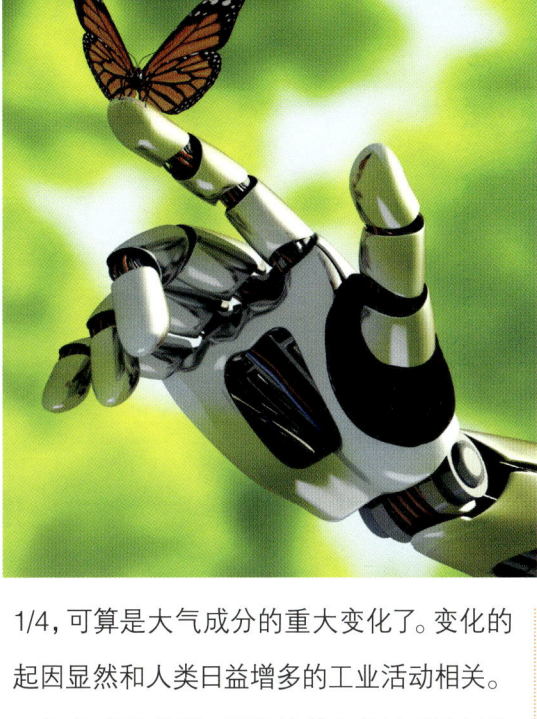

灾害救援医学下 让灾害不再成为灾难

极端气候相关的灾害

1/4，可算是大气成分的重大变化了。变化的起因显然和人类日益增多的工业活动相关。二氧化碳是首犯，而甲烷等气体也"助纣为虐"，在大气中的含量也增加了，共同引起了地球表面的"发烧"。

如何让地球退烧呢

最完美的方案当然是减少二氧化碳的排放。大气虽然没有国界，但是地面却是有国界的。如果每个国家都从自己经济发展的角度出发，建工厂、造汽车、砍伐树木，则这些行为使二氧化碳的排放量越来越大，吸收量却在逐渐减少；如果每个国家都不

87

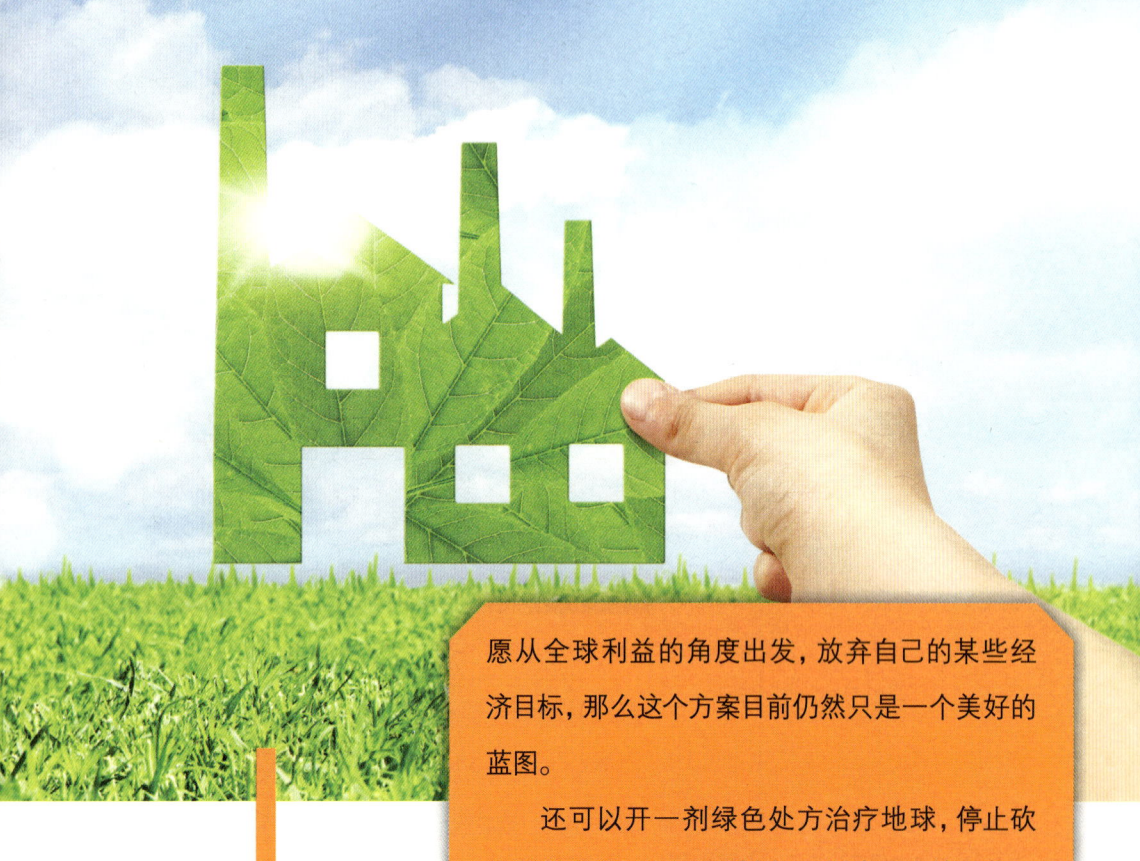

愿从全球利益的角度出发，放弃自己的某些经济目标，那么这个方案目前仍然只是一个美好的蓝图。

还可以开一剂绿色处方治疗地球，停止砍伐热带雨林，大面积种树，让树木更多地吸收二氧化碳，既净化了空气，又控制了大气中温室气体的总量。植树造林不仅对环境有益，也符合各个国家发展经济的目标，因为森林可以给人们提供木材、果实、药材，能够起到保持水土、防风固沙、减弱噪声的作用，可谓益处多多。遗憾的是这剂药方现在不仅没能控制地球的病情，"用药量"反而在逐渐减少。数千年前，当人类刚刚跨

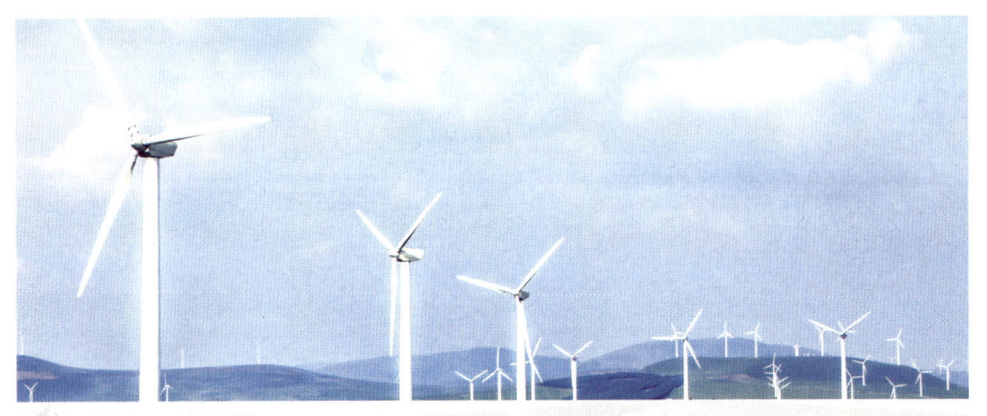

入文明社会的门槛时,世界陆地曾经有2/3被郁郁葱葱的森林所覆盖。由于人类的无知与贪婪,大片的森林被砍伐殆尽,无法重生,现在陆地上只有30%的土地覆盖着森林,而且减少的趋势依然没有得到扭转。

大气成分的改变是全球性的,医治地球的"高烧"必然要每个国家都行动起来。人类的智慧——团结的智慧、协调的智慧将面临考验,只有经受了这种考验,人类社会才可以称得上是文明的。既然生病的地球是由于人类的行为造成的,那么我们理应承担医生的角色,我们也应当相信自己的能力,鼓起勇气,把地球的外套"清洗"干净。

日常防灾减灾措施

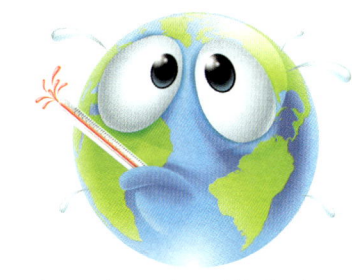

要预防中暑的发生,除了尽量避免在日照最强烈的上午10时至下午2时外出,还应该采取必要的防护措施:保持室内通风,降低室温,室内起码要有电扇通风、降温;高温下工作时间不宜过久,每天尽量不要超过8小时;降低劳动强度,备好防暑降温饮料,尽量多补充淡盐开水或含盐饮料;保证充足睡眠,多吃些营养丰富的水果和蔬菜;尽量穿透气、散热的棉质衣服。

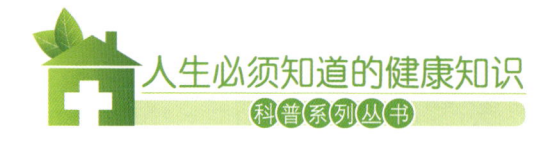

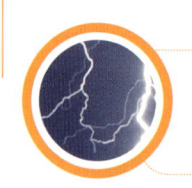

雷电

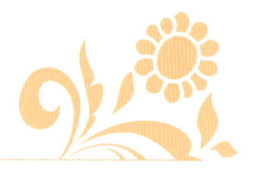

典型案例链接

2007年5月23日下午,一场大范围的雷暴天气袭击了重庆开县。16时30分左右,开县义和镇兴业村小学突遭雷击,正在上课的两个班级的51名学生被雷电击中,其中7人当场身亡,44人不同程度受伤。兴业村小学是远离城镇的一个山区小学,校舍是由三座平房构成的四合院,房子属于砖瓦结构。雷击发生时,正在上课的很多师生看见一个大火球闪进教室,一眨眼的工夫很多学生就失去了知觉。

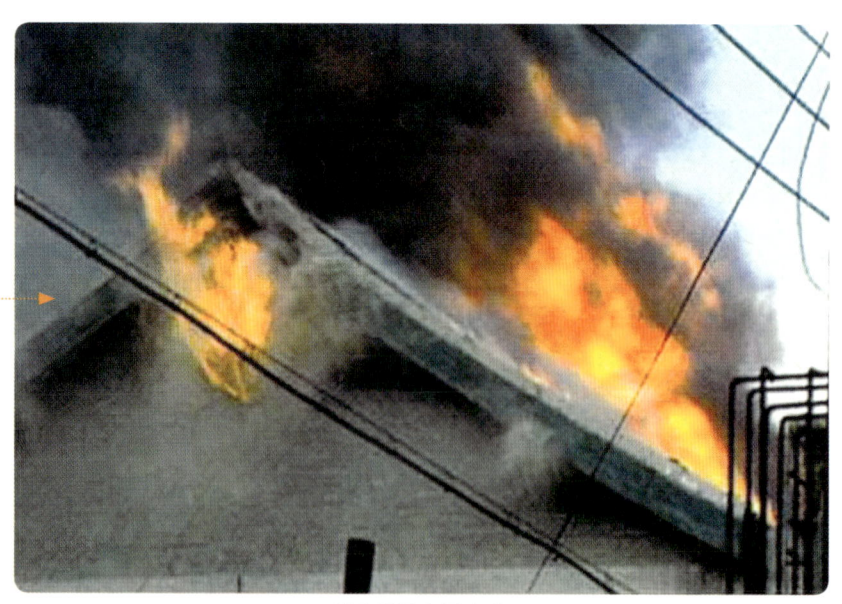

雷电引发房屋大火

灾害救援医学下 让灾害不再成为灾难

　　雷击事件发生后的第二天，中国气象局召开紧急会议，派出工作队赶赴开县指导防雷减灾工作。重庆市委、市政府也在事故发生后的第一时间启动应急预案。开县成立了"5.23雷击事故应急处置指挥部"，重庆市气象局专家也赶赴现场勘探测算。事故主要原因基本查明。5月23日16时至16时30分，义和镇兴业村小学教室多次遭受雷电闪击，并伴有球形雷的发生。当雷电直接击中教室金属窗时，由于该金属窗未做接地处理，雷电流无处泄放，靠近窗户的学生就成了雷电流泄放入地的通道。雷电流的热效应和机械效应导致学生出现伤亡。

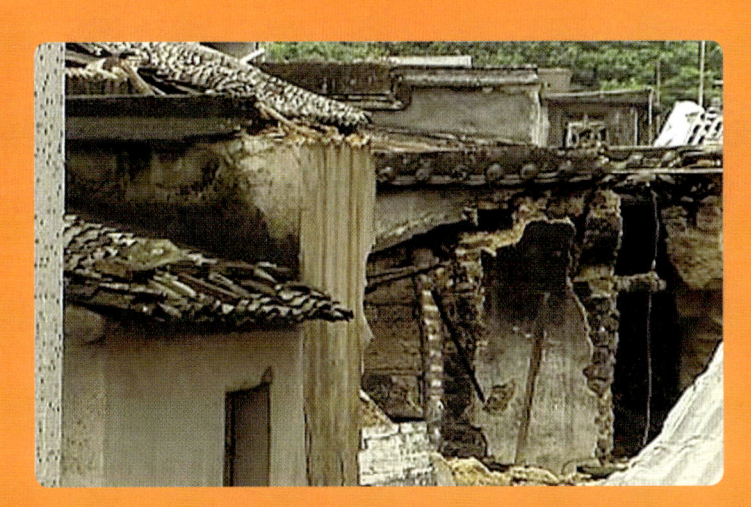

极端气候相关的灾害

被雷电击中的房屋

　　专家还发现，兴业村本来就地处雷电多发区，而兴业村小学位于一个山包上，位置突出，周围又有水田和水塘，再加上教室前面种有大树，种种因素都增加了雷击事故发生的概率。

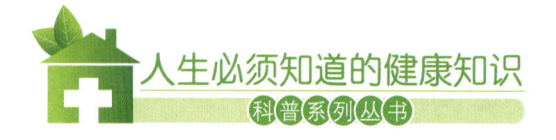

背景知识

什么是雷电灾害

雷电是大气中十分壮观的超长距离放电过程，通常伴随着强对流天气而发生。古时候，人们对闪电的看法仅限于赞叹和畏惧，形象地称之为"天笑"，有人则认为是"上帝之火"。1749年，富兰克林的风筝实验证实了闪电仅是一种放电现象，它是一种常见的自然现象。根据全球雷电的卫星观测结果估计：全球每秒钟约有46次雷电发生，而我国每一分钟发生70余次雷电。

雷击的分类

(1) 按放电现象分：空中雷和落地雷。

(2) 按雷电形状分：线状雷、带状雷、链状雷和球状雷。

(3) 按破坏形式分：

1) 直击雷：雷云与地面之间的放电；

2) 感应雷：可分为静电感应和电磁感应；

3) 雷电波侵入：雷击在架空线或管道中产生的冲击电压，沿线路管道两个方向传播，破坏线路电器。

雷电防护工作中的常见误区

1. 常识性的误区

非金属物体不需要防雷：在社会公众意识当中，常常认为金属物品容易导电，自然就更加容易遭雷击，因此需要做防雷措施；而非金属物品不会导电，因此做防雷措施是多此一举。鉴于这样的错误认知，企业单独为屋面非金属物体做防雷保护的主动性依然不高。实际上，金属物品在遭受雷击时由于其良好的导电导热性，往往对物体本身和周围环境的影响较小；而非金属物体由于其高电阻和较差的导电导热性能，在遭受雷击时更加容易受雷电流的热效应而发生燃烧甚至爆炸，不仅毁坏物体本身，而且对周围环境也会构成威胁。因此非金属物体，尤其是在高温高热条件下易发生燃烧或者爆炸危险的非金属物体更加应该做好防雷措施，并且要留出一定的安全距离，防止地电位反击和旁侧闪络造成二次事故。

有个别企业利用信号天线杆上的接闪器来保护建筑物。其原因是对方将接闪器的作用等效化，认为接闪器只要是有

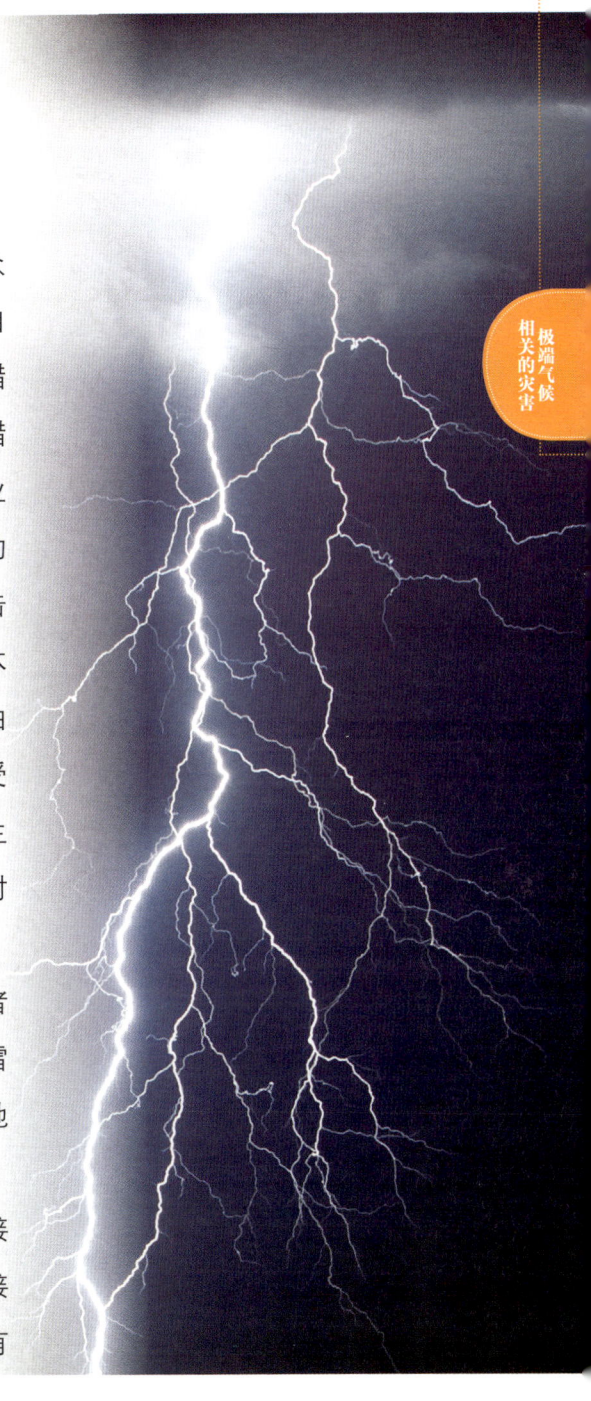

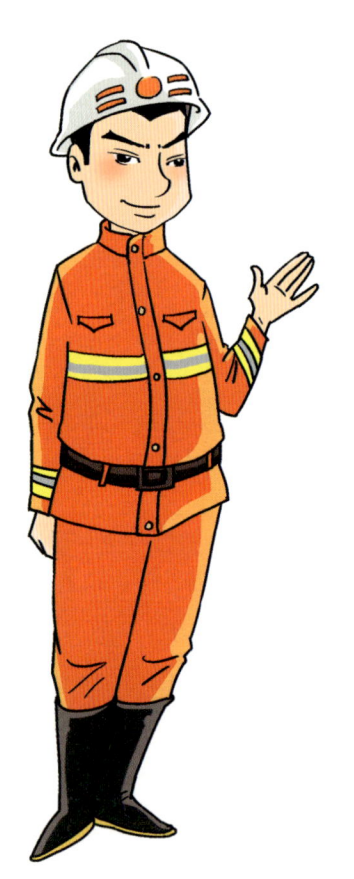

就可以，无论它能否真正起到保护作用，也不管其是否存在保护极限。然而《建筑物防雷设计规范》（GB50057-2010）第5.2.10条明确规定不得利用安装在接收无线电视广播天线杆顶上的接闪器保护建筑物。这当中首先牵涉到一个保护范围的问题，信号天线杆的接闪器的设计目的只是为了保护该信号天线，而不是保护建筑物，因此其在该高度上的保护半径是无法覆盖整个建筑物天面的。而且信号天线杆上的接闪器数量往往有限，其接闪能力是无法同覆盖整个天面的接闪装置相比拟的。一旦其因弯折、锈蚀等原因失去了保护作用，那么整个建筑物就会完全暴露在易受雷击的环境中。

2. 惯性思维带来的误区

日常生活中的一些惯性思维方式，也造成了雷电防护工作的一些误区，主要表现为经验主义和教条主义：

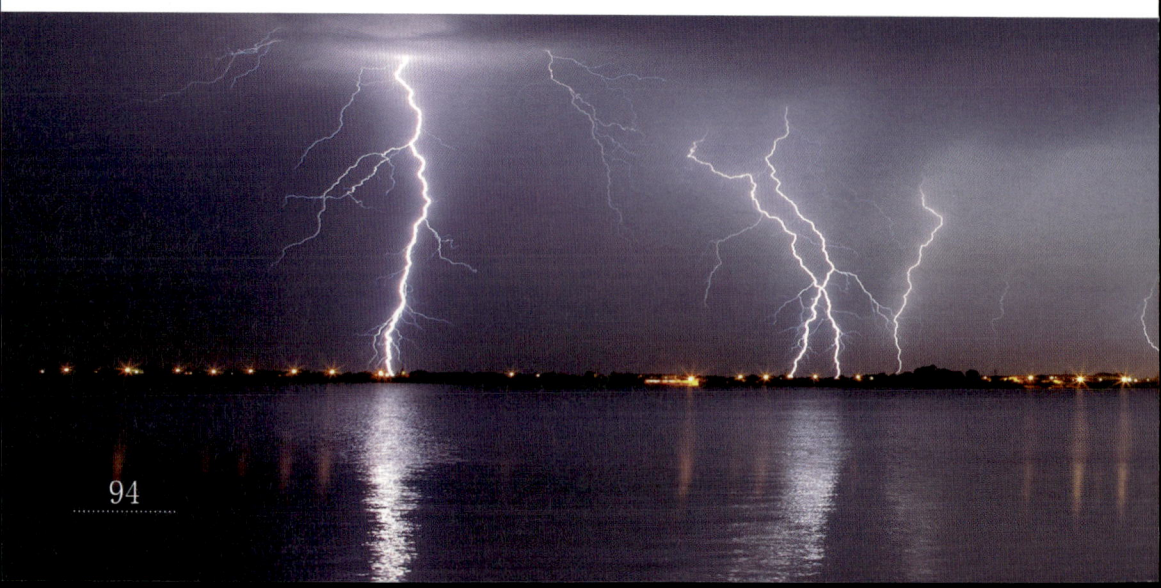

(1) 防雷装置越多越好：在检测中发现有部分防雷工程做得不尽如人意，在一种接闪器能够完全保护到建筑和天面设施的条件下，仍然做了多余的接闪装置。其实无论从防雷保护角度来讲还是从经济效益角度来讲，有些防雷装置是没有必要的，防雷装置并不是越多越好，只有在单一防雷装置无法完全保护到被保护物时，才需要增设新的防雷装置。防雷装置越多，时间一长，由于倒伏、锈蚀对被保护物造成的潜在危害会更大。还有一些工厂出于各种原因，在配电柜上盲目地装了许多超出规范需要的浪涌保护器，是否物有所值，能否起到应有的保护作用暂且不谈，经济浪费和对信号传输影响的负面效果存在是无须怀疑的。所以防雷保护也要做得恰到好处，凡事过犹不及。

(2) 盲目采用暗敷引下线：有防雷工程公司在给厂房做防雷工程时，为了降低工程难度，在无法保证该建筑内钢筋电气通路良好的情况下，就直接将接闪装置与建筑墙角柱筋相连接。这其实是一种经验主义的表现，理所当然地认为柱筋的电气通路是良好的，或者认为该柱内钢筋一定为建筑引下线。这种做法是有一定盲目性的。由于原始的隐蔽资料早已遗失，而无法确定该柱筋确为引下线的情况下，随便敲柱筋作为引下线而不采用明敷引下线的做法是不严谨的。因为目测无法鉴别该柱筋内部是否电气通路良好。所以在后期的防雷工程中，能采用明敷引下线方式的还

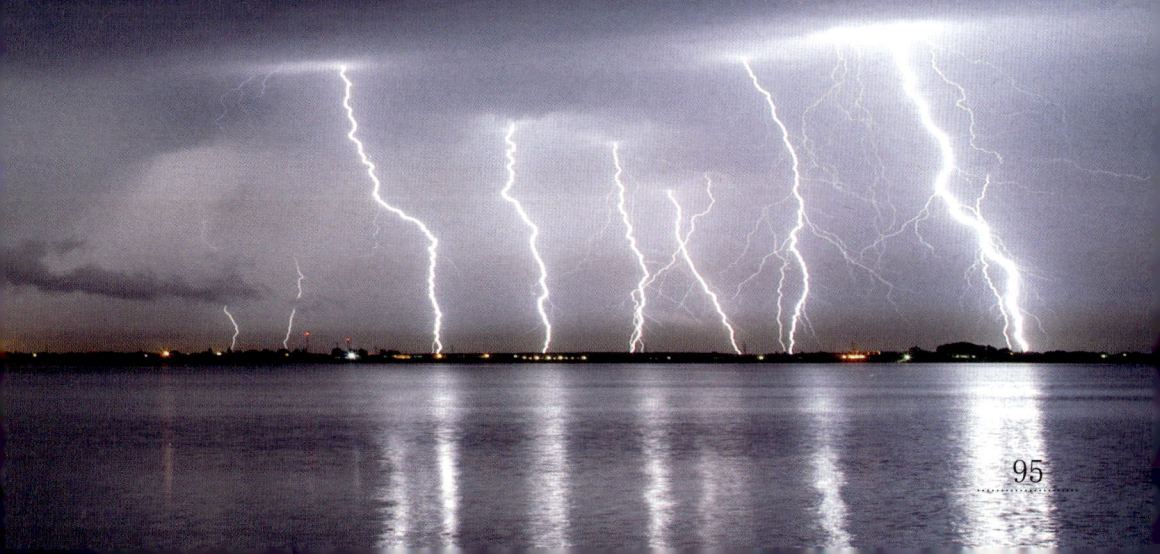

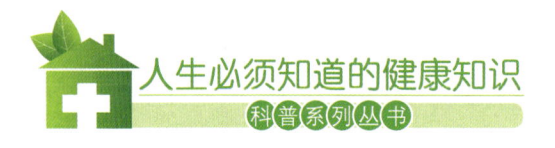

是需要采用明敷引下线的方式。

（3）能降阻的方法一定都好：就目前的防雷工程而言，作为重要一环的接地，接地电阻的达标与否直接影响着整个防雷工程的质量。因此个别防雷工程施工人员为了降低降阻难度和达到短期的降阻目的，而过多地采用降阻剂来降低接地电阻，以达到短期的降阻效果来应付接地电阻的检测。然而降阻剂只能达到短期的降阻效果，不仅降阻效率低，而且极容易腐蚀接地极，大大缩短接地极的使用寿命，最后反而成了整个防雷工程的隐患。另一个影响是使用降阻剂会污染环境，使得土壤被大量有害金属污染。一旦原接地体被降阻剂腐蚀后，相应接地沟便不能再布置接地体，否则会被更快地腐蚀，只能重新开挖地沟布置接地体。而如果遇上恶劣的地形，无法在改造时重新开挖接地沟，只能在原接地沟中重新布置接地体，一段时间以后，又会被残留的降阻剂重新腐蚀，导致接地系统不能正常发挥作用。总的来说，降阻剂的使用弊大于利，是不应该被提倡的降阻措施。

怎样预知雷电即将来临

在遭遇雷击之前，身体会有一定的反应。如果在雷电交加时，头、颈、手处有蚂蚁爬走感，皮肤感到轻微的刺痛，毛发突然竖起，甚至听到轻微的爆裂声，说明将发生雷击。

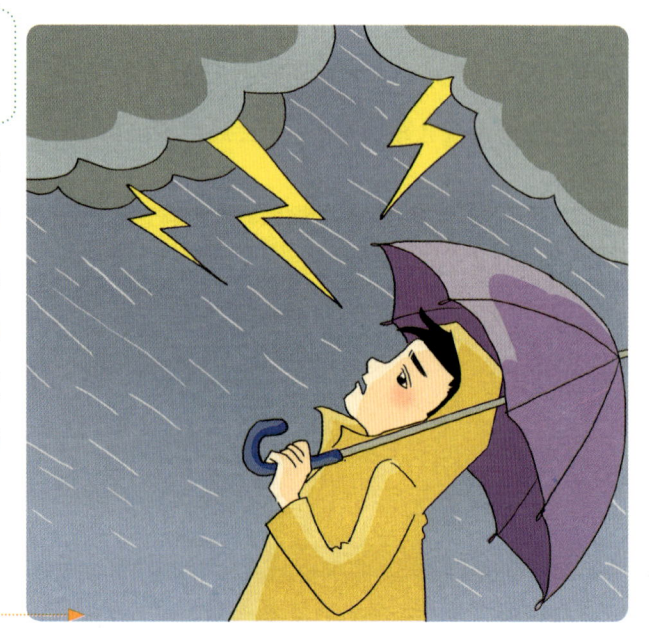

医学救援

雷电可对人体造成严重损伤

1. 死亡

受雷击者可当场死亡，或数天后死亡。其原因可能是由于强大电流的直接冲击作用，导致心脏或神经中枢麻痹而死；也可能死于电休克、局部高温、严重烧伤后继发性休克、感染或电机械力所致的内部器官破裂；或死于原有的心、脑血管等较严重疾病；有的甚至死于过度惊吓或神经性休克。1971年，北京有一例雷击伤员，体表无明显烧伤，仅见极浅的雷电击纹，存活一段时间后死于感染，尸检时意外发现食道竟有严重烧伤。

2. 雷击综合征

遭雷击后，如果受害人雷击当时并未死亡，后续可能产生雷击综合征（lightning syndrome），包括意识丧失、外周或脑神经功能暂时障碍—闪电性麻痹（keraunoparalysis）、鼓膜破裂、传导性耳聋、前庭功能紊乱、视神经受损、视网膜剥离及皮肤烧伤等。曾有一例14岁小孩右肩遭雷击，结果右肩至两足踝烧伤、毛发烧焦、右耳鼓膜穿孔、高血压、窦性心动过速，后出现血尿、蛋白尿、管型尿等。

3. 雷击后的迟发效应

雷击后的幸存者，神经系统的异常较其他软组织损伤显著。可因周围神经分支受损、皮下组织血液循环障

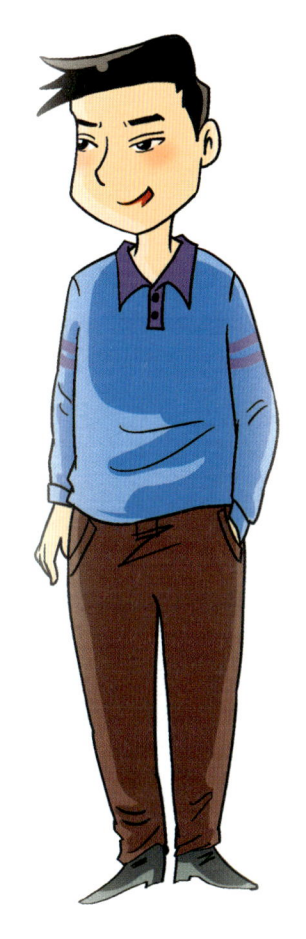

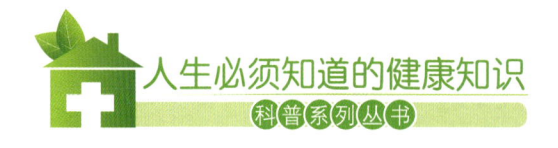

碍，引起皮肤营养不良性改变、神经疼痛、麻木或其他感觉障碍；脊髓受损症状如迟缓性麻痹、截瘫、感觉缺失或异常等，尤其在肢体部位。这些后果可延续数月或数年之久。少数人可发生记忆力减退或健忘、精神障碍及性格改变等。由于闪电光很强，内含不同组分的红外线、紫外线及X射线，因此雷电的放射性损伤还可引起白内障。

4. 机械性损伤

雷击时，压缩空气所产生的冲击波打击人体，可引起体表和体内各器官严重的机械性损伤，如全身肢体离断、颅骨粉碎性骨折、各内脏破裂等，造成严重损伤致死。

雷电灾害后导致伤员死亡的主要方式

1. 直接雷击

即在雷电现象发生时，雷电直接袭击到人体，流入大地，会导致严重的伤亡事故。

2. 接触电压

即雷电电流通过高大的物体时会产生强电压，人不小心触摸到这些物体时，就会产生触电事故。

3. 旁侧闪击

即雷电击中一个物体时，电流通过物体释放到大地，如果人在附近，雷电电流会选择人体释放出来。

4. 跨步电压

当雷电从云中释放到大地时，就会产生一个电位场——越靠近雷击点的地方电位越高。雷击时，人的两腿间就可能产生电压，从而导致强电流通过人的双腿，导致人员伤亡。两腿之间的距离越大，跨步电压也就越大。

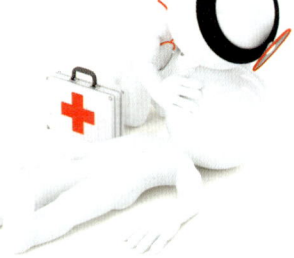

避险和自救

雷电发生了我们应该做什么

1. 室内预防雷击

电视机的室外天线在雷雨天要与电视机脱离,与接地线连接;雷雨天气应关好门窗,防止球形雷窜入室内造成危害;雷暴时,人体最好离开可能传来雷电侵入波的线路和设备1.5米以上。也就是说,尽量暂时不用电器,最好拔掉电源插头;不要打电话;不要靠近室内的金属设备如暖气片、自来水管、下水管;要尽量离开电源线、电话线、广播线,以防止这些线路和设备对人体的二次放电。另外,不要穿潮湿的衣服,不要靠近潮湿的墙壁。

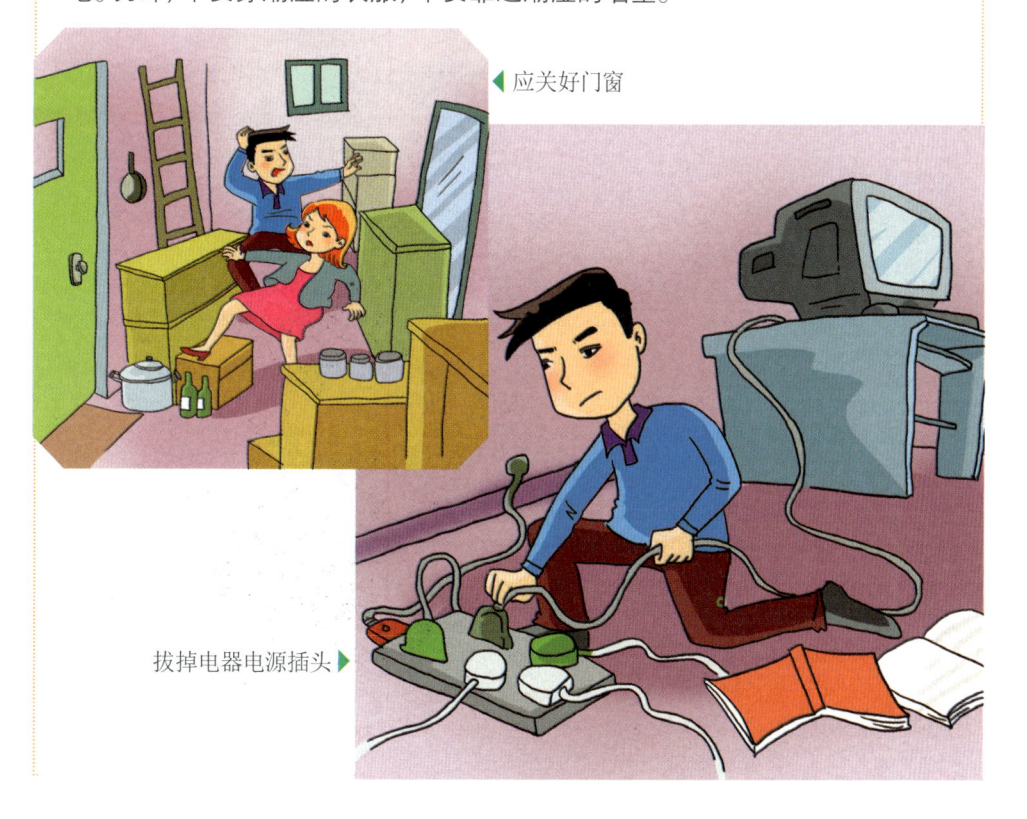

◀ 应关好门窗

拔掉电器电源插头 ▶

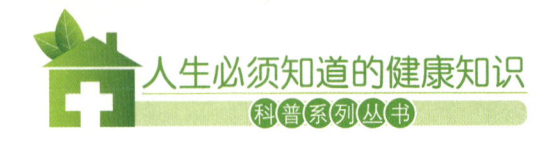

2. 室外避免雷击

为了防止雷击事故和跨步电压伤人，要远离建筑物的避雷针及其接地引下线；要远离各种天线、电线杆、高塔、烟囱、旗杆，如有条件应进入有宽大金属构架、有防雷设施的建筑物或金属壳的汽车和船只，但是帆布篷车和拖拉机、摩托车等在雷电发生时是比较危险的，应尽快离开；应尽量离开山丘、海滨、河边、池旁；应尽快离开铁丝网、金属晒衣绳。应尽快离开孤独的树木和没有防雷装置的孤立的小建筑等；雷雨天气尽量不要在旷野里行走。如果有急事需要赶路，要穿塑料等不浸水的雨衣；要走得慢些，步子小点；不要骑在牲畜上或自行车上行走；不要用金属杆的雨伞，不要把带有金属杆的工具如铁锹、锄头扛在肩上。人在遭受雷击前，会突然有头发竖起或皮肤颤动的感觉，这时应立刻躺倒在地，或选择低洼处蹲下，双脚并拢，双臂抱膝，头部下俯，尽量缩小暴露面即可。

自我保护

在没有庇护所的情况下，双脚并拢，屈膝蹲下，越高的东西越可能被雷电击中，蹲下可以降低被击中的概率，而且可以最大限度地减小双脚与地面的接触面积。用双手捂住耳朵，以预防耳膜被雷声震伤。立刻拿去身上佩戴的金属饰品和发卡、项链等，要把戴在身上的一切金属物拿下，尤其是金属框的眼镜。

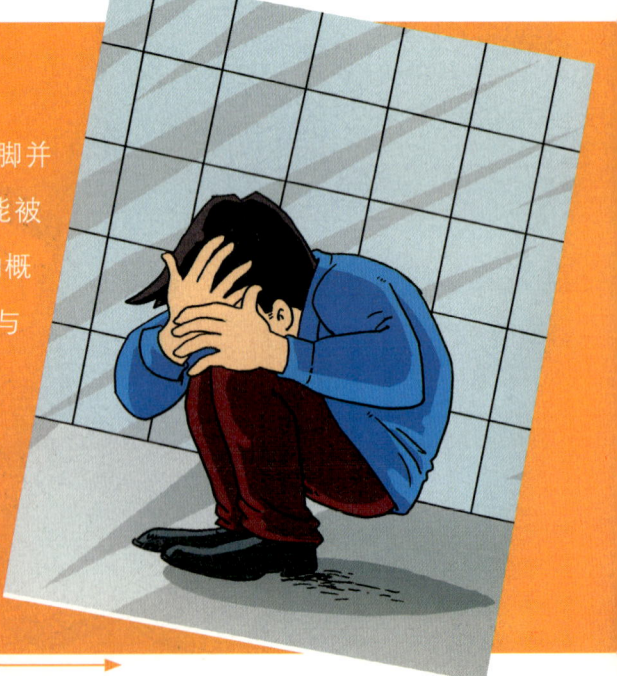

雷电所致的常见伤病

1. 体表改变机械损伤烧伤

（1）电流斑（或电流印记）：是指电流入口因焦耳热及电解作用所造成的特殊皮肤损伤。电极接触面较小、温度小于120℃时，最典型。

（2）皮肤金属化或金属异物沉积：电极金属在高温作用下熔化或挥发而成，金属颗粒在电场力作用下沉积于皮肤表面及深部。这是电击伤较特殊征象。检测分析方法为微量化学分析法、扫描电镜X线能谱检测法、活化分析法等。

（3）电烧伤：电压高、电流大、时间长，电流斑呈黄色、黄褐色，甚至炭化变黑。大面积烧伤边界清。

（4）电流出口：因电流的轻度爆炸作用，使组织发生破裂，或电火花穿凿而发生小炭化孔。

（5）电击纹：高压电击致皮下血管扩张、麻痹、充血、出血，皮肤表面呈树枝状花纹。若无出血，其留存时间短，易消失。

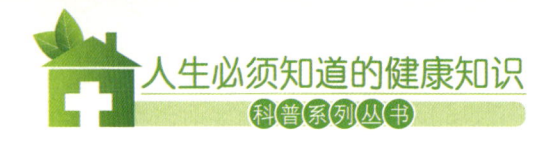

2. 内部器官改变——组织缺氧窒息征象

(1) 心血管系统

1) 心外膜下：点状、斑块状出血。

2) 心房扩张。

3) 心肌：变性、溶解、坏死。

4) 间质：充血水肿、出血，血管壁细胞栅栏样排列。

5) 血管病变：位于邻近电流烧伤部位。

6) 内皮细胞、内弹力膜、中膜平滑肌病变。

7) 管腔扩张、全层凝固性坏死、破裂出血。

8) 血栓形成、栓塞。

(2) 神经系统血管改变导致脑缺氧的继发改变：延髓出血、神经细胞变性、坏死，细胞染色质溶解、脑组织水肿软化等。

1) 电流直接通过脑时：脑撕裂伤、脑组织收缩，高温损伤。

2) 周围神经损伤：早期因电流直接作用，后期继发改变。

(3) 肌肉：坏死、平面不均匀、强直收缩、肌肉撕裂或烧伤。

(4) 骨及关节：骨折、脱臼、骨珍珠：高压电击时，骨因遭受电流热效应发生坏死，胶原破坏和无机物熔化形成的特殊产物，由磷酸钙融合，状如珍珠，灰白色，内有空腔，多在受损骨表面。扫描电镜下，熔化骨的无机物表面呈砖样图像。此为电流指征。

(5) 感觉器官：耳、眼损伤。

(6) 内脏损伤：肺、肝、胰腺、肾脏、消化道等。

怎样抢救被雷击伤的人

受雷击被烧伤或严重休克的人，身体并不带电。应立即让其躺下，扑灭身上的火，并对其进行抢救。若伤者虽失去意识，但仍有呼吸和心跳，则自行恢复的可能性很大，应让伤者舒适平卧，安静休息后，再送医院治疗。

若伤者已停止呼吸或心脏跳动，应迅速对其进行口对口人工呼吸和心脏按压，注意在送往医院的途中也不要中止心肺复苏的急救。

被雷击后可以采取如下办法急救：伤者就地平卧，松解衣扣、腰带等；立即口对口呼吸和胸外心脏按压，坚持到伤者苏醒为止；手导引或针刺人中、十宣、涌泉、命门等穴；送医院急救。

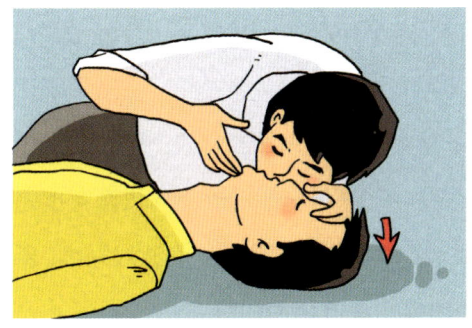

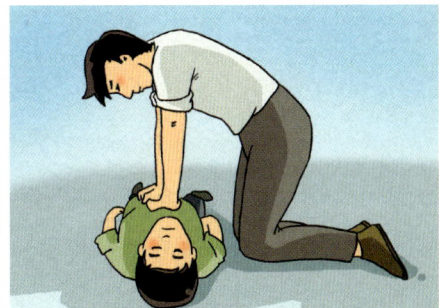

口对口呼吸　　　　　　胸外心脏按压

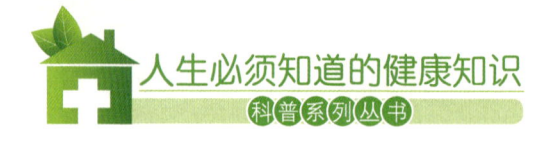

哪些场所易发雷击

　　站在大树下躲雨，尤其是身着衣服被淋湿，遭雷击后树木可同时被损坏；露天运动场内，人群拥挤在一处，或几个人紧靠在一起，衣服淋湿；没有避雷装置的高大建筑物，或房屋虽不高但紧靠大树，雷击后可出现墙壁裂开，屋顶漏孔和烧坏；虽身处室内，但靠近烟囱处，或正在听收音机，看电视，打电话；户外行走，尤其是携带金属物品；雷击水面的范围较大，雷雨时在江河或海上航行、游泳都很危险。

日常防灾减灾措施

如何获得相关的知识教育

　　长久以来，雷电灾害带来了惨重的人员伤亡和严重的经济损失。据《金史·五行志》记载，公元1232年10月9日，我国金代"天兴元年九月辛丑，大雷，工部尚书蒲乃速震死"，也就是雷击死了金国高官1名。1767年雷电击中了威尼斯一个储放了几百吨炸药的教堂拱顶，引起大爆炸，3000人丧生，威尼斯城大半被毁。北京天坛在明朝至少遭受过9次雷击，在1889年因雷击祈年殿引起大火导致焚毁，直到1896年才修复完工。当今全世界每年有几千人死于雷击，全球每年的雷击受伤人数可能是雷击死亡人数的5~10倍。所以获得相关的知识教育很重要，需要我们通过网络、新闻、宣传手册，以及各种关于雷电的杂志等多种媒介获得相关知识。

灾害救援医学 让灾害不再成为灾难

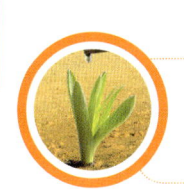

干旱

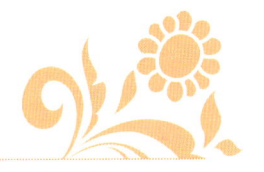

极端气候相关的灾害

背景知识

　　2010年中国西南大旱是发生于中国西南五省（区、市）云南、广西、贵州、四川、重庆的百年一遇的特大旱灾。一些地方的干旱天气可追溯至2009年7月，至2010年3月，受灾人口逾5000万人，仅贵州一省，由于受灾严重需要救济者就高达310万人，同月旱灾蔓延至湖南西部。国家气候中心首席专家任福民介绍，这是有气象资料以来，西南地区遭遇的最严重干旱。干旱的原因是降水少、气温高，两重原因共同作用，加上持续时间很长。云南、贵州等西南地区的气候特点是雨季和干季分明。2009年雨季时降水量就很少，8月份后降水逐渐停止，相当于雨季提前结束。之后降水量一直偏少，跟历史同期比较，云南、贵州的降水量都是历史上最少的。

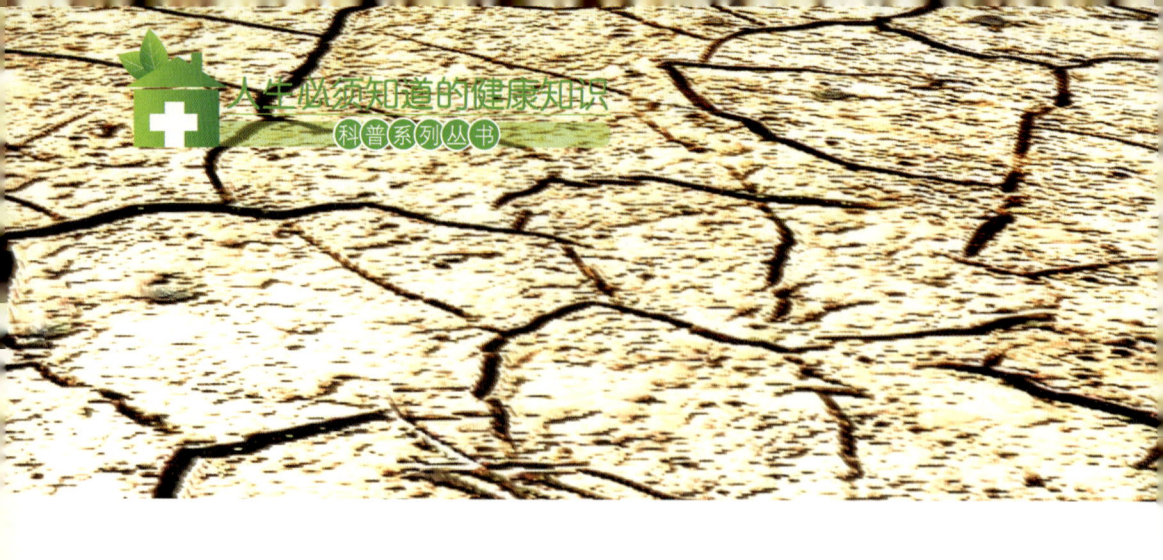

什么是干旱

干旱通常指淡水总量少，不足以满足人的生存和经济发展的气候现象，一般是长期的现象，干旱从古至今都是人类面临的主要自然灾害。即使在科学技术如此发达的今天，它造成的灾难性后果仍然比比皆是。尤其值得注意的是，随着经济发展和人口膨胀，水资源短缺现象日趋严重，这也直接导致了干旱地区的扩大与干旱化程度的加重，干旱化趋势已成为全球关注的问题。

干旱发生的原因

干旱与人类活动所造成的植物系统分布、温度平衡分布、大气循环状态改变、化学元素分布改变等与人类活动相关的系统改变有直接的关系：

(1) 与地理位置和海拔高度有直接关联。

(2) 与各大水系距离远近有直接关联。

(3) 与地球地壳板块滑移漂移有直接关联。

(4) 与天文潮汐有直接关联。

(5) 与地方植被覆盖水平有直接关联。

(6) 与温室效应有关。

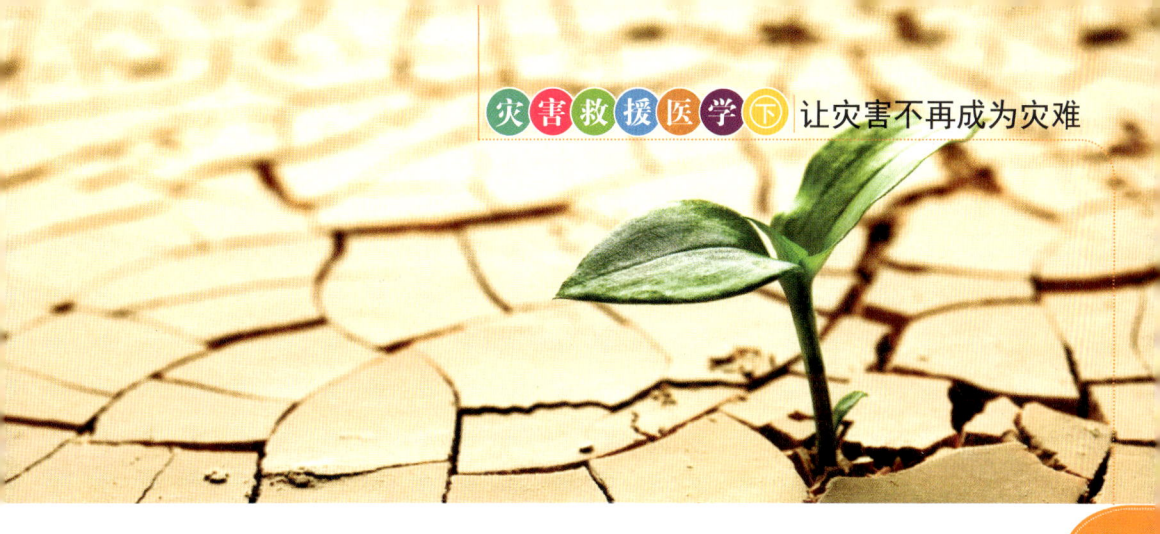

干旱分级

《气象干旱等级》国家标准中将干旱划分为五个等级,并评定了不同等级的干旱对农业和生态环境的影响程度:

(1)无旱:正常或湿涝,特点为降水正常或较常年偏多,地表湿润。

(2)轻旱:特点为降水较常年偏少,地表空气干燥,土壤出现水分轻度不足,对农作物有轻微影响。

(3)中旱:特点为降水持续较常年偏少,土壤表面干燥,土壤出现水分不足,地表植物叶片白天有萎蔫现象,对农作物和生态环境造成一定影响。

(4)重旱:特点为土壤出现水分持续严重不足,土壤出现较厚的干土层,植物萎蔫、叶片干枯,果实脱落,对农作物和生态环境造成较严重影响,对工业生产、人畜饮水产生一定影响。

(5)特旱:特点为土壤出现水分长时间严重不足,地表植物干枯、死亡,对农作物和生态环境造成严重影响,对工业生产、人畜饮水产生较大影响。

干旱预警信号分二级,分别以橙色、红色表示。干旱指标等级划分,以国家标准《气象干旱等级》(GB/T20481-2006)中的综合气象干旱指数为标准。

目前人们已经达成共识,人为因素导致的地球温室效应加剧了干旱的发生。目前主要依靠气象局对大气层及冷热空气的监测来预告干旱,但是从西南五省的大旱情况来看,气象部门的预测能力有限,有时不能完全准确预测。

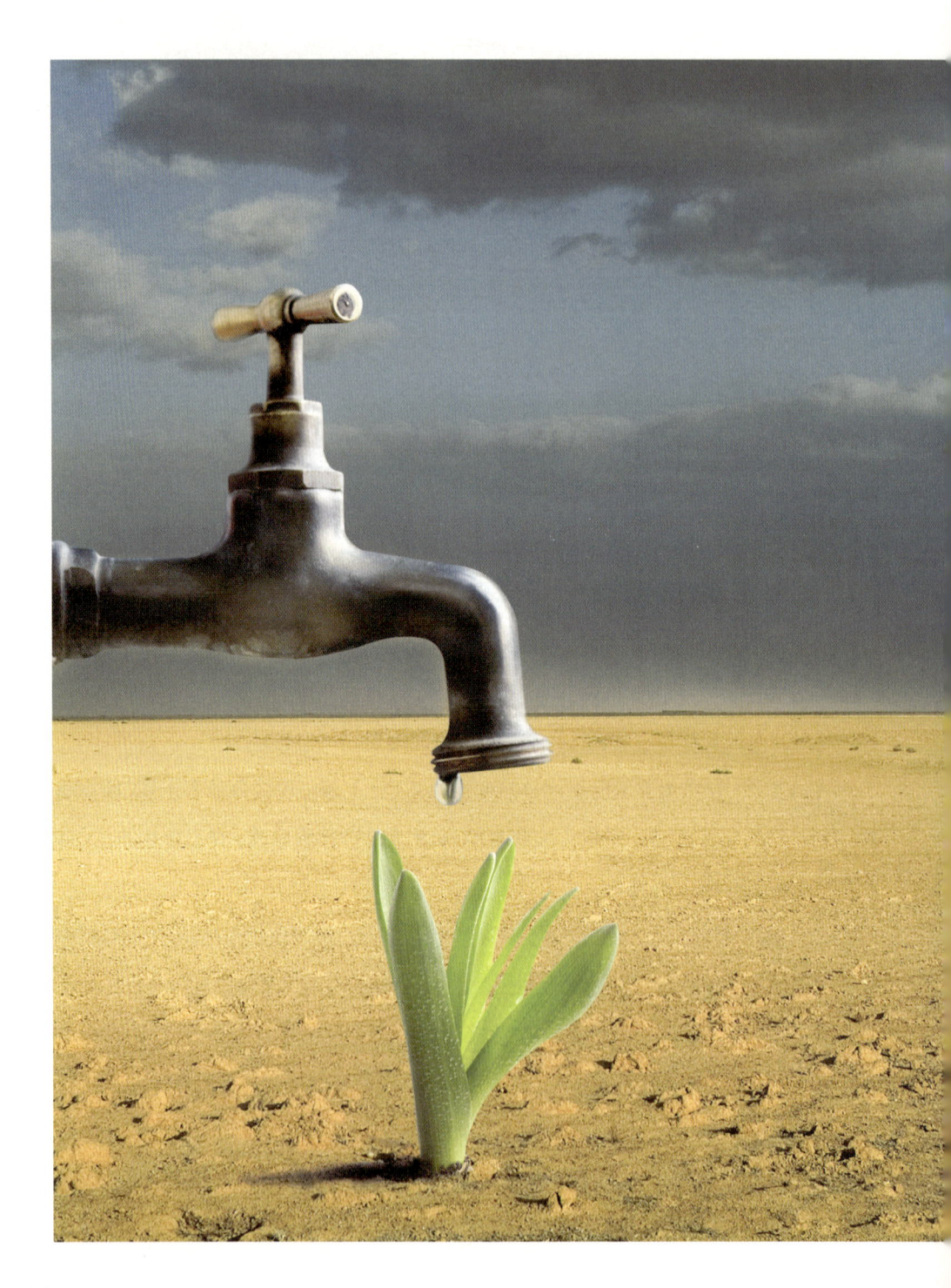

人生必须知道的健康知识
科普系列丛书

医学救援

目前干旱救援主要是为灾区提供各种物资，并且提供最需要的物资——水，如何将水送到受灾最严重地区是首要问题。

干旱发生后的工作原则：坚持因地制宜，城乡统筹，突出重点，兼顾一般，局部利益服从全局利益，抗旱用水以水资源承载能力为基础，实行先生活、后生产，先地表、后地下，先节水、后调水，科学调度，优化配置，最大限度地满足城乡生活、生产、生态用水需求。坚持依法抗旱，实行公众参与，专群结合。

干旱一旦发生，应做到如下几点：

（1）加强旱情监测，密切注视旱情变化，定期分析预测旱情变化趋势，及时通报旱情信息和抗旱情况。

（2）及时分析预测水量供求变化形势，加强抗旱水源的统一管理和调度。

（3）根据旱情发展趋势，适时对抗旱工作进行动员部署。

（4）及时上报、通报旱情信息和抗旱情况。

（5）组成灾情核查组，核查灾区人口、受灾范围、受灾程度及造成的损失，水务局和财政局负责向国家申请特大抗旱补助费，用于应急抗旱水源工程建设，民政部门负责灾民救济，农税部门负责灾后农业税减免等事宜。

因干旱发生在夏季，故干旱所导致的伤病主要是缺水所导致的中暑和脱水，次生灾害主要是天气过于干燥而导致的火灾所引起的烧伤。

医学救援的主要方法：对于中暑的患者，应迅速将其转移到阴凉通风处休息，饮用凉盐水等饮料以补充盐和水分的丧失。并迅速降低深部体温，脱去患者衣服，吹送凉风并喷以凉水或以凉湿床单包裹全身。以冰水浸泡治疗已不再推荐，因发生低血压和寒战的并发症较多。但如其他方法无法降温时，亦可考虑此方法，但此时需要监测深部体温，一旦低于38.5℃时需停止冰水降温，以防体温过低。脱水患者应积极补液。

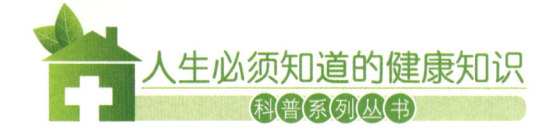

避险和自救

面对干旱,要预防中暑的发生,除了尽量避免在日照最强烈的上午10时至下午2时外出,还应该采取必要的防护措施:①保持室内通风,降低室温,室内起码要有电扇通风、降温;②高温下工作时间不宜过久,每天尽量不要超过8小时;③降低劳动强度,备好防暑降温饮料,尽量多补充淡盐开水或含盐饮料;④保证充足睡眠,多吃些营养丰富的水果和蔬菜;⑤尽量穿透气、散热的棉质衣服。

日常防灾减灾措施

抗旱技术

抗旱主要是灌溉设施的改善和灌溉机械的使用。中国南方大部分地区水量充沛,所出现的干旱是工程性缺水,而不是资源性缺水。水利灌溉设施的修建对于解决干旱是很有帮助的,在此基础上使用一些大型或小型的灌溉设备能有效地解决水源相对丰富地区的干旱问题。

寻找水源

(1)在干枯的河床外弯最低点、沙丘的最低点处挖掘,可能寻找到地下水。可以采用冷凝法获得淡水。具体方法是:在地上挖一个直径90厘米左右、深45厘米的坑,坑里放一集水容器,坑面覆一塑料布(四周高,中间低)。然后,使坑里的空气和土壤迅速升温,产生水蒸气。当水蒸气达到饱和时,会在塑料布内面凝结成水滴,滴入下面的容器,使我们得到宝贵的水。这种方法,在昼夜温差较大的沙漠地区,一昼夜至少可以得到500毫升以上的水。用这种方法还可以蒸馏过滤无法直接饮用的脏水。

(2)还可以根据动植物来寻找水源:大部分的动物都要定时饮水。食草动物不会远离水源,它们通常在清晨和黄昏到固定的地方饮水,一般只要找到它们经常路过踏出的小径,向地势较低的地方寻找,就可以发现水源。发现昆虫是一个很好的水源标志。尤其是蜜蜂,它们离开蜂巢不会超过6.5千米,但它们没有固定的活动时间规律。大部分种类的苍蝇活动范围都不会超过离水源100米的范围,如果发现苍蝇,有水的地方就在你附近。

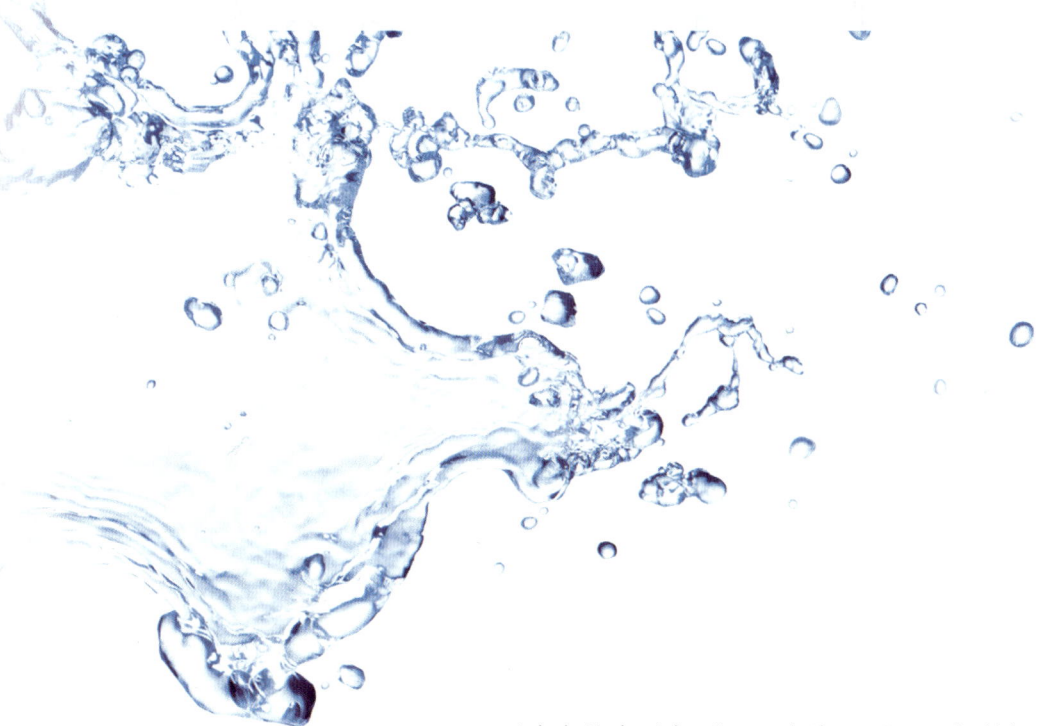

(本章编者:刘亚华、王小路、冯兴军、全 艳)

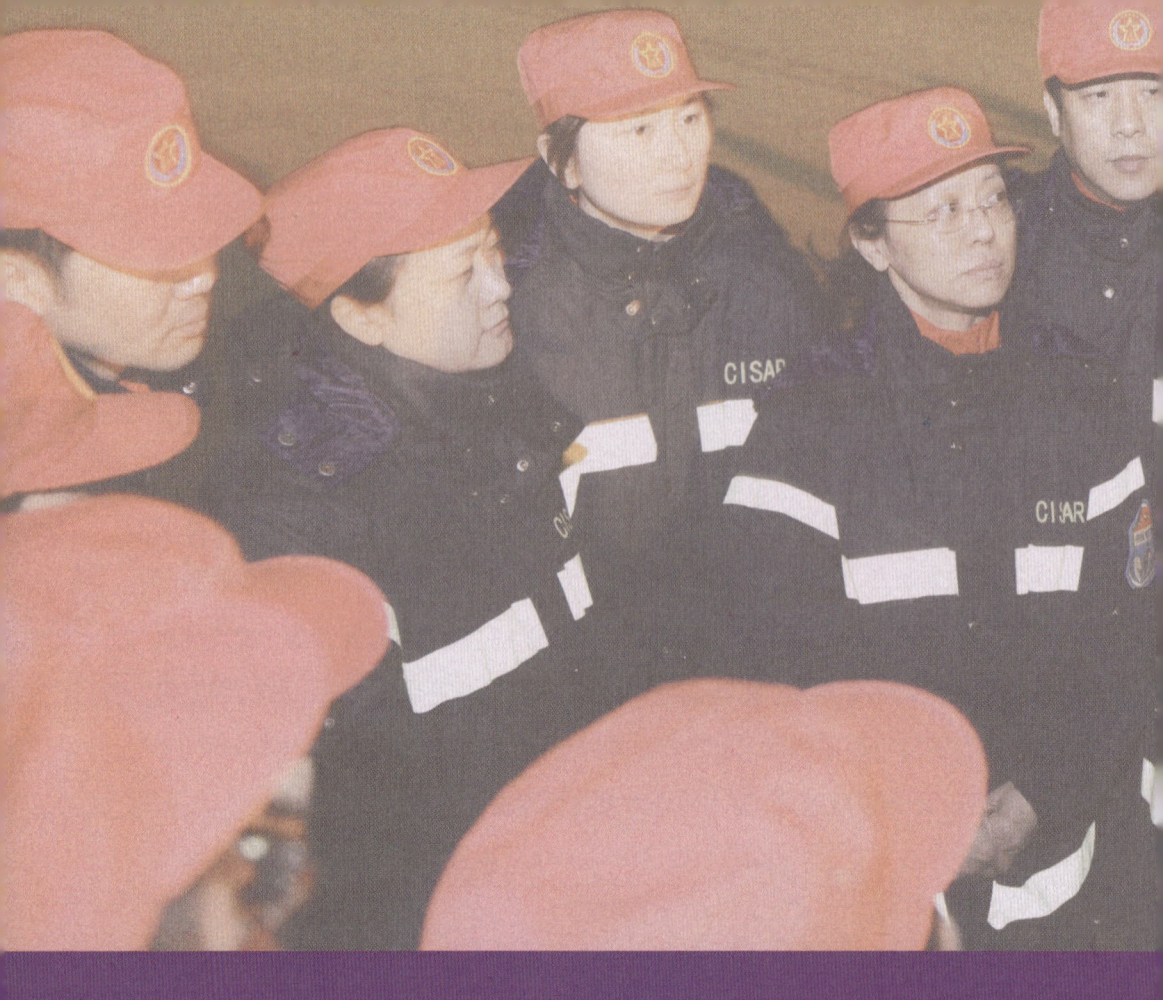

ZAIHOU XINLI
JIBING DE FANGZHI

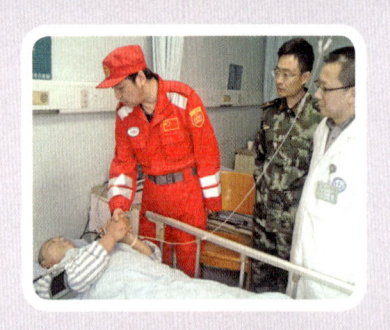

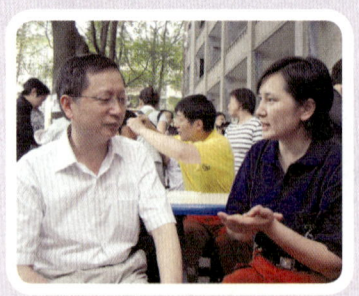

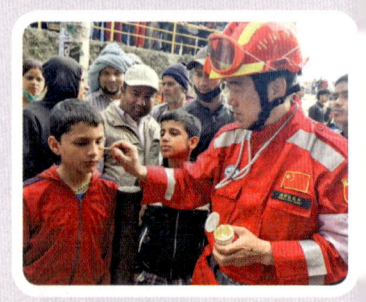

灾后心理疾病的防治

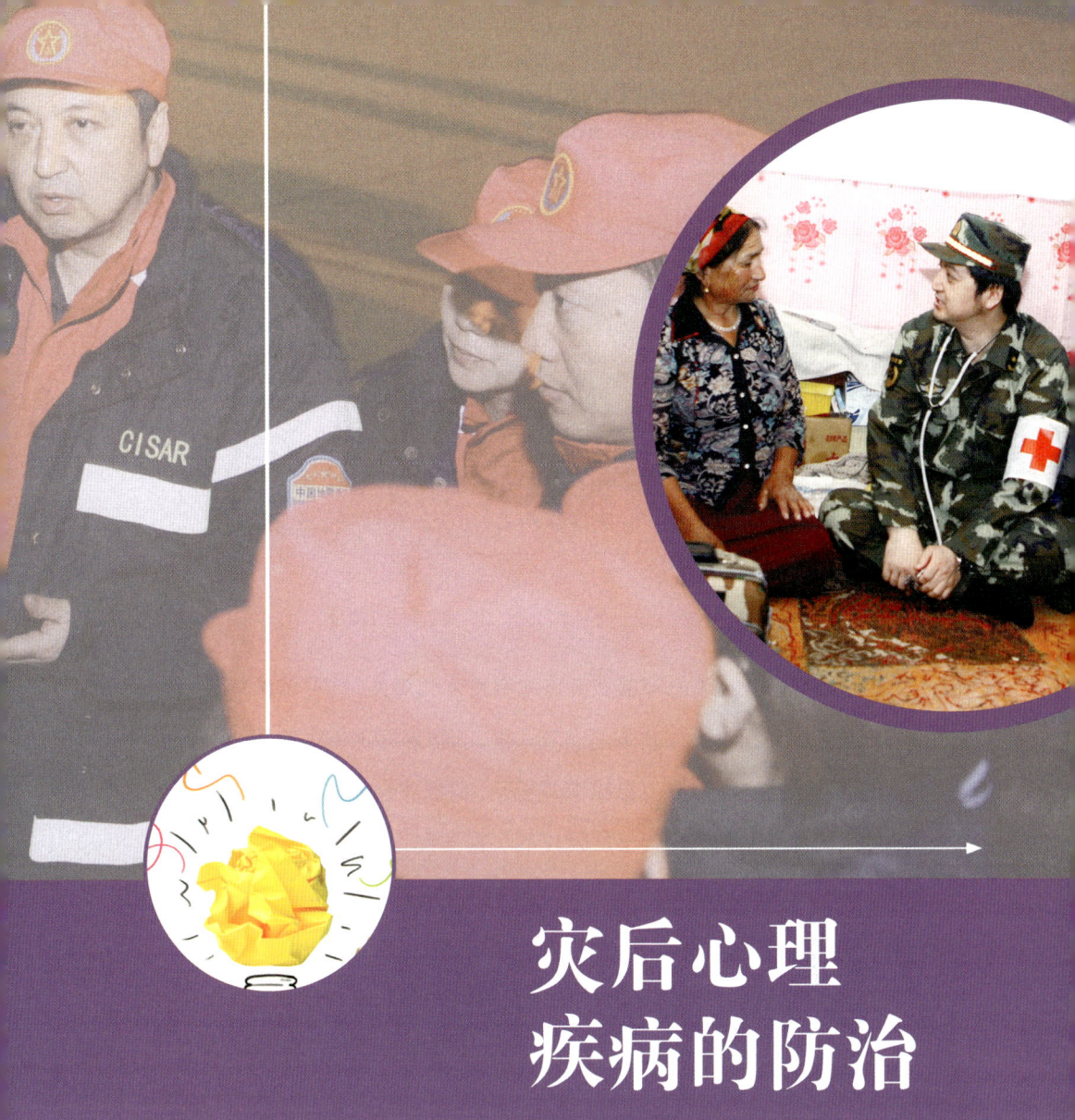

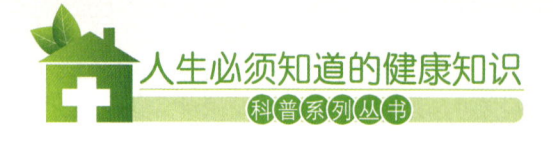

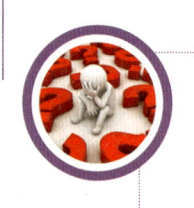

灾后心理干预概述

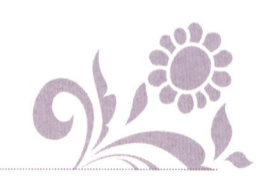

地震、海啸、恐怖袭击等自然灾害和突发公共事件，往往伴随着大量的人员伤亡和建筑物损毁。面对突如其来的天灾人祸，人群在短时间内遭受身体和心理各个方面的打击和重创。世界卫生组织调查显示，自然灾害或重大突发公共事件之后，大约20%~40%的受灾对象会出现轻度的心理紊乱，但大部分会在几天至几周内自行缓解，而30%~50%的人会出现中到重度心理问题，有20%的人甚至在灾后一年仍受到长期的心理问题困扰。

灾难性事故与事件如果不能很快得到有效控制和及时缓解，就会导致人们在认知、情感和行为上出现功能失调，造成社会的混乱。因此，对受害人的心理干预与救助便成为人类处理灾难性事故与事件，给受害人提供有效帮助和支持的一种必然的应对策略，具有十分重要的意义。

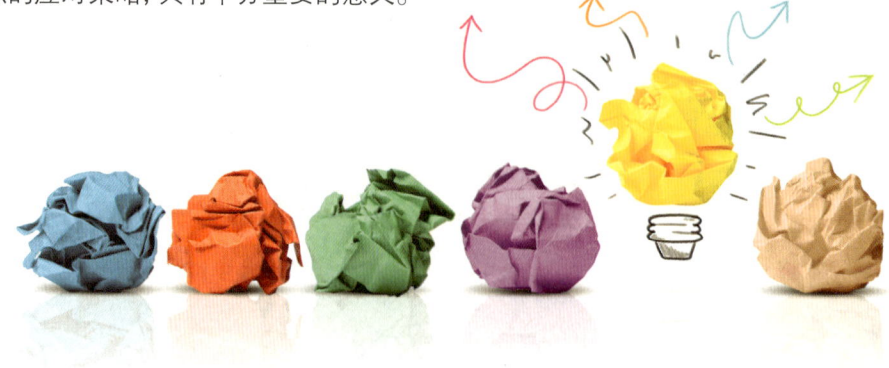

灾后常见心理疾病有哪些

灾后会出现哪些常见心理行为反应

灾害的突然降临，使猝不及防的人们遭受了严重的生命财产威胁和损失。面对灾害现场、死亡场景，人们受到的心理冲击和影响不容忽视。以地震为例，震后短时间内，受灾人群普遍会产生强烈的应激反应，并在一段时间内处于应激状态。这种应激反应会表现在情绪、认知行为和生理等方面。

1. 情绪反应

常发生的情绪反应有恐惧、悲伤、焦虑、愤怒、内疚、茫然等。人们的情绪反应可能以某一种情绪表现强烈，有时候也会有多种情绪混合交织成复杂的情绪状态。

2. 认知行为反应

（1）重现反应：灾后早期，很多人头脑中会强迫性地反复出现灾难发生时的画面、声音、气味等场景，或是反复出现关于灾难场景的噩梦。对许多受害者来说，地震的创伤影响就是事件情境在头脑中重复浮现。这种重现会使人重新体验曾经经历的过度紧张感觉，使人感到痛苦或有挫折感。

（2）回避、退缩反应：有的人会努力回避有关创伤事件的想法、感觉、活动、地点、人物、场景、谈话，忘记灾难发生时的某些重要方面，出现与人疏远分离的感觉，活动兴趣减少，表现麻木，行为退缩。

（3）警觉性增高的反应：有的人会入睡困难、睡后容易醒、注意力难以集中、过分警觉、易激怒、易发怒、有惊跳反应等。

3. 生理反应

受灾后除了心理反应，强烈的应激也会有症状各异的生理反应。比如疲倦、失眠、身体发抖、抽筋、呼吸困难、喉咙及胸部梗塞、胸闷、恶心、肌肉疼痛、反胃等。

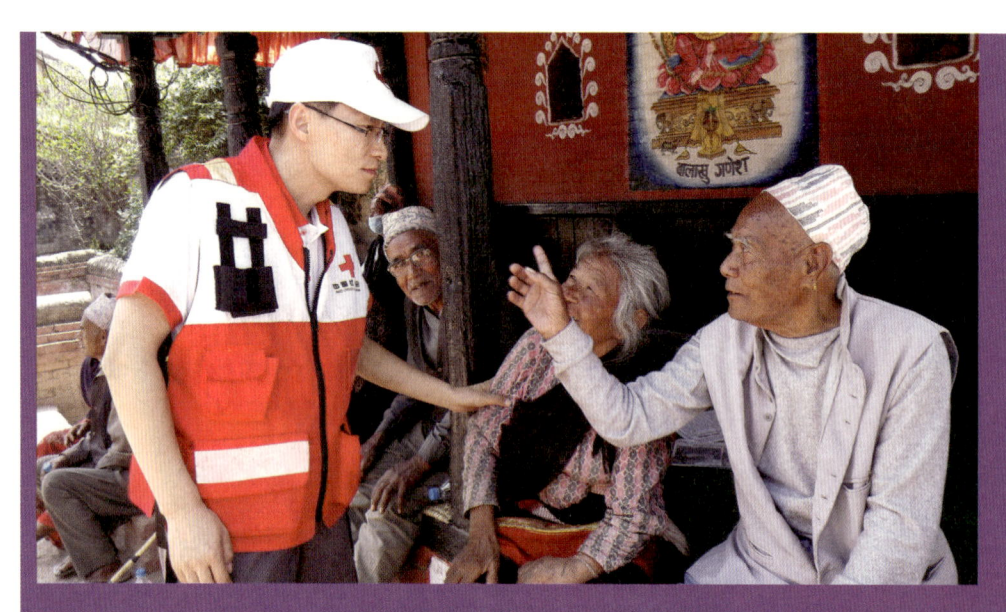

灾后会出现哪些心理应激反应

对于大部分人而言，灾后的应激反应会随着灾难过去逐渐平复，但仍有相当一部分人，灾害导致的应激反应程度严重或影响时间较长，会出现心理应激障碍。最为典型的心理应激障碍表现形式是急性应激障碍和创伤后应激障碍等。

1. 急性应激障碍

急性应激障碍又称急性应激反应（Acute Stress Disorder, ASD）。在人们经历、目睹或面临死亡及严重威胁生命的极度创伤性事件后立刻出现，由此产生

地震后，人们有这些常见心理

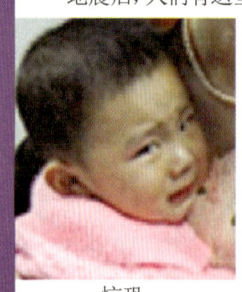

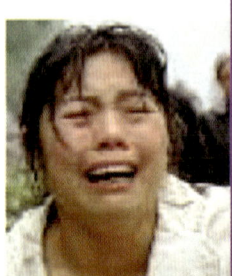

| 惊恐 | 无助 | 悲伤 | 绝望 |

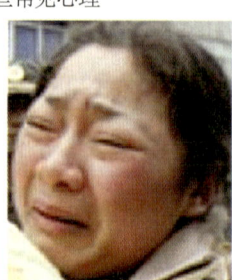

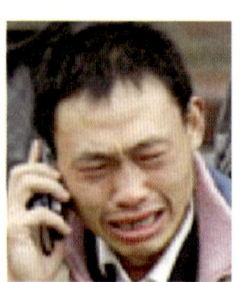

强烈恐惧、无助及惊吓反应。根据美国精神障碍诊断与统计手册的诊断标准（DSM-IV），ASD以主观感受麻木、对环境意识能力下降、失去现实感、失去自我感、分离性遗忘等多项分离症状中至少三项为典型表现。该症状在创伤后立即出现，持续时间通常大于两天，但小于四周。

2. 创伤后应激障碍（Post-traumatic Stress Disorder, PTSD）

创伤后应激障碍是由严重的威胁性或灾难性心理创伤导致的长期持续的和延迟出现的精神障碍。根据美国精神障碍诊断与统计手册的诊断标准（DSM-IV），PTSD个体经历过严重的、危及生命的创伤性应激事件表现为三组典型症状：

（1）个体持续性的重现创伤体验，反复痛苦地闯入回忆、噩梦、幻想中。

（2）个体产生保护性的分离反应，有持续性的回避与整体感情反应麻木等特点。

（3）个体有持续性的警觉性增高，如过度警觉、情绪烦躁、入睡困难等。上述症状持续至少1个月，并导致明显的主观痛苦及社会功能受损。症状小于3个月称为慢性PTSD，超过6个月后称为延迟PTSD。

什么是灾后心理干预

1974年，美国心理医生凯普兰首次提出了"心理干预"的概念，其原理是利用语言交流，帮助人们度过精神危机。灾后心理干预就是及时帮助处于心理危机境遇的人恢复心理平衡，减少或预防应激事件引起的心理失衡或心理障碍。灾后心理干预包括灾难初期所采取的心理急救以及之后长期的心理重建。重大灾害心理援助机制就是根据灾后心理援助的任务及阶段特点，构建由决策系统、执行系统、社会动员参与机制、评估或辅导反馈系统等构成的机制体系。灾后心理干预的目的是积极预防、及时控制和减缓灾难的心理社会影响；促进灾后心理健康重建；维护社会稳定，保障公众心理健康。

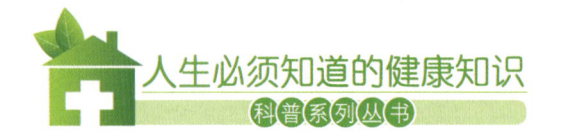

灾后需要对哪些人进行心理干预

灾后心理干预服务的对象一般包括事故与事件的幸存者、目击者、当事人的亲人、应急处置参与人员。北京大学钱铭怡将需要干预的对象分为三级：一级受害者是指第一现场亲身经历灾难事件的幸存者；二级受害者是指有亲属在灾难中遭受伤亡者；三级受害者是指参与营救与救护的人员，包括：医生、护士、精神卫生人员、战士、警察等。其他需要心理辅导的人员还包括守在受灾区域的公务人员、媒体记者等。

2008年5月，卫生部在汶川地震发生后，紧急制定了《心理自救互救宣传手册》，将地震受灾心理干预对象分为五级：

第一级人群：为直接卷入地震灾难的人员，死难者家属及伤员；第二级人群：与

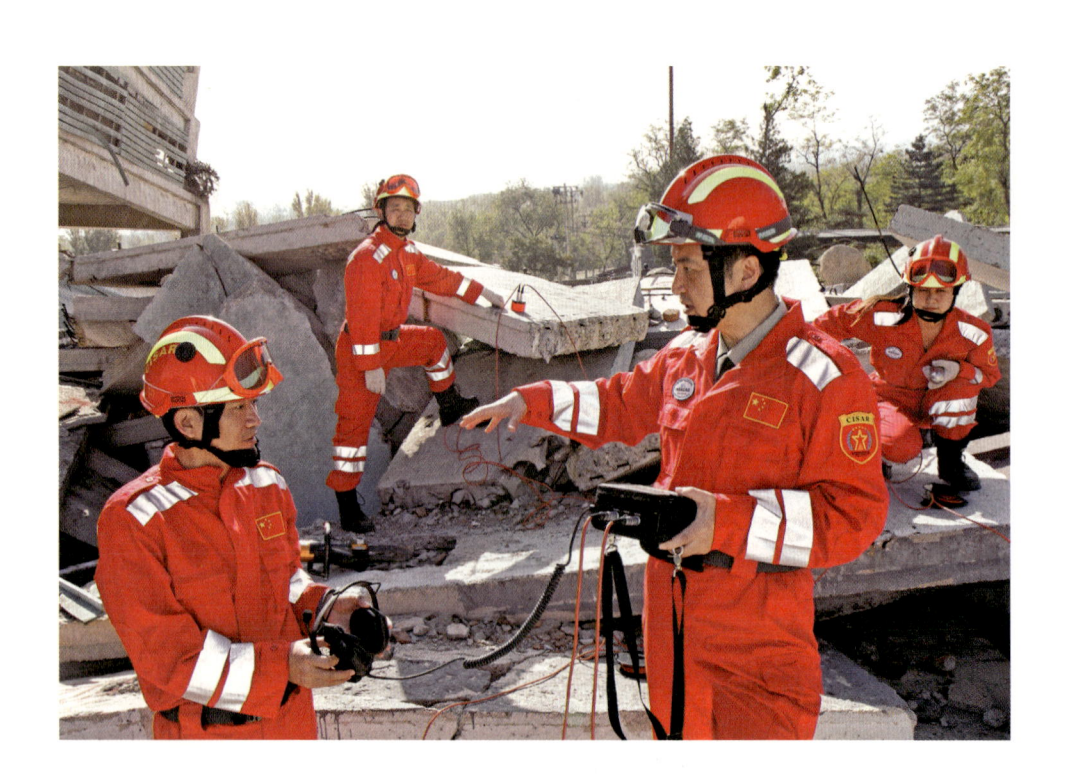

第一级人群有密切联系的个人和家属，现场救护人员（消防官兵、武警官兵、120救护人员、其他救护人员），以及地震灾难幸存者；第三级人群：从事救援或搜寻的非现场工作人员（后援）、帮助进行地震灾难后重建或康复工作的人员或志愿者；第四级人群：受灾地区以外的社区成员，向受灾者提供物资与援助，在某些人为灾难中，对灾难的发生可能负有一定责任的组织者也属于第四级人群；第五级人群：在临近灾难场景时心理失控的个体，易感性高，可能表现心理病态的征象。

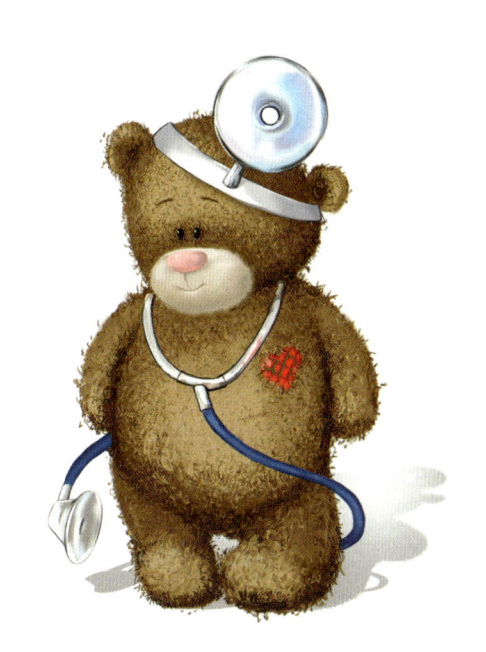

这一标准将灾后心理干预对象细分为五级，基本涵盖了所有可能发生灾后心理危机的人群。因此，作为普遍适用的灾后心理干预对象划分标准，也获得了国内众多学者的一致认可。

灾后心理干预应遵循的原则

（1）协同性原则：争取受辅导者的信任，建立良好的沟通关系。

（2）支持性原则：在心理辅导中，始终以支持的态度，而非把受辅导者当作患者对待。

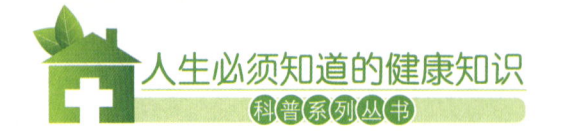

(3)表达性原则：提供宣泄机会，鼓励受辅导者通过合理的方式表达内心情感。

(4)正常化原则：提供心理健康教育，普及灾后心理应激反应及危机干预知识，解释心理危机发展过程，对症状进行正常化。

(5)重视社会支持性原则：调动和发挥社会支持系统(家庭、学校、社区等)的作用，鼓励受辅导者多与家人、朋友等接触和联系，减少孤独感，避免隔离。

(6)个性化原则：根据不同受辅导者在灾后不同阶段对灾难性事件的反应，分人群、分阶段制定合理的心理干预方案。

(7)稳妥性原则：避免无序、不当的干预行为对灾民带来"二次伤害"。

(8)需求至上原则：把满足灾民基本需求作为心理干预的首要任务。

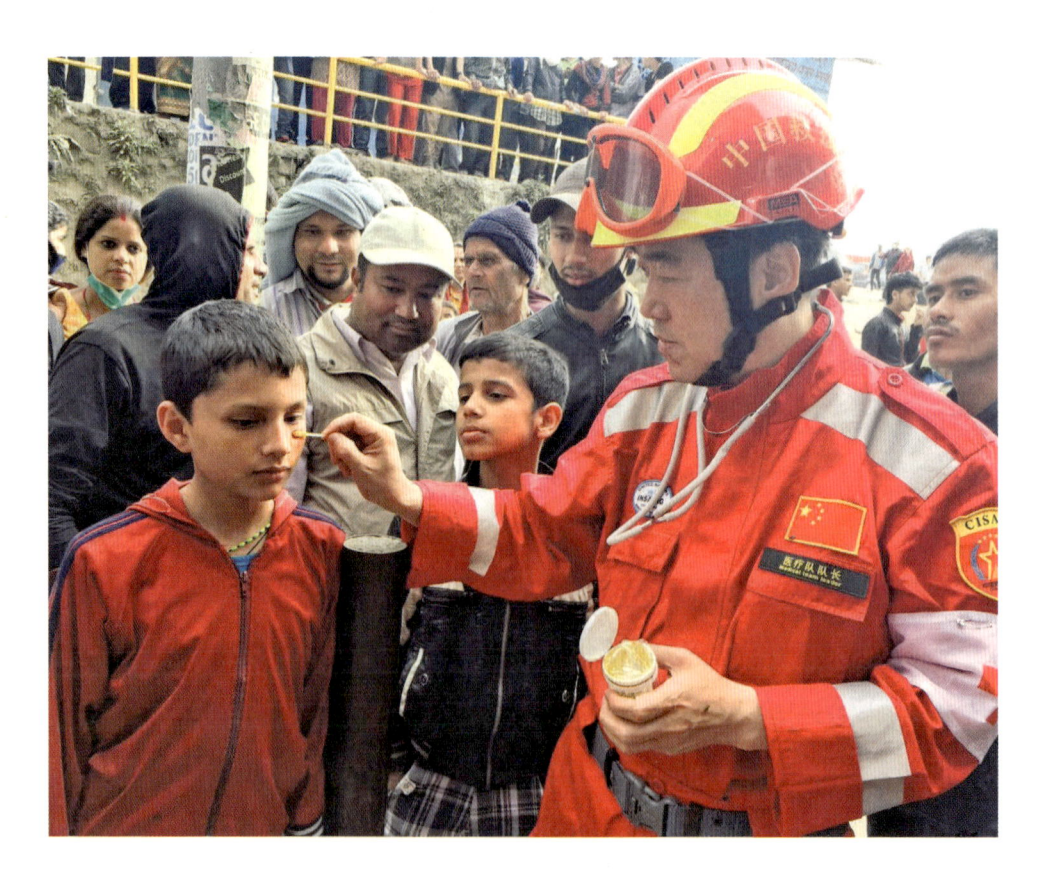

灾后心理干预的基本任务

(1) 灾前计划（预案）、培训、演练。

(2) 快速初步评估（灾害损失及心理需求）。

(3) 非专业人员提供的心理急救。

(4) 特殊护理（Specialized）。

(5) 心理干预人员培训。

(6) 人群健康教育。

(7) 信息沟通、传递。

(8) 跨部门、机构合作。

(9) 社区组织、社会参与和促进自力更生。

(10) 相关信息、指标的记录、跟踪系统。

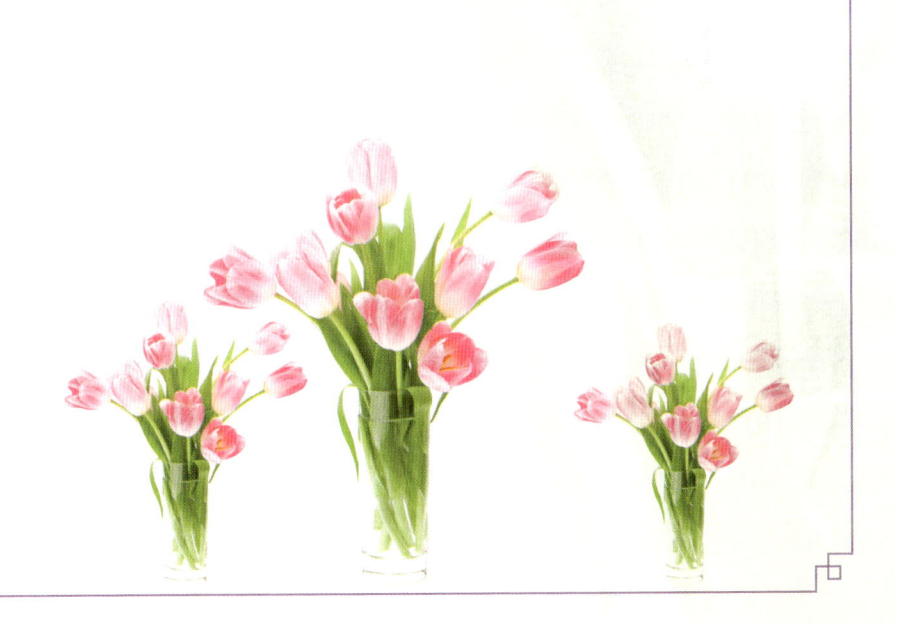

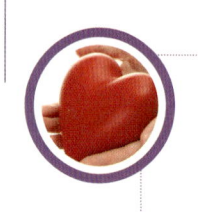

灾后心理干预的实施

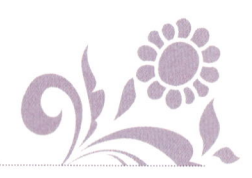

参加灾后心理干预的队伍有哪些

我国灾后心理干预队伍发展现状

我国灾后心理干预方面尚未建立专门的组织系统。主要的灾后心理干预组织形式包括卫计委、减灾委、红十字会、民政部门等相关政府部门派出的心理干预队伍或高校、科研机构等成立的临时心理干预队伍。各类心理干预队伍接受救援总指挥部门的统一领导，开展心理干预服务活动。从事灾后心理干预的主体由医院的精神科、心理科医生，高校、研究所的心理咨询与研究人员以及社会上的心理咨询机构与个人。具有代表性的灾后心理干预队伍如下：

湖北省卫计委与湖北省红十字会共同成立了湖北省突发公共事件社会心理援助队伍。该援助队伍是依托于突发公共卫生事件成立的应急指挥体系，下设指挥协调中心、日常办公机构和救援队。其中，援助队由湖北省人民医院精神卫生中心专家组、省红十字会心理救援志愿者和武汉辖区精神卫生专业机构医技人员以及高校、科研院所等机构的心理学专业人员组成。援助队主要包括心理援助专家组、心理危机援助志愿者队伍和卫生应急心理干预援助队。遇有重大突发公共事件以及跨市州和超出事发地市州政府处置能力的突发公共事件的社会心理援助应急事件时，由协调中心建立统一指挥，启动援助应急响应。援助队的相关专家对突发公共事件造成的人员心理危机进行监测、评估和预警，并制订心理干涉预案和培训演练方案，设立心理救援热线电话，组建和部署心理援助队进驻到受灾地方的心理卫生服务站（点），以及学校、医疗点等重要场所，为受灾群众和救援人员提供心理援助服务；协助、协调和指导民政、教育等其他部门和工会、共青团、妇联等群团组建心理援助队伍和志愿者队伍，共同开展卫生应急心理救援工作。同时，协调和指导宣传部门、公共媒体及时发布正确信息，阻止谣言散布，宣传自我调节心灵创伤的心理知识和方法，帮助受灾群众树立信心、消除心理障碍。

无锡市组建了"市红十字心理援助中心"，该中心是由无锡市红十字会、市卫生局、市医管中心批准成立的公益服务机构，由无锡市精神卫生中心承办。主要向社会提供五方面服务：一是开通24小时心理咨询热线88000999、12320，为市民提供

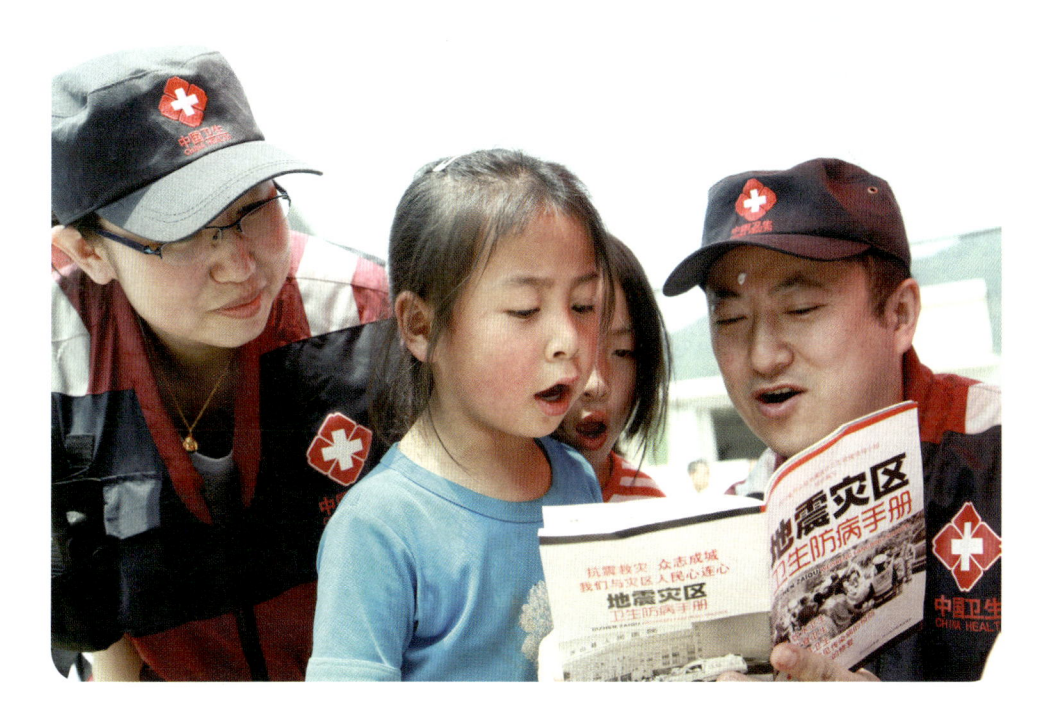

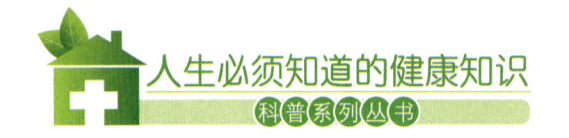

健康心理咨询、心理问题解答、就诊导医服务；二是提供专业心理咨询和心理治疗门诊服务，依托资深临床心理学家和精神医学专家组成的"王国强心理咨询工作室"，开展心理评估、心理测量，进行各类心理问题和心理障碍的筛查、诊断，并提供专业的心理治疗；三是成立心理应急救援服务队，由市精神卫生中心抽调专业医疗骨干组成，在突发事件和灾害发生时，迅速赶赴现场，对遭遇严重精神创伤的重点人群，提供专业心理应急救援服务，帮助需要心理救援的人群提高应对危机的能力，最大限度地减少心理创伤伤害，促进其早日恢复心理健康；四是提供心理健康教育与心理健康促进服务。依托无锡市市民心理健康学校，以及由资深心理医师、教学工作者、市心理学会专家组成的心理健康讲师团，深入学校、企事业单位、社区等，进行心理健康知识的普及教育，开展公益性心理健康促进活动；五是成立无锡市心理援助志愿者服务队，走进养老院、社区、学校、企事业单位等地，开展"献爱心"心理志愿者服务，为有需求的市民进行心理危机干预和疏导，为构建和谐社会做出贡献。

"5·12"汶川地震后，北川县首个心理卫生援助中心在北川县成立，作为全国唯一一个县级心理卫生服务机构，属正科级全额拨款的事业单位，挂靠于北川卫生局。该心理卫生服务中心在北川各乡镇和板房区都设立有服务点，主要负责整合心理援助资源，为全县干部、群众和特殊群体提供心理咨询、进行心理干预等心理援助服务。

除此之外，近年来一些民间心理干预组织也广泛参与到灾后心理干预工作中来。壹基金在"5·12"汶川地震后成立的"三江儿童之家"，针对灾后儿童心理危机提供长期心理干预服务。青岛啤酒"重塑激情 成就梦想"心理援助项目，把企业的善举、社会的关爱以及志愿者的奉献在五年的时间里化作一场跨越千山万水的爱心接力，从青岛到北川，成为灾后长期心理援助的典范。中国扶贫基金会·耐克"加油——在运动中成长"社会心理项目深入汶川地震灾区，分别在绵阳、平武、江油、都江堰、德阳、甘肃省文县等120所中小学开展心理援助，使灾区10万名孩子从中受益。

如何组建灾后心理干预队伍

心理危机干预队伍的组建应当以受灾当地的精神卫生机构的精神科医生为主，精神科护士、心理咨询师、社会工作者为辅。组成心理危机干预队进行紧急培训后，可即刻投入抗震救灾的心理危机干预工作。

没有精神专科机构的地区应及时向卫生行政部门请求援助。非灾区的其他精神卫生专科机构应该积极组织后备医疗队，及时培训，随时准备支援灾区的急性期心理救援和恢复期的心理健康重建工作。心理危机干预医疗队应该在卫生行政部门的指挥下，服从统一的指挥，承担相应的职责。

心理危机干预医疗队应该配队长一名，队员根据灾情配置，例如儿童精神科医生或老年精神科医生。有灾难危机干预经验的成员优先入选。有条件的单位建议指派一名联络员，负责团队后勤保障和与各方面的联系。医疗队至少两人，尽量避免单人行动。

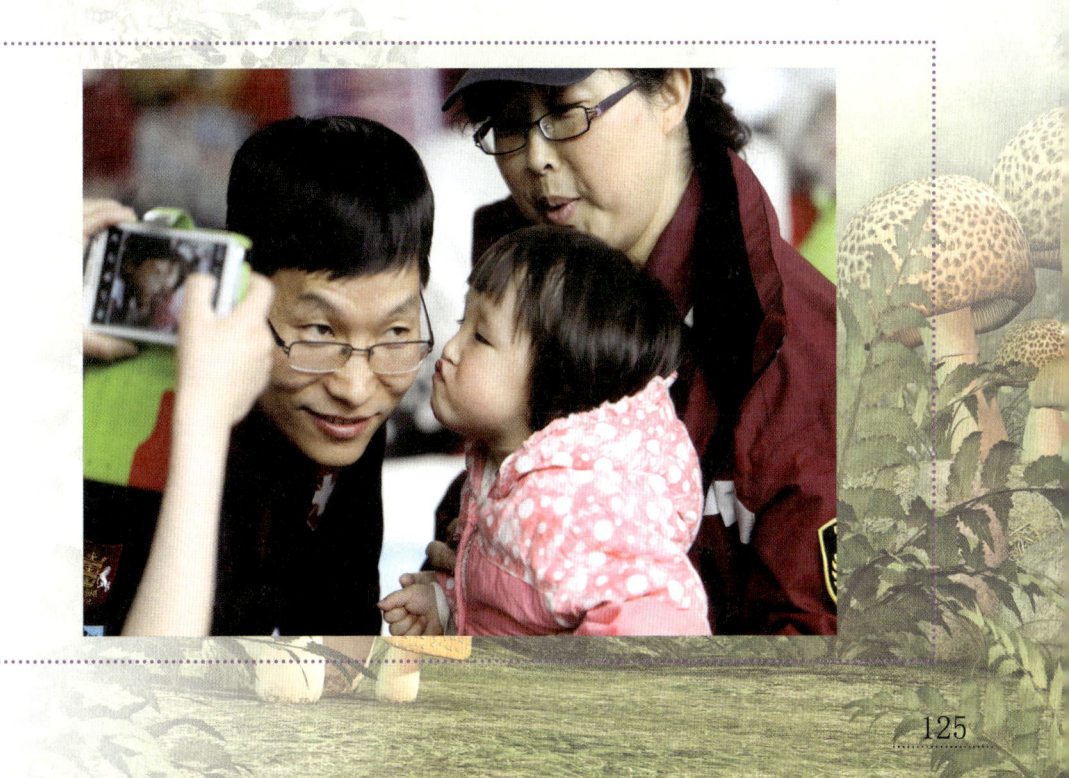

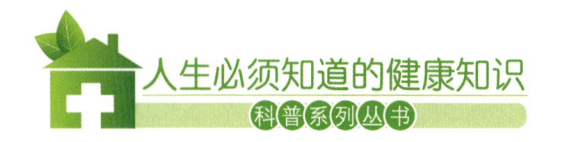

灾后心理干预行动如何响应

灾后心理干预有哪些政策、法规和预案

2002年，国务院颁布《中国精神卫生工作规划（2002年—2010年）》明确规定："发生灾难后，当地应进行精神卫生干预，并展开受灾人群心理应急救援工作。"2004年，《关于进一步加强精神卫生工作的指导意见》明确提出"积极开展重大灾难后受灾人群的心理干预和心理应急救援工作，评估受灾人群的精神卫生需求，确定灾后心理卫生干预的重点人群，提供电话咨询、门诊治疗等危机干预服务"，为我国灾后心理危机的干预工作提出了明确的目标和要求。正在制定的《中国精神卫生工作规划（2011年—2020年）》提出，将灾难心理援助纳入各级政府灾难和突发公共事件应急救援体系，制定灾难心理援助预案，到2015年，重大灾害（事件）后60%的受灾人群能够获得心理援助，到2020年达到70%。2013年5月1日，《中华人民共和国精神卫生法》正式颁布实施，标志着我国精神卫生工作从此进入法制化管理时代。此法的颁布也为灾后心理援助的组织实施提供了明确的法律依据，规定将心理援助纳入各级政府突发事件应急预案，各级政府履行统一领导职责，组织开展心理援助工作。

灾后心理干预如何科学组织

（1）如果有些医院伤员及家属过于集中，会给救援工作和善后处理带来一些隐患，建议尽量将其分散救治。

（2）对于死者家属的安置要尽可能分散，持续有人陪伴，提供支持帮助；防止他们在一起出现不良情绪爆发，影响善后处理。

（3）对死伤者及其家属的信息通报要公开、透明、真实、及时，以免引起激动情绪，给救援工作带来继发性困难。

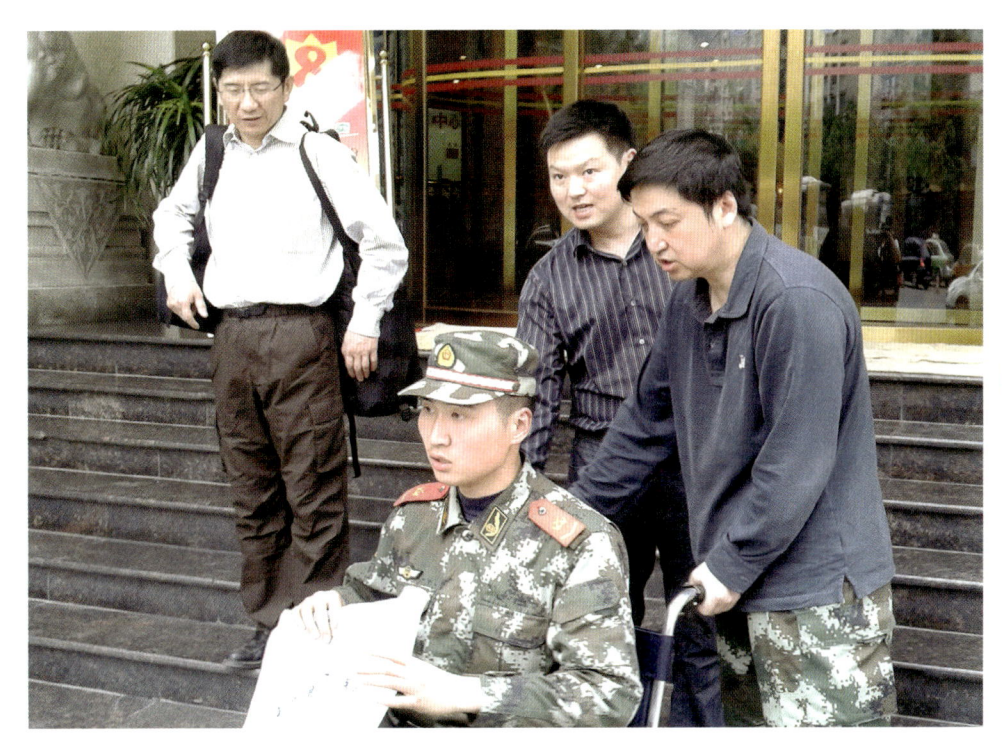

（4）在对伤员及家属进行心理救援的同时，政府相关部门要对参与救援人员的心理应激加以重视，组织他们参加由专业人员提供的集体心理辅导。

（5）动员社会力量参与，利用媒体资源向受灾民众宣传心理应激和精神健康知识，宣传应对灾难的有效方法，动员当地政府人员、援救人员、医务人员、社区工作者或志愿者接受工作组的培训，让他们参与心理援助活动。

（6）定期召开信息发布会，让公众了解救援工作的进展情况及已做的工作。注意发布前把必须传达的信息整理好，回答记者的问题要尽可能精确和完整，尽可能保证属实。如果没有信息或信息不可靠，要如实回答，积极主动，引导舆论导向。

（7）积极和指挥部沟通，进一步协调各部门关系，保证心理危机干预工作的顺利进行。心理危机干预中发现的问题和建议应及时向有关部门汇报，以取得重视并被采纳，争取强有力的措施落实。

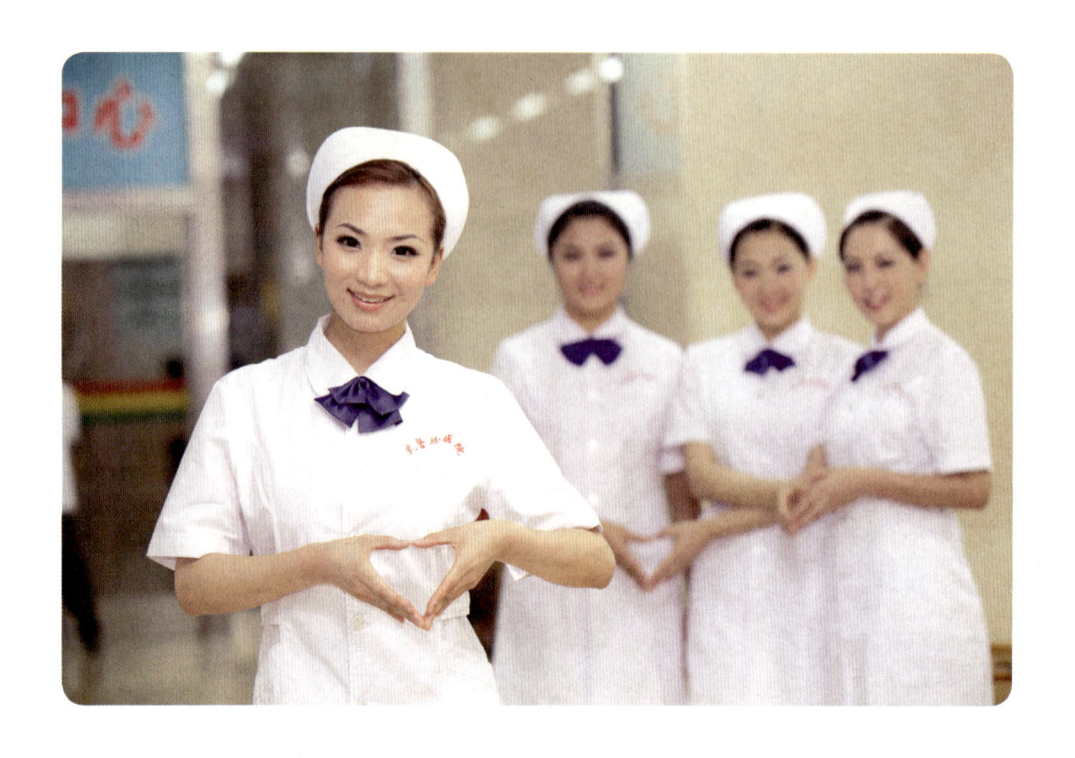

灾后心理干预工作流程

（1）联系救援指挥部、各家医院，确定灾后伤员住院分布情况，以及进入现场救援的医护人员情况。

（2）拟定心理危机干预培训内容、宣传手册、心理危机评估工具，并紧急印刷。

（3）召集人员及时开展技术培训，统一思想，心理危机干预技术、流程、评估方法等技术路线都应该统一。

（4）如需要，紧急调用当地精神卫生机构的人员和设备。

（5）分组到各家医院、社区和需要的地方，按计划对不同人群进行访谈，发放心理危机干预宣传资料。

（6）使用评估工具，对访谈人员逐个进行心理筛查，评估重点人群。

(7)根据评估结果,对心理应激反应较重的人员当场进行初步心理干预。

(8)访谈结束后,将访谈结果向当地负责人进行汇报,提出对高危人群的指导性意见。特别要交代灾区工作人员在照顾高危人群时的注意事项,包括简单的沟通技巧以及工作人员自身的心理保健技术。

(9)对每一个筛选出有急性心理应激反应的人员进行随访,强化心理干预和必要的心理治疗,治疗结束后再次进行心理评估。

(10)对救灾工作的组织者、社区干部、救援人员进行集体讲座、个体辅导、集体晤谈等干预处理。现场救援人员经常会出现应激反应:灾难场景的闪回、情绪不稳定、焦虑、食欲差、失眠、工作效率下降等。

(11)及时总结当天工作,最好每天晚上召开碰头会,对工作方案进行调整,计划次日的工作,同时进行团队内的相互支持,最好有督导。

(12)全部工作结束后,及时总结并汇报给有关部门,全队最好接受一次督导。

灾后心理干预的阶段划分和任务部署

重大灾难如洪水、地震。灾后重建分为三个阶段:①1个星期至一个月内,主要工作是生命安全的维护,包括生命救援、临时安置、危机处理以及需求评估等;②1个月到半年时间,主要的工作目标是安置服务、情绪安抚、赈灾措施、资源协调等;③半年到3年或更长的时间,主要工作目标是生活重建、关怀弱势、心理重建等。

第一个阶段,也称为心理急救阶

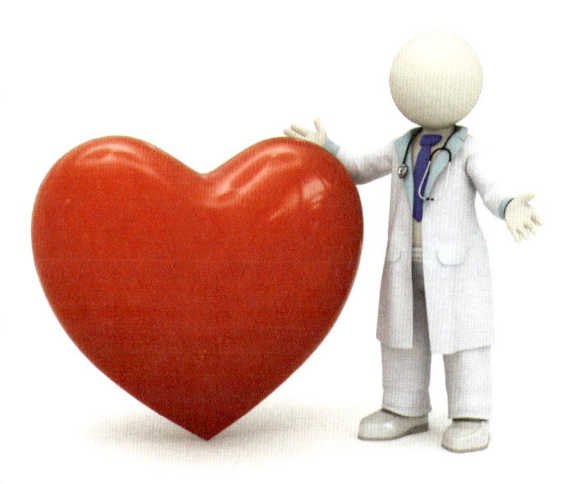

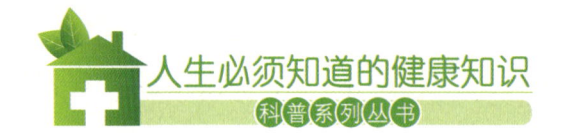

段，此时心理援助者、社会工作者，也包括其他援助人员，如行政人员、医生、志愿者等，都要以维护受灾群众的生命安全为第一工作目标。在此阶段，心理援助者、社会工作者的工作方法、工作对象是一致的，陪伴以及协助衣食住行的生活安置更是心理帮助的重要方法。

第二个阶段，心理援助工作者多是临时性、短暂性组成心理援助队进入灾区，在安置点参与诸多社会工作服务，以此与受灾群众建立良好的关系，取得信任，同时运用特定的心理专业方法为愿意接受帮助的人提供心理援助。并且也主动在灾区开展多样性心理工作，如心理教育、哀伤辅导等。同时着手建立相对稳定的心理援助机构，主动了解受灾群众需求，探寻有效的心理援助方法。

第三个阶段，心理援助工作者在灾区逐步建立了稳定的心理援助机构，有固定的工作人员。但仍然关注灾区民生，理解灾区群众整体生存、生态环境的状况，在一定范围内帮助所在社区进行生活重建和社区重建。更着手于向灾区群众进行心理重建的宣传，有针对性地对丧亲者、致残者、经济严重困难者等提供系统的心理帮助，对日益显现的严重心理创伤者提供直接的心理干预。

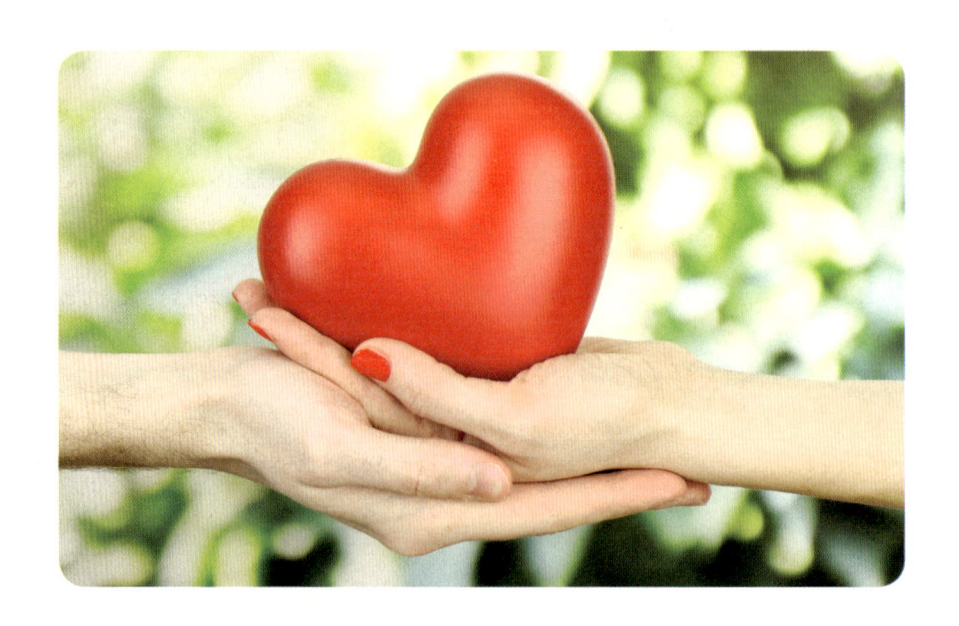

灾后心理干预的主要措施、步骤和方法

（1）评估、干预、教育、宣传相结合，提供灾难心理救援服务。

（2）尽量进行灾难社会心理监测和预报，为救援组织者提供处理紧急群体心理事件的预警及解决方法。

（3）促进形成灾后社区心理社会干预支持网络。

灾后心理干预应采取什么技术

2008年"5·12"汶川地震后，卫生部组织相关专家，紧急拟定了灾后心理干预的一系列指导原则和技术要点，对于灾后心理危机干预的适宜技术，推荐使用ABC法，具体如下：

A. 心理急救，稳定情绪。

B. 行为调整，放松训练，晤谈技术（CISD）。

C. 认知调整，晤谈技术（CISD），眼动脱敏信息再加工技术（EMDR）。

实施步骤：

（1）首先要取得受灾人员的信任，建立良好的沟通关系。

（2）提供疏泄机会，鼓励他们把自己的内心情感表达出来。

（3）对访谈者提供心理危机及危机干预知识的宣教、解释心理危机的发展过程，使他们理解目前的处境，理解他人的感情，建立自信，提高对生理和心理应激的应付能力。

（4）根据不同个体对事件的反应，采取不同的心理干预方法，如积极处理急性应激反应，开展心理疏导、支持性心理治疗、认知矫正、放松训练、晤谈技术（CISD）等，以改善焦虑、抑郁和恐惧情绪，减少过激行为的发生，必要时适当应用镇静药物。

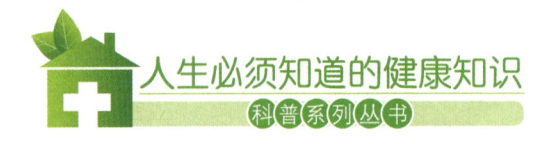

(5)除常规应用以上技术进行心理干预外,引入规范的程式化心理干预方法——眼动脱敏信息再加工技术(EMDR)。

(6)调动和发挥社会支持系统(如家庭、社区等)的作用,鼓励受灾人员多与家人、亲友、同事接触和联系,减少孤独感和隔离感。

灾后心理干预的技术要点

1. 心理急救

(1)接触和参与:目标为倾听与理解。应答幸存者,或者以非强迫性的、富于同情心的、助人的方式开始与幸存者接触。

(2)安全确认:目标为增进幸存者当前的和今后的安全感,帮助放松情绪,增加自我安全感的确定。

(3)稳定情绪:目标为使在情绪上被压垮的幸存者得到心理平静、恢复情绪反应。可以使用愤怒处理技术、哀伤干预技术。

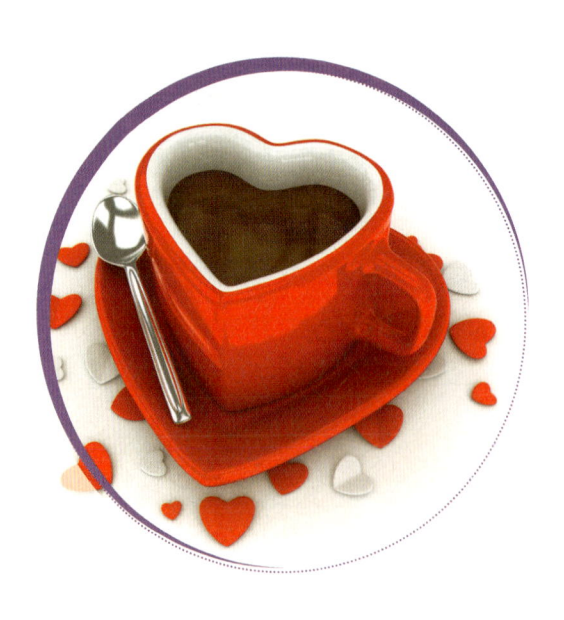

(4)释疑解惑:目标为识别出立即需要给予关切和解释的问题,立即给予可能的解释和确认。

(5)实际协助:目标为给幸存者提供实际的帮助,比如询问目前实际生活中还有什么困难,协助幸存者调整和接受因地震改变了的生活环境及状态,以处理现实的需要和关切。

(6)联系支持:目标为帮助幸存者与主要的支持者或其他的支持来

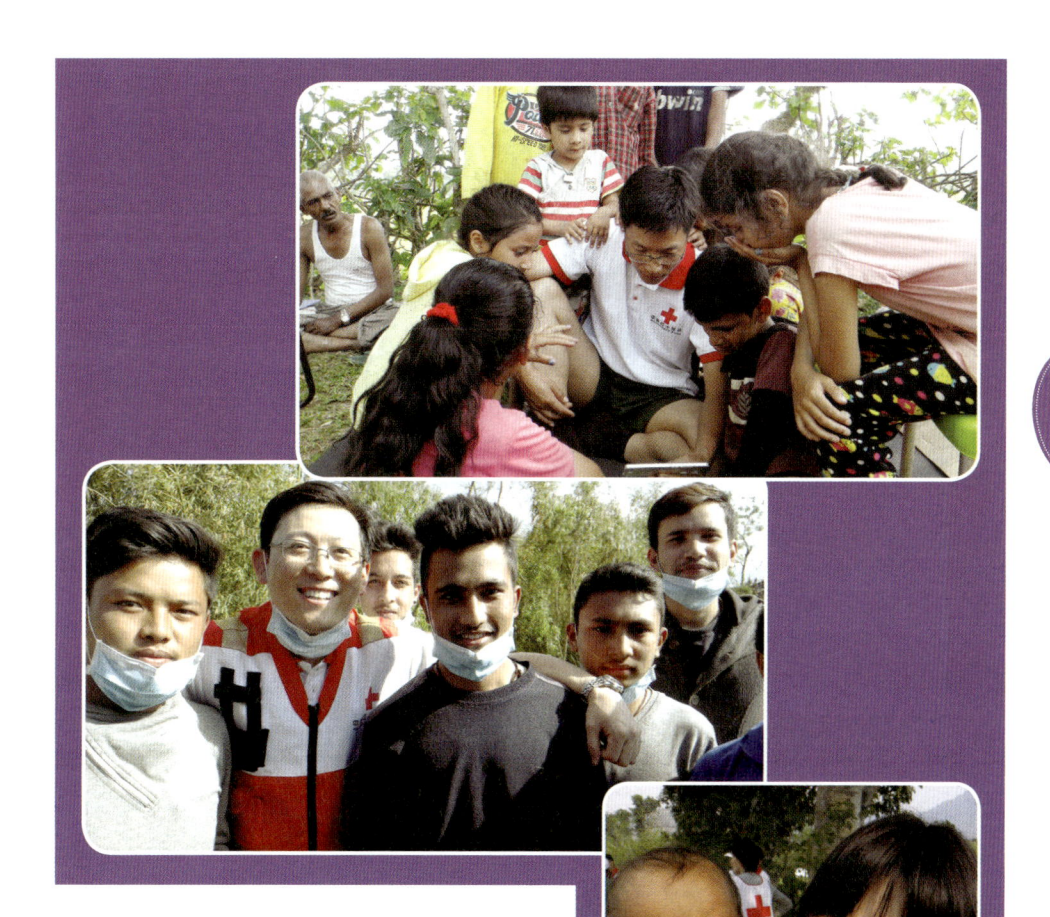

灾害救援医学(下) 让灾害不再成为灾难

灾后心理疾病的防治

源，包括家庭成员、朋友、社区的帮助资源等，建立短暂的或长期的联系。

（7）提供信息：目标为向幸存者提供关于应激反应的信息，正确应付应激反应、减少苦恼和促进社会恢复的信息。

（8）联系其他服务部门：目标为帮助幸存者联系目前需要的或者即将需要的可得到的服务。

133

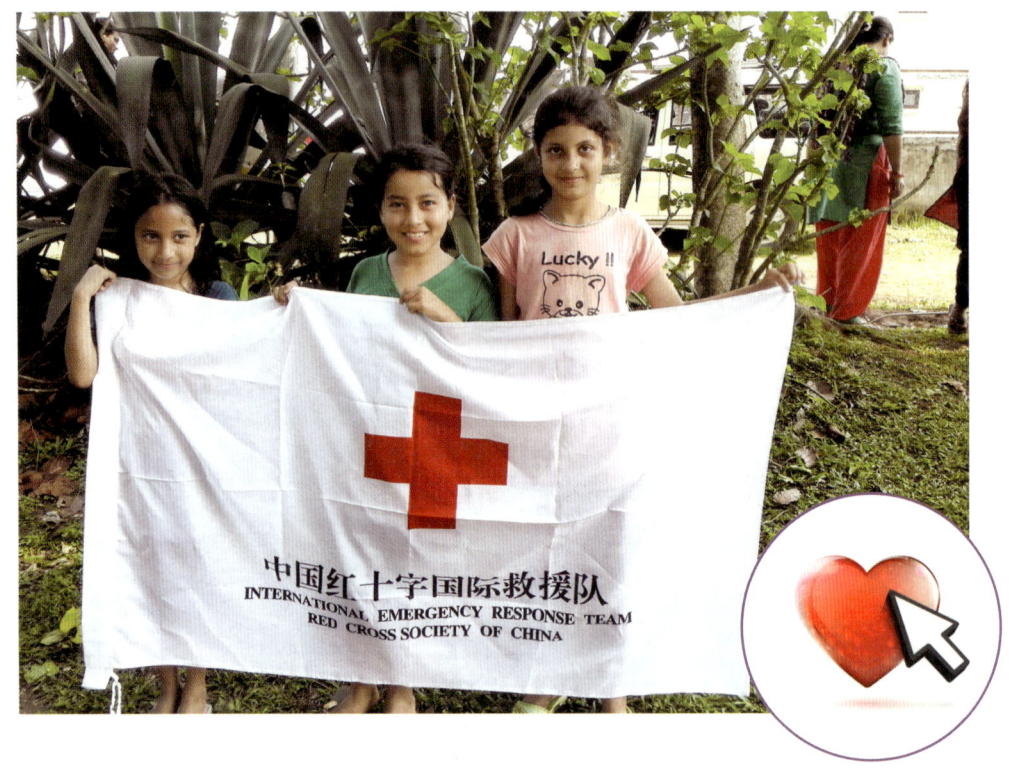

2. 心理晤谈

为一种通过系统的交谈来减轻压力的方法，可个别或者集体进行，自愿参加。对于住院的轻伤员，或医护人员、救援人员，可以按不同的人群分组进行集体晤谈。

心理晤谈的目标：公开讨论内心感受；支持和安慰；资源动员；帮助当事人在心理上（认知上和感情上）消化创伤体验。

急性期集体晤谈时限：灾难发生后24~48小时是理想的帮助时间，6周后效果甚微，以重建为目的的晤谈可以在恢复期进行。

正规的急性期集体晤谈，通常由受过训练的精神卫生专业人员指导，于事件发生后24~48小时实施。指导者必须对小组帮助或小组治疗这种方式有广泛的了解，同时对应激反应综合征有广泛了解。在灾难事件发生后24小时内不需要进行集体晤谈。理论上灾难事件中涉及的所有人员都应该参加集体晤谈。

晤谈过程：正规分为6期，非常场合操作时可以把第二期、第三期、第四期合并进行。

第一期——介绍期：指导者进行自我介绍，介绍集体晤谈的规则，仔细解释保密问题。

第二期——事实期：请参加者描述灾害事件发生过程中他们自己及事件本身的一些实际情况；询问参加者在这些严重事件过程中的所在、所闻、所见、所嗅和所为；每一参加者都必须发言，然后参加者会感到整个事件由此而真相大白。

第三期——感受期：询问有关感受的问题，如事件发生时您有何感受？您目前有何感受？以前您有过类似感受吗？

第四期——症状描述期：请参加者描述自己的应激反应综合征症状，如失眠、食欲不振、脑子不停地闪出事件的影子，注意力不集中，记忆力下降，决策和解决问题的能力减退，易发脾气，易受惊吓等；询问灾害事件过程中参加者有何不寻常的体验，目前有何不寻常体验？事件发生后，生活有何改变？请参加者讨论其体验对家庭、工作和生活造成什么影响和改变？

第五期——辅导期：介绍正常的应激反应表现，提供准确的信息；讲解事件、应激反

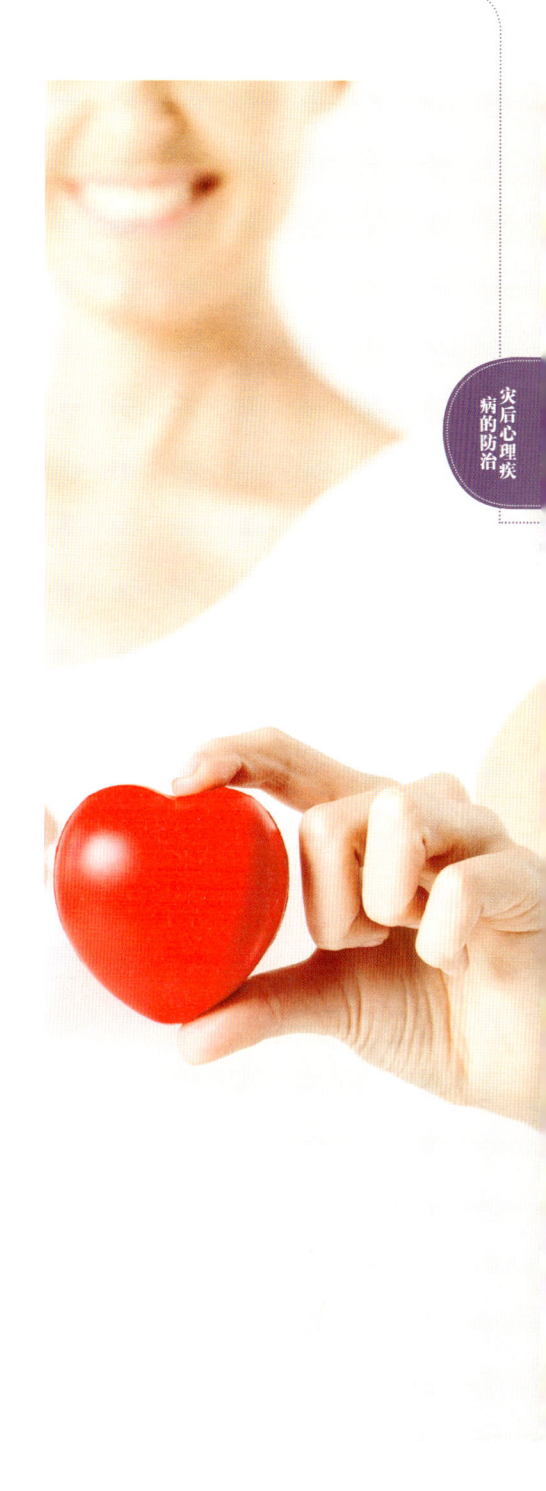

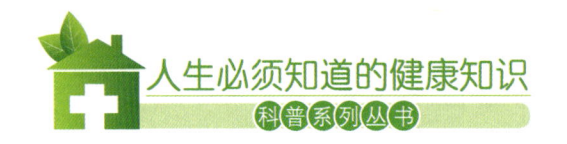

应模式；自我识别症状，将应激反应常态化，动员自身和团队资源互相支持，强调适应能力；讨论积极的适应与应付方式；提供有关进一步服务的信息；提醒可能出现的并存问题（如过度饮酒）；根据各自情况给出减轻应激的策略。

第六期——恢复期：拾遗收尾；总结晤谈过程；回答问题；提供保证；讨论行动计划；重申共同反应；强调小组成员的相互支持；可利用的资源；主持人总结。

整个过程需2小时左右完成。严重事件后数周或数月内进行随访。

晤谈注意事项：①处于抑郁状态的人或以消极方式看待晤谈的人，可能会给其他参加者添加负面影响；②鉴于晤谈与特定的文化性建议相一致，有时文化仪式可以替代晤谈；③对于急性悲伤的人，如家中亲人去世者，并不适宜参加集体晤谈，因为时机不好，如果参与晤谈，受到高度创伤者可能给同一会谈中的其他人带来更具灾难性的创伤；④WHO不支持只在受害者中单次实施晤谈；⑤受害者晤谈结束后，干预团队要组织队员进行团队晤谈，缓解干预人员的压力；⑥不要强迫叙述灾难细节。

3. 松弛技术

可以教所有被干预者学会一种放松技术，如呼吸放松、肌肉放松、想象放松。分离反应明显者不适合学习松弛技术（分离反应表现对过去的记忆、对身份的觉察、即刻的感觉乃至身体运动控制之间的正常的整合出现部分或完全丧失）。

心理干预队伍需要携带哪些装备

灾后心理干预队伍前往灾区实施心理干预，除了携带常规的个人防护装备和必备生活用品，还需携带如下装备，以确保心理干预工作快速、有效地实施：

1. 心理健康科普、宣传材料

灾后心理干预队伍到达灾区后，可设立咨询台，摆放展板，悬挂布标，发放心理健康知识手册、光盘、挂图等资料，宣传普及灾后心理健康教育知识，帮助受灾人群正确认识灾害,掌握必备的心理应对措施。

2. 志愿者培训材料

作为专业的心理干预队伍,一方面要进行心理干预,另一方面,可以通过培训志愿者,扩大灾后心理干预团队的力量,使更多有心理危机干预需要的受灾人群接受到及时、专业的心理干预服务。为配合培训课程设置,需提前完成教材编排,确定考核督导形式,确保更多志愿者能得到科学合理的培训。

3. 常用心理检测量表

灾后心理干预队伍抵达灾区后,面对大量受灾人群,需要通过简单的分类标准,确定干预对象的数量,从而制订干预计划。另外,实施干预后,需要对干预的效果进行专业评估,以适时调整、完善干预计划。一些常用的灾后心理检测量表有:①K6量表:用于快速筛检心理问题,不作为特殊心理疾病的诊断依据;②焦虑量表(GAD-7):适用于过去30天焦虑症状的筛检;③抑郁量表(CES-D):适用于过去一周抑郁症状的筛检;④创伤后应激障碍检查量表(PCL-C):适用于受灾一个月后,创伤后应激障碍的筛检。

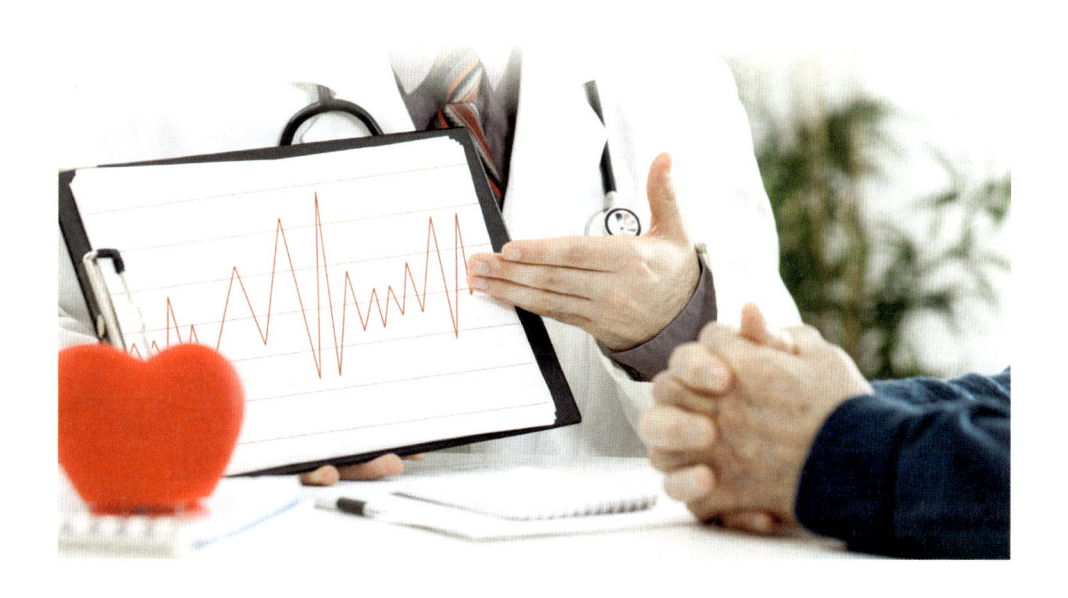

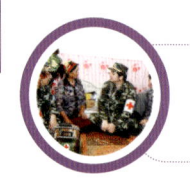

避险和自救

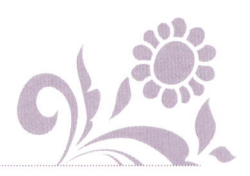

人类是在灾难中生存和发展起来的，灾难是对人们心理素质的考验。面对灾害，我们应该学会心理自助与他助，重建心理家园。

哪些心理自救方法比较管用

不是所有人都能及时获得心理咨询师或治疗师的救助，在此情况下，灾民可以学习一些心理自助方法，以帮助家人、朋友和自己快速走出心理危机。

灾难发生后，面对巨大的冲击，尽快恢复日常的生活状态非常重要。以下就是一些简便的方法：

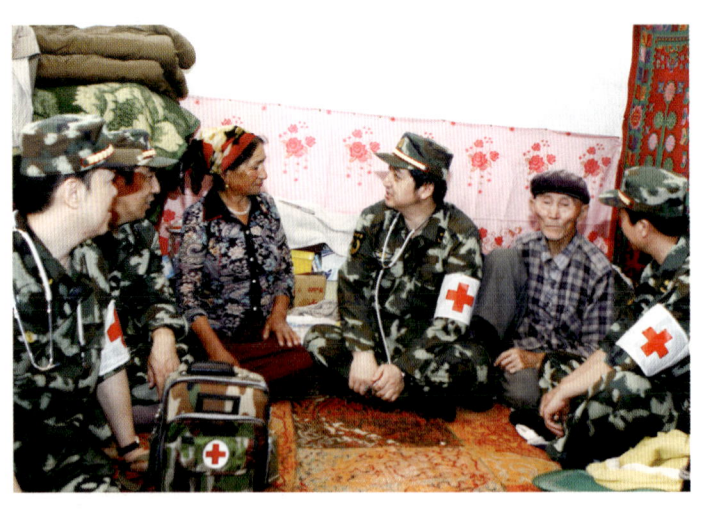

（1）保证睡眠与休息，如果睡不好，可以做一些放松和锻炼的活动。

（2）保证基本饮食，食物和营养是我们战胜疾病创伤和康复的保证。

（3）与家人和朋

友聚在一起，有任何需要都一定要向亲友及相关人员表达。

（4）不要隐藏感觉，试着把情绪说出来，并且让家人和朋友一同分担悲痛。

（5）不要因为不好意思或忌讳而逃避和别人谈论自己的痛苦，要让别人有机会了解自己。

（6）不要阻止亲友对伤痛的诉说，让他们说出自己的痛苦，这是帮助他们减轻痛苦的重要途径之一。

（7）不要勉强自己和他人去遗忘痛苦，伤痛会停留一段时间，是正常的现象，更好的方式是与我们的朋友和家人一起去分担痛苦。

作为志愿者，应该怎样帮助受灾人群走出心理危机

不是所有的人都能及时获得心理咨询师或治疗师的救助，在此情况下，作为陪伴者，我们可以学习一些与灾难幸存者交谈的技巧。

当灾难刚刚发生时，在努力去理解和感受灾难幸存者的基础上，要说：

- 对于你所经历的痛苦和危险，我感到很难过。
- 你现在安全了（如果这个人确实是安全的）。
- 这不是你的错。
- 你的反应是遇到不寻常的事件时的正常反应。
- 你有这样的感觉是很正常的，这是每个有类似经历的人都可能会有的反应。
- 看到、听到、感受到、闻到这些一定很令人难过、痛苦。

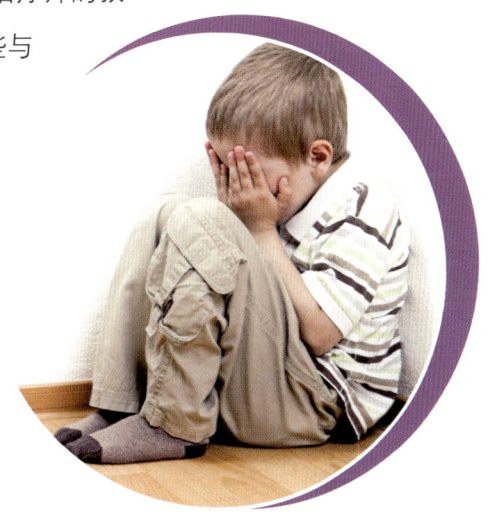

- 你现在的反应是正常的,你不是发疯了。
- 事情不会总是这样的,它会好起来的,而你也会好起来的。
- 你现在不应该去克制自己的情感,哭泣、愤怒、憎恨、想报复等都可以,你要表达出来。

不要说:
- 我知道你的感觉是什么。
- 你能活下来就是幸运的了。
- 你能抢出些东西算是幸运的了。
- 你是幸运的,你还有别的孩子、亲属,等等。
- 你还年轻,能够继续你的生活、能够再找到另一个人。
- 你爱的人在死的时候并没有受太多痛苦。
- 她(他)现在去了一个更好的地方,更快乐了。
- 在悲剧之外会有好事发生的。
- 你会走出来的。
- 不会有事的,所有的事都不会有问题的。
- 你不应该有这种感觉。
- 时间会治疗一切创伤。
- 你应该将你的生活继续过下去。

灾后如何对住院伤员进行心理辅导

1. 认真倾听

避开治疗的时间,在相对安静的医护人员休息区域,让伤员充分放松地表达出灾后的内心感觉,借着目光的注视与恰当的姿势或动作,表达出我们愿意接纳他们,专心倾听他们说话,暂时放下手头的其他事情,尽可能不要被其他事情打断,耐

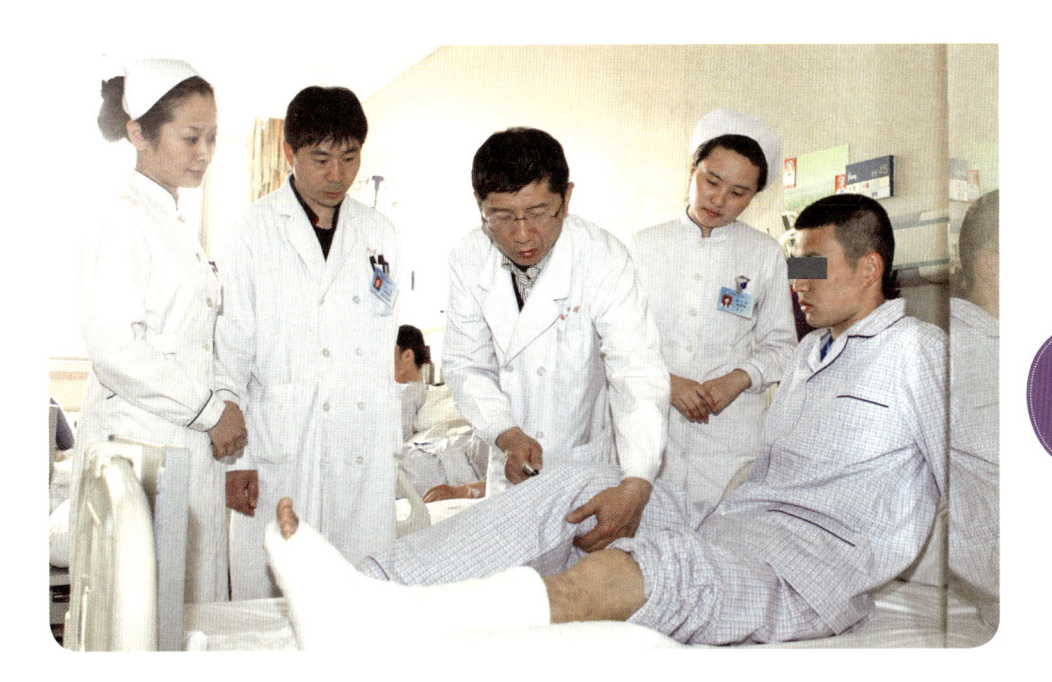

心地给他们足够的时间倾诉，尽量不打断他们的话，让他们体会到辅导者的全身心接纳，适当询问他们一些简短的问题，注意对方言语和非语言信息，尽情释放他们沉重的内心世界负担。

2. 亲切陪伴

责任护士和心理疏导护士每天陪伴在伤员床边，倾听每位伤员的叙述，理解并同情每一个当事人的恐惧心理。遇到极度悲伤的人，比如正在痛哭的伤员，不要阻止他的痛哭，而是陪伴在旁边，哪怕不说一句话，只是默默地搀扶着他或紧紧地拉着他的手，适时地递给他纸巾，都是很好的支持。而不是说"不要哭了"或"你是勇敢的孩子"之类的话，要让他把心中痛苦的情绪尽情地释放出来。这种极度的情绪释放对平复伤员的情绪帮助很大。

3. 淡化转移

伤员有时会因悲痛、无助，转而抱怨、气愤，甚至责怪医务人员，这是很正常的反应，尽量不要激动或生气，心情激动也容易让自己误会对方的意思。尊重且接受

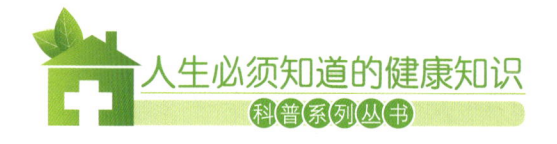

伤员的情绪波动，并给予支持，陪伴他们一起解决问题，建立良好的医患、护患关系，帮助他们分清问题的轻重缓急，协助他们设定可以帮助恢复正常生活的具体目标，而且想出立即可以做到的行动步骤，当他们实际采取行动解决困难时，立即给予鼓励与肯定。

心理干预人员如何自我防护

　　一些心理援助者由于对自我能力的高估、具有某种相应情结以及缺乏专业督导的支持，往往感到资源枯竭，产生了替代性创伤，使得有一部分抱着助人目的而来的救助者，结果自己成为需要救助的对象。因此，在心理援助的干预程度上，援助者不可将救援工作理想化，要调整援助的心理预期，接受成功率低、病情迁延的现实，保证必要的休息，进行自我调节及团队行动，避免同感创伤。同时，督导机制的建立和运行是必不可少的。援助者如发现自身情绪失调，应及时做好自我调节，避免与被助者情绪互染，必要时停止心理援助工作，向心理督导求助。通过督导的监控作用，不仅可以增强心理援助者自身的心理免疫力和面对特别事件的心理应激承受能力，还能在督导机制中得到相互支持，了解自己的体能和精神极限，懂得自我保护。要避免

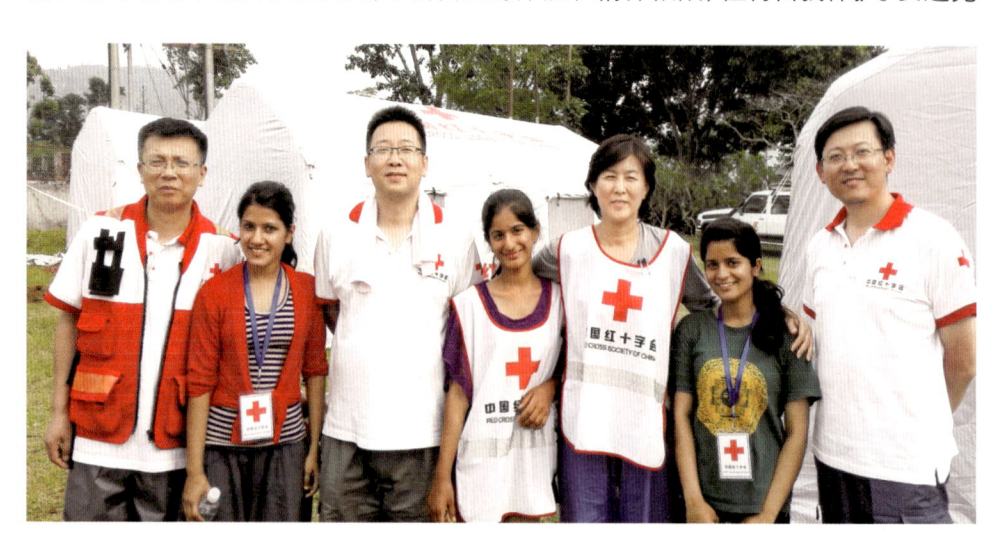

援助不当造成的替代创伤,在援助之前援助者要接受必要的培训,在援助过程中要有督导(专家的或同辈的)支持,才能有助于更加科学地开展救援工作,助人自助。

心理干预人员自我防护要点:

(1) 专业培训,避免误区。

(2) 注意休息,防止过度劳累。

(3) 协同作战,及时沟通。

对于孩子来说,家是最好的避风港;而对于救援者来说,团队则是力量的源泉。无论对于哪种救援团队(武警官兵、医疗救护、心理援助),如果团队内部能有定期的分享、讨论制度,对于缓解救援者的心理压力都是非常有帮助的。

灾难后如何帮助孩子们

突发灾害中,不少儿童遭受了严重的身心创伤。除了需要应对外伤、饥饿、寒冷等他们不熟悉的情况,儿童同样会经历心理上的创伤。由于儿童比成人更为脆弱,因此此时更需要关注儿童的反应,及时地保护儿童。

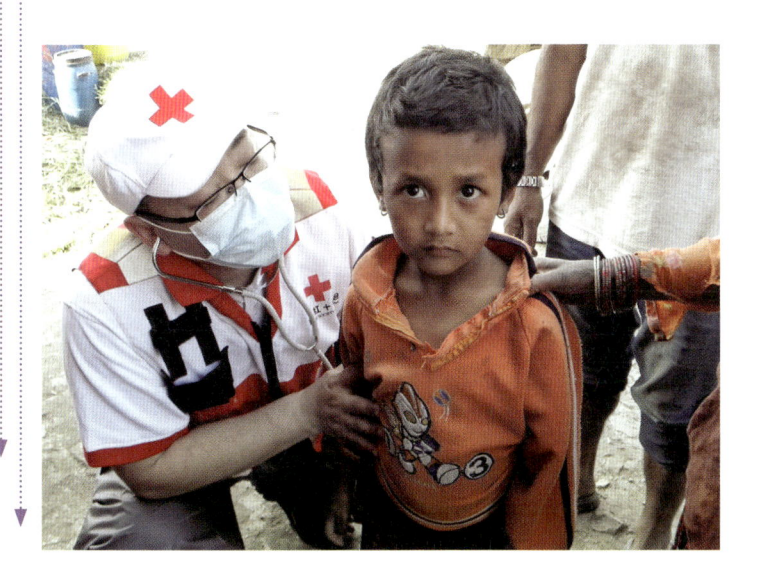

首先,需要留意孩子的如下反应:①情绪反应:感到恐惧、害怕,有的会哭泣,有紧张、担忧、迷茫、无助的表情;有的逃生出来的孩子会因为同学老师的伤亡产生自责;警觉性增高,如

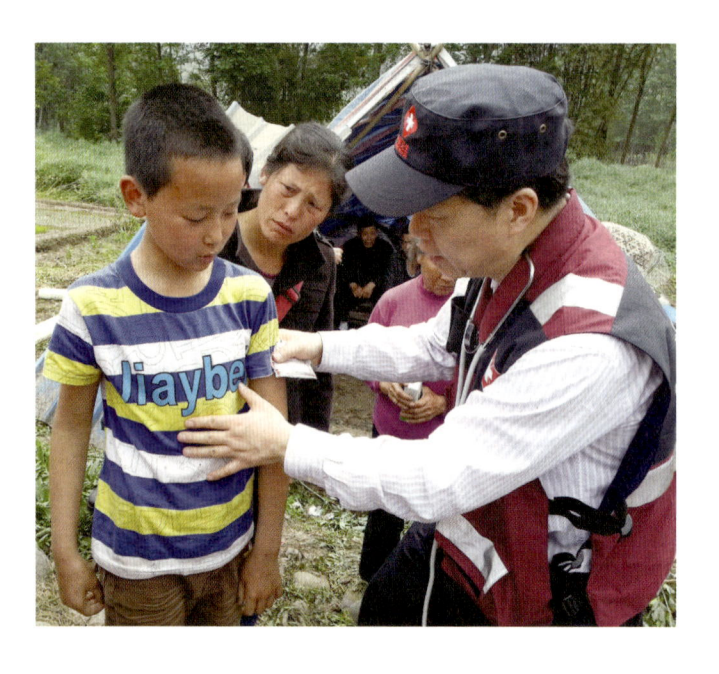

难以入睡、浅睡多梦易惊醒；头痛、头晕、腹痛、腹泻、哮喘、荨麻疹等，这可能是紧张焦虑的情绪对身体造成的伤害。②行为反应：发脾气、攻击行为；过于害怕离开父母或亲人，怕独处；有些长大的孩子好像又变小了，出现遗尿、吮手指、要求喂饭和帮助穿衣等幼稚行为；有些儿童会情绪烦躁、注意力不集中、容易与其他人发生矛盾等。

其次，需要额外关注以下可能在灾害中更容易受到心理伤害的儿童：在灾害中身体受伤的儿童；以往遭受过灾难或创伤事件的儿童；女童；患躯体疾病、残疾的儿童，包括智力障碍儿童；以前曾经有过情绪、行为问题的儿童；有精神疾病家族史的儿童。

再次，在保证儿童身体和环境安全、预防潜在危险方面，需要注意以下几个方面：①优先保证儿童身体安全，对于受伤儿童立即给予医疗救护；②优先给儿童提供清洁的饮用水、安全食品以及夜间保暖；③尽量把儿童安置在远离灾难现场和嘈杂混乱的场所，避免孩子走失或因环境拥挤不能入睡；④要指导孩子观看新闻报道，因为低年龄儿童可能会对电视画面中重现的镜头感到害怕和恐惧。鼓励孩子用力所能及的方式表达对灾区灾民的关爱，不鼓励孩子做力所不及的事情。

最后，在心理保护方面，需要注意以下几个方面：①促进表达：鼓励并倾听儿童说话，允许他们哭泣，尽量不对孩子唠叨，告诉孩子担心甚至害怕都是正常的，条件允许的情况下鼓励孩子玩游戏，不要强求儿童表现勇敢或镇静。②多做解释：不要批评那些出现幼稚行为的孩子，这些暂时出现的"长大又变小了的行为"，是儿童对突发灾难常见的心理反应。对孩子不理解不明白的事情要用他们能够理解的方式解释。同时要给予希望，向儿童承诺，灾难会过去，政府会安排大人来帮助我们。③灾情重大时，直接受影响的孩子多，要及时发现问题，积极请求精神科医生的帮助，必要时进行治疗，避免问题延续。④成年人应尽量不要在儿童面前表现出自己的过度恐惧、焦虑等情绪和行为，及时处理自己的压力和调整情绪。成年人稳定的情绪、坚强的信心、积极的生活态度会使儿童产生安全感。⑤如果儿童因为受灾引起的心理问题持续存在，应该及时到医院精神科或心理门诊就诊。

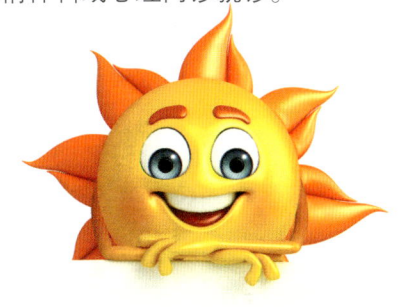

保护受灾儿童的简单口诀

先医疗，救生命；保温暖，供饮食；

睡好觉，防丢失；防疫病，手勤洗；

找玩具，讲故事；莫惊恐，多解释；

鼓信心，要重视；指导下，看电视；

心烦躁，情绪低；找医生，健心理。

（摘自中国疾控中心精神卫生中心、北京大学精神卫生研究所、全国联合抗震救灾心理救援专家组《心理自救互救宣传手册二：抗震救灾中儿童心理应激反应的预防与处理》）

145

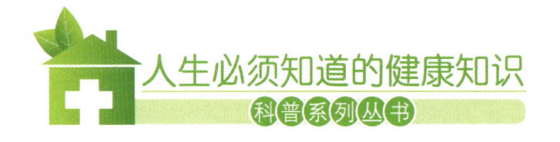

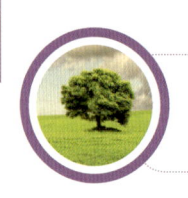

心理健康教育

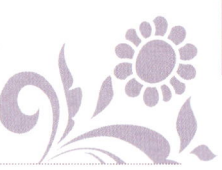

心理健康的标准

(1) 智力发展正常，且有比较强的学习动机、浓厚的学习兴趣、积极的学习情绪和一定的学习能力。它主要由注意力、观察力、记忆力、思维力和想象力组成。其中，思维力是智力的核心。智力发展正常是心理健康的重要标准。

(2) 了解自我并悦纳自我，自我意识发展良好：心理健康的人既能了解自己，又能接受自己，有自知之明，即对自己的能力、性格和优点都能做出比较恰当的、客观的评价；对自己不会提出苛刻的、非分的期望与要求；对自己的生活目标和理想也能切合实际，因而对自己也是满意的；同时努力发展自己的潜能，即使对自己无法补救的缺陷，也能安然处之。

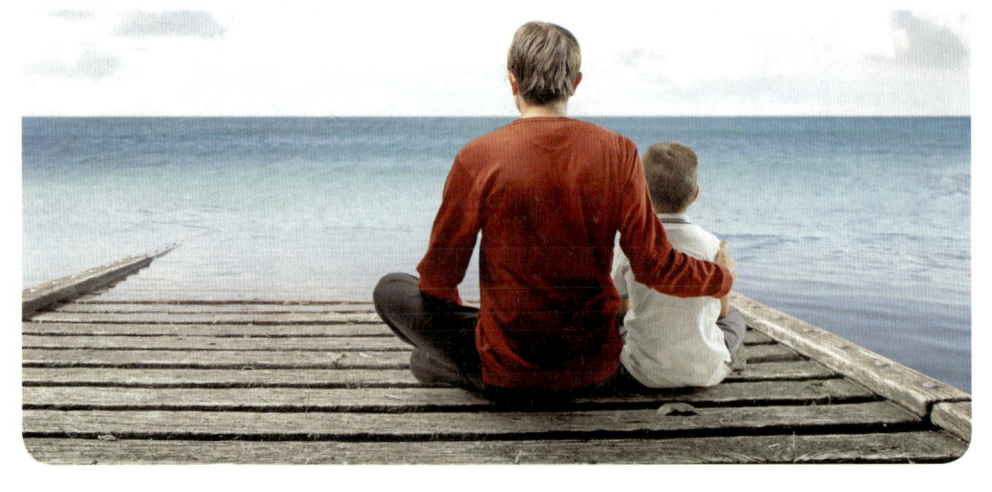

（3）具有一定的人际交往能力，人际关系协调和谐：人际关系是人们通过交往而建立起来的人与人之间心理上的关系，即人与人之间的心理适应。心理健康的人乐于与人交往，有正确的人际交往态度和有效的人际沟通技能，能用尊重、信任、友爱、宽容、理解的态度与人相处；不仅能接受自我，也能接受他人、悦纳他人，能认可别人存在的重要性和作用，同时也能为他人所理解，为他人和集体所接受，与集体融为一体。

（4）能控制和合理表达情绪，心境良好：心理健康的人愉快、乐观、开朗、满意等积极和肯定的情绪总是占优势，虽然有时也会有悲、有忧、有愁、有怒等消极和否定情绪，但一般不会持续长久；心理健康的人能适度地表达自己的情绪和通过恰当的方式宣泄自己的不良情绪，做到喜不狂、忧不绝、败不馁；具有自制力和自控能力，能够保持与周围环境的动态平衡。

（5）意志坚定自制，意志品质良好：意志是指人自觉地确定目标、支配行动、克服困难、实现预定目标的心理过程。一个人良好的心理品质主要表现为对自己的行为有一定的控制能力，总能认识自己行为的目的和意义，遇事有一定的决断能力，凡事能持之以恒，对冲动有克制能力，对紧急事件有良好的应变能力。

（6）人格完整、和谐、统一：心理健康的人，其人格结构包括气质、能力、性格、思想、信念、动机、兴趣、人生观等各方面平衡发展。人格作为人的整体的精神面貌能够完整、协调、和谐地表现出来；思考问题的方式适中和合理，待人接物能采取恰当灵活的态度，对外界刺激不会有偏颇的情绪和行为反应；能够与社会的步调合拍，也能和集体融为一体。

如何获取心理健康相关知识

获取心理健康知识可以通过多种途径。传统的方式包括心理学科普书籍、心理学杂志、报纸和新媒体等。随着互联网的普及和广泛应用，获取心理健康相关知识

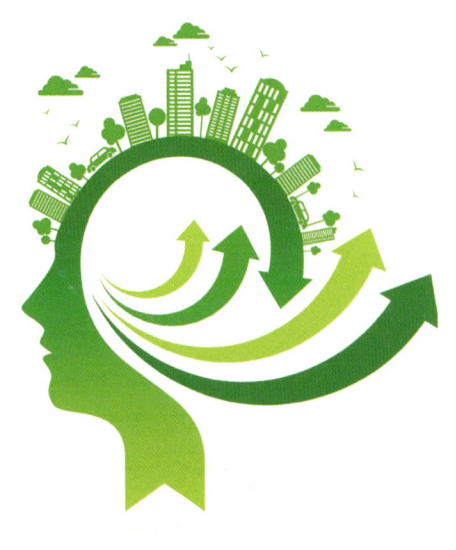

的途径更加便捷了,大众可以通过网络自主获取想要了解的心理学知识,无论是专业的基础心理学、发展心理学、社会心理学,还是用于解决日常人际交往、婚姻恋爱、家庭关系等方面的心理学常识和小窍门。进入21世纪,移动互联终端时代进一步便利了人们获取心理健康相关知识。通过关注心理专家微博、社交网站的心理学专栏、微信公众平台订阅等移动互联平台,使得普通大众随时随地都能获得专业的心理学知识,并能实时与专家互动。心理学漫画、心理驿站、名人名嘴说心理等心理健康知识传播方式层出不穷,心理与疾病、心理与音乐、心理与工作效率、心理与智力、销售、幸福、社会和谐等诸多跨领域研究更是推陈出新。简而言之,在这个时代,获取心理学知识的途径发展到前所未有的便利,普通大众与各种心理学知识的距离仅仅是"一键之隔"。

社区如何开展心理健康教育

社区是一个相对稳定的社会结构,心理健康教育和危机干预体系的构建,必须从基层开始。通过在社区层面普及心理健康教育知识,开设心理健康咨询、定期开展社区心理卫生健康普查及知晓率调查,利用各种媒体报道心理健康知识、提供各种免费的心理健康宣传资料等,能够增强社区居民的心理健康意识,提高社区居民心理健康素质,防范或化解各类心理危机。社区心理健康教育和危机心理干预工作需要各有关部门密切配合,通力协作。具体做法如下:

(1)政府部门以监察者和指导者的身份,通过制定公共政策和公共服务的目标、标准、原则，为社区心理咨询服务指明方向，为社区心理咨询服务提供物质基础，解决社区心理咨询服务缺乏人员、知识、技术、场所和待遇等问题。

（2）加强社区心理工作的宣传：通过定期或不定期走入社区，举办心理健康教育方面的讲座及开展免费咨询活动。通过深入浅出的方式向社区居民介绍简单易行的心理保健方法，并集中解答居民共同关心和存在的心理问题，让老百姓近距离地接受心理教育，从而使得社区心理咨询工作落到实处。还可利用板报、报纸等形式，图文并茂地介绍和宣传心理学的科普知识，方便社区居民随时阅读，满足居民的兴趣和实际要求。还可采用电视、广播等多种宣传方式，加大对心理咨询服务的宣传力度，丰富社区居民的心理健康知识，帮助人民群众提高心理素质，正确认识心理问题，摒弃人们对心理问题等同于精神问题的错误认识，以免讳疾忌医，耽误心理问题的及时解决。研究发现，相比很少或没有宣传心理咨询的社区，有宣传心理咨询服务的社区中有更多的居民进行心理咨询，从而提高了整个社区居民的心理健康水平。

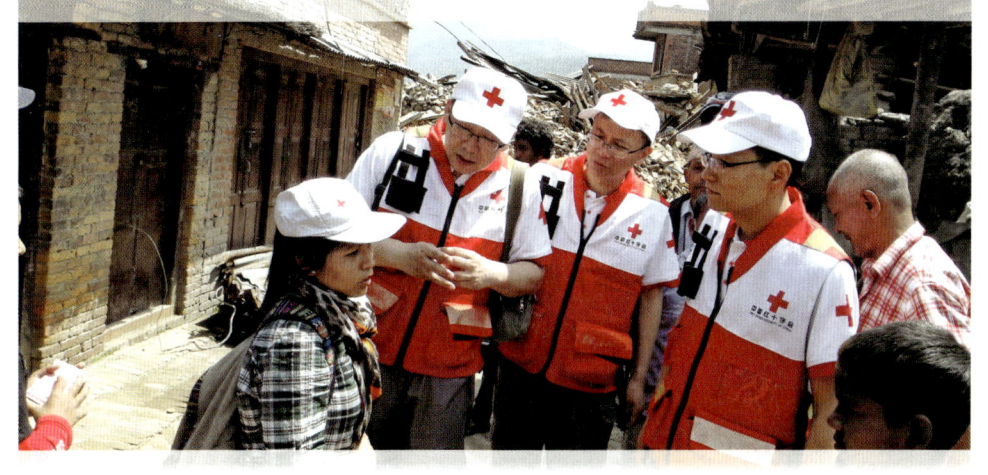

（3）加强心理咨询人员的培训工作：从事社区心理咨询服务的人员除了本人应具备良好的心理状态，还应该系统学习普通心理学、社会心理学、人格心理学、心理咨询和治疗技术以及各种心理障碍的诊断等与心理健康有关的知识，从而掌

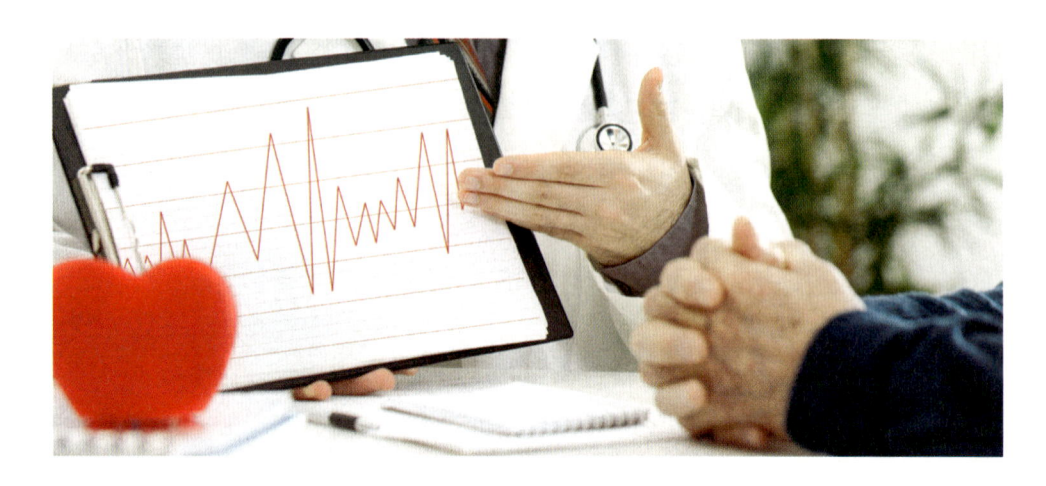

握基本的心理咨询知识和方法，这些理论知识是咨询实践的必备基础。另外，还要有一定时间的心理咨询、社会工作经验，在实践中才能更好地磨炼自己的咨询技术和发现自己的不足，这是从事社区心理咨询工作的前提。而且，相关部门要重视对社区心理工作的督导和管理，可以将每一区域的社区心理咨询服务与本区心理咨询服务技术力量较强的综合医院或专业机构建立紧密的联系，加强双方的合作和交流，组成心理服务网络，定期邀请医院或机构的专业人士到各服务点督导工作，协助社区心理咨询人员更好地为群众进行心理咨询服务。如果社区遇到超越自身能力而无法解决的心理问题时，也可以请求专家帮助解决。

　　社区心理服务工作强调预防大于治疗、整体大于个体，所以社区应结合社会动向有针对性地向居民开展心理健康教育工作，做到防患于未然。同时针对不同年龄、不同人群的具体情况及公众关心的热点问题安排活动，这样寓心理健康知识于活动之中，居民更愿意参加，宣传的知识也更容易被理解和接受。

学校如何开展心理健康教育

　　学校心理健康教育是应对灾害潜在心理疾病、促进广大师生心理健康的主要平台。心理健康教育走近学校，就是要从以下几个方面，建立健全以学校为平台的心理健康教育机制：①成立学校心理健康教育工作组，为心理健康教育提供坚实的基础保障；②开设心理健康教育课，把心理健康教育纳入日常教学规划，提高学生心理健康知识水平；③设立心理咨询室和心理活动室，为存在心理问题困扰的同学提供专业的心理咨询服务支持；④开展学生心理健康状况普查，建立学生心理档案，实时掌握在校学生心理健康的发展变化情况；⑤利用期刊、展板、校园广播等多样化的形式，加快心理健康知识的宣传和普及工作；⑥成立学生心理服务社团，设立心理健康月活动，开展各类心理健康促进活动，确保学生身心全面健康发展；⑦定期开展针对教师的心理健康讲座和团体活动，注重教师的心理健康发展，从而全面提高学校的心理健康发展水平。

除了以上七个方面，学校还可以根据所处地区或与突发危机事件等特殊情况，开展危机心理干预、灾后心理疾病防治等特色心理健康教育活动，有针对性地提高心理健康教育水平，积极促进在校学生的身心全面健康发展。

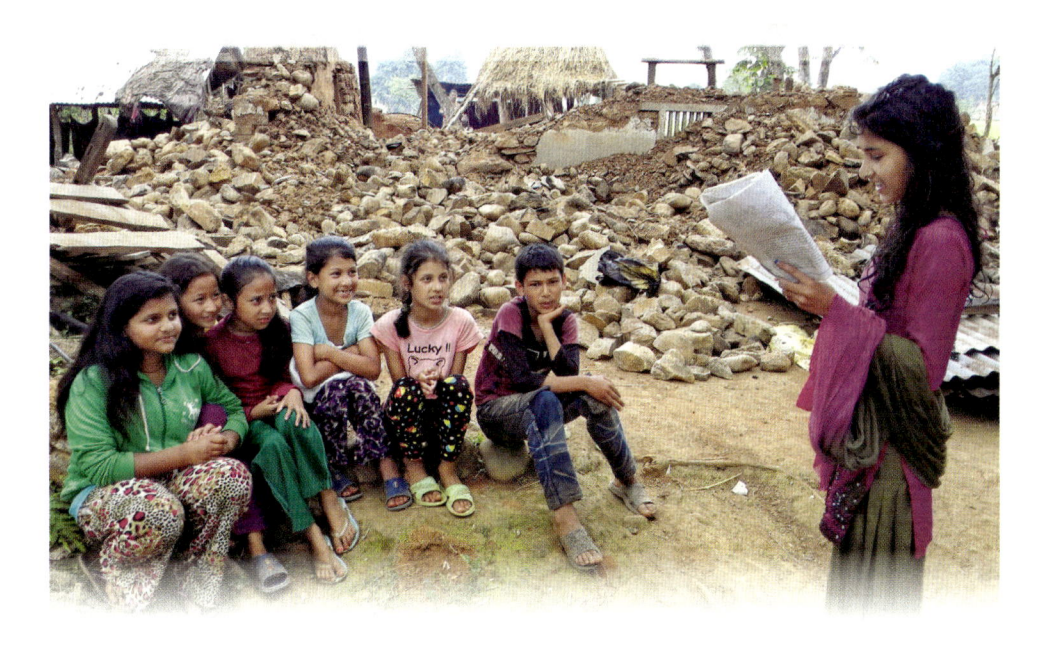

（本章编者：陈 璐、江裕华、杨 宇、张仲文）

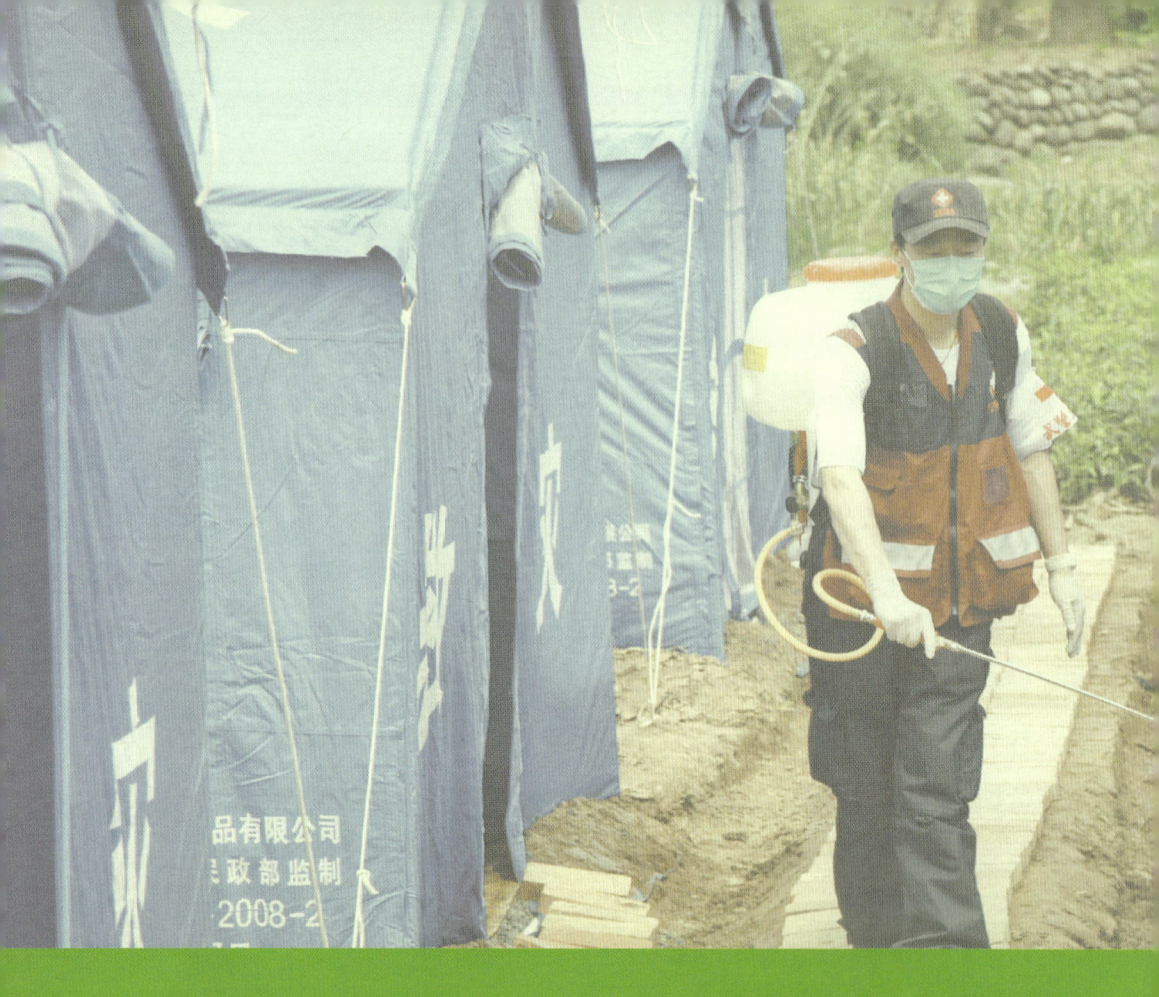

ZAIHOU WEISHENG FANGYI YU
HUANJING WEISHENG GONGLUE

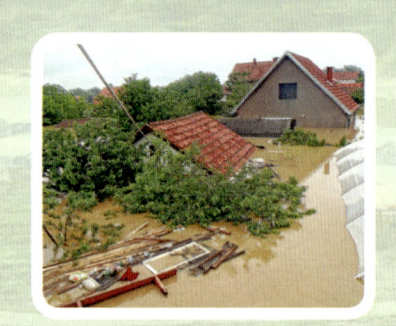

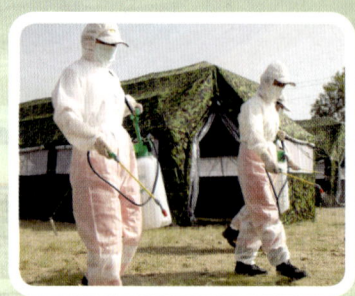

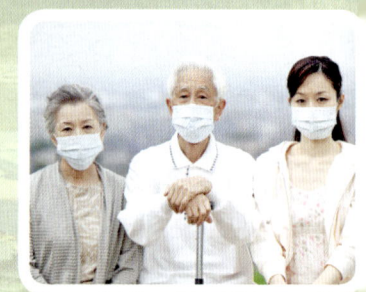

灾后卫生防疫与环境卫生攻略

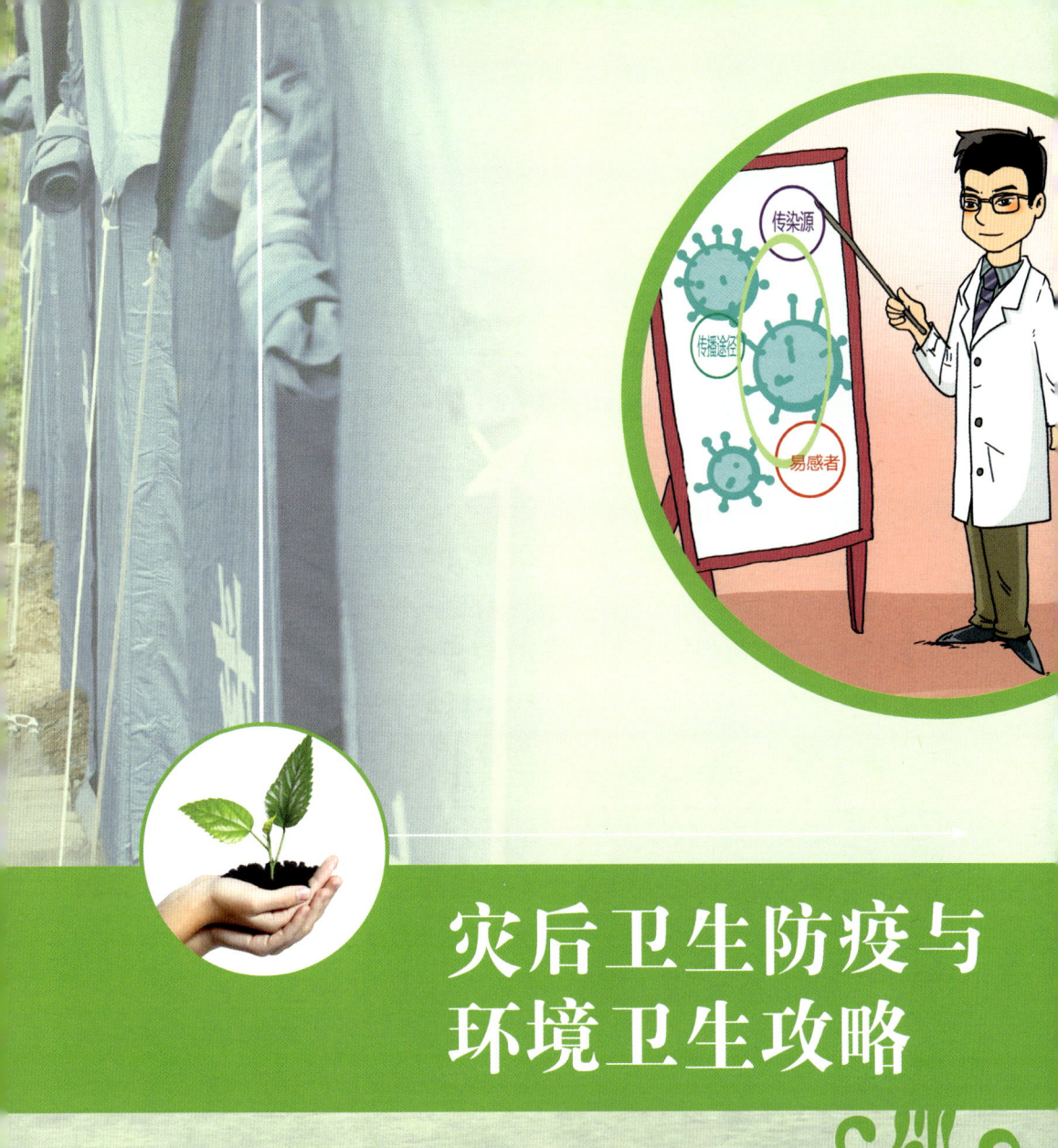

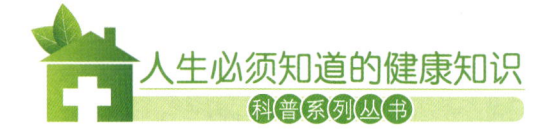

典型事例链接

2010年1月12日，海地发生里氏7.3级强烈地震，造成约30万人死亡、30多万人受伤，另有100万人无家可归，包括排水系统在内的基础设施遭到严重损坏。海地的供水系统一直很脆弱，正当海地政府和人民在国际社会的支援下艰难地进行震后重建之际，另一场可怕的灾难——霍乱又降临到他们的头上，超过8000人死亡，数十万人相继患病，使这个西半球最贫穷的国家雪上加霜。这是自20世纪以来单个国家范围最大的霍乱流行。

据报道，霍乱死亡病例最初爆发于阿蒂博尼特省沿岸地区，随后迅速向周边省份蔓延，也引起了邻国的关注和担忧。海地霍乱疫情扩散到多米尼加、古巴和墨西哥。但是，这些国家死亡率要低得多，因为它们有更好的公共卫生系统。海地之所以爆发霍乱大流行，原因如下：灾后灾区卫生条件差、缺乏洁净饮水是导致霍乱流行的主要因素；由于海地未建立高效的传染病报告体系，尤其经受地震和飓风的重创后，疾病报告效率更加低下，难以在第一时间获得霍乱个案发生的准确信息，只有在爆发的情况下才引起重视和报告，错失了防控霍乱流行的最佳时机；防控决策缓慢使疾病流行难以迅速控制，在获知疾病流行初期，没有很好的应对策略，也没有很好地评估其危害，加之灾后难民无家可归，居所卫生条件得不到保障，使得很多简单的防控措施难以推广；大灾之后疾病防控准备不足致使霍乱出现后迅速流行，海地震灾后出现疫情的防控准备不足，预案制订也不细致，使得霍乱疫情肆虐。我国在这方面做得比较好，有完善的公共卫生体系，使得历次地震和洪灾等自然灾害后均无重大疫情发生。

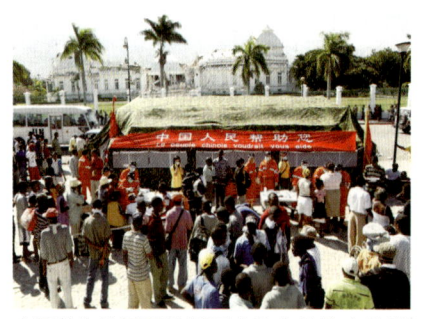

中国赴海地国际救援医疗队在总统府前设流动医院

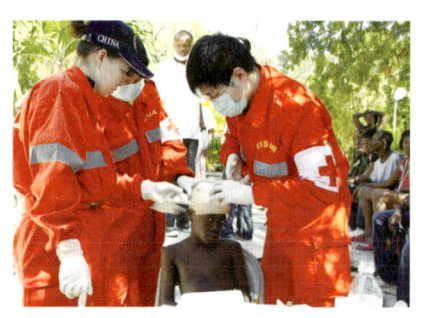

中国赴海地国际救援医疗队正在为患者包扎伤口，作为当时唯一提供医疗救助的国际救援队，大量患者积聚在周围等待治疗

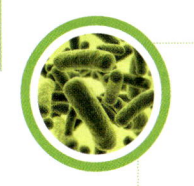

灾后传染病的常见传播途径

传染病是由病原体引起的能在人与人、动物与动物或人与动物之间互相传播的一类疾病。病原体可以是病毒、细菌、真菌，也可以是寄生虫、螺旋体等，多种多样。说到传染病，就不能不提到传染病的三要素：传染源、传播途径和易感者。传染源通俗地讲就是患传染病的人或动物，当然也有一些人和动物体内有病原体，虽没有发病，但可以排出病原体，也是传染源。传播途径就好理解了，病原体从传染源到另一个易感者之间经过的途径，可以经空气中的飞沫、污染的水或食物经口摄入传播，也可以通过受损的皮肤黏膜直接接触传染源或者传染源污染的物品传播，甚至可以通过血液传播，比如输血、共用注射针头等，以及通过蚊虫叮咬传播。易感人群就是对某种传染缺乏免疫力，易受该病感染的人群。

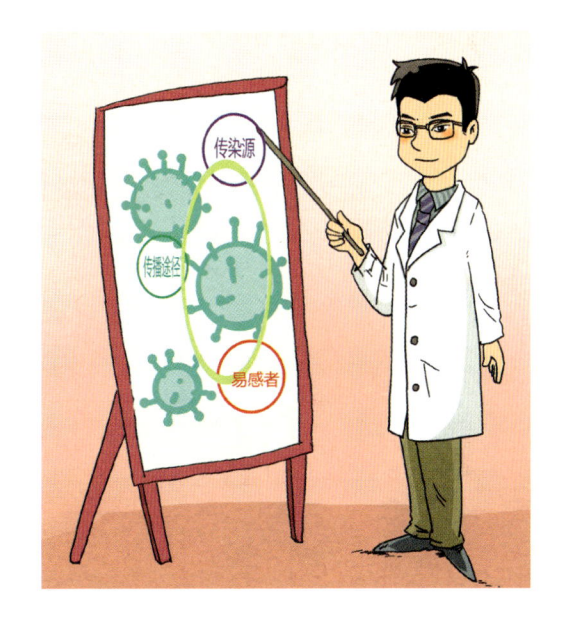

饮食传播

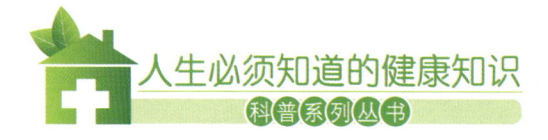

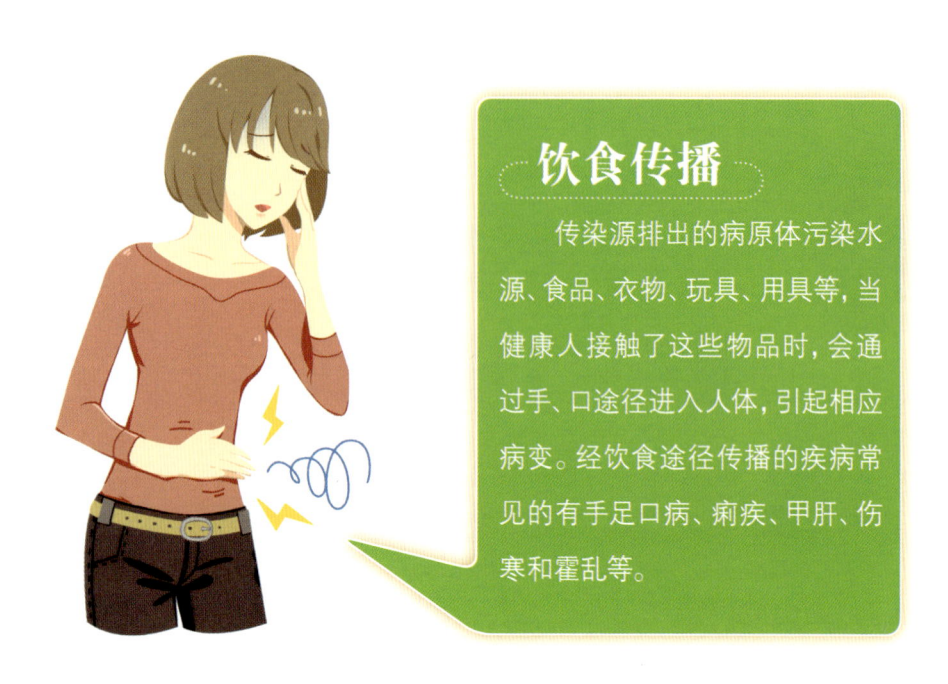

传染源排出的病原体污染水源、食品、衣物、玩具、用具等，当健康人接触了这些物品时，会通过手、口途径进入人体，引起相应病变。经饮食途径传播的疾病常见的有手足口病、痢疾、甲肝、伤寒和霍乱等。

接触传播

经由直接接触而传染的方式称为接触传播。这类疾病除了直接触摸、亲吻患者，也可以透过共用牙刷、毛巾、刮胡刀、餐具、衣物等贴身用具，或是因患者接触后，在环境中留下病原体而传播。因此此类传染病较常发生在学校、军队等人员密集、物品可能不慎共享的场所。例如：真菌感染的香港脚、细菌感染的脓包症、病毒引起的手足口病等。

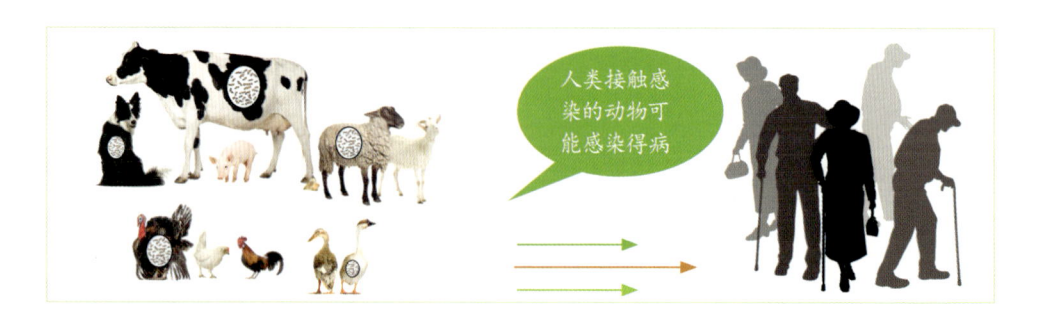

人类接触感染的动物可能感染得病

呼吸道飞沫传播

飞沫传播借由患者咳嗽、打喷嚏、说话时喷出的飞沫或分泌物，病原体附着其上，随空气扰动飘散，短时间、短距离地在风中飘浮，由下一位宿主吸入而造成感染。例如：细菌性脑膜炎、水痘、普通感冒、流行性感冒、腮腺炎、结核、麻疹、德国麻疹、百日咳等。

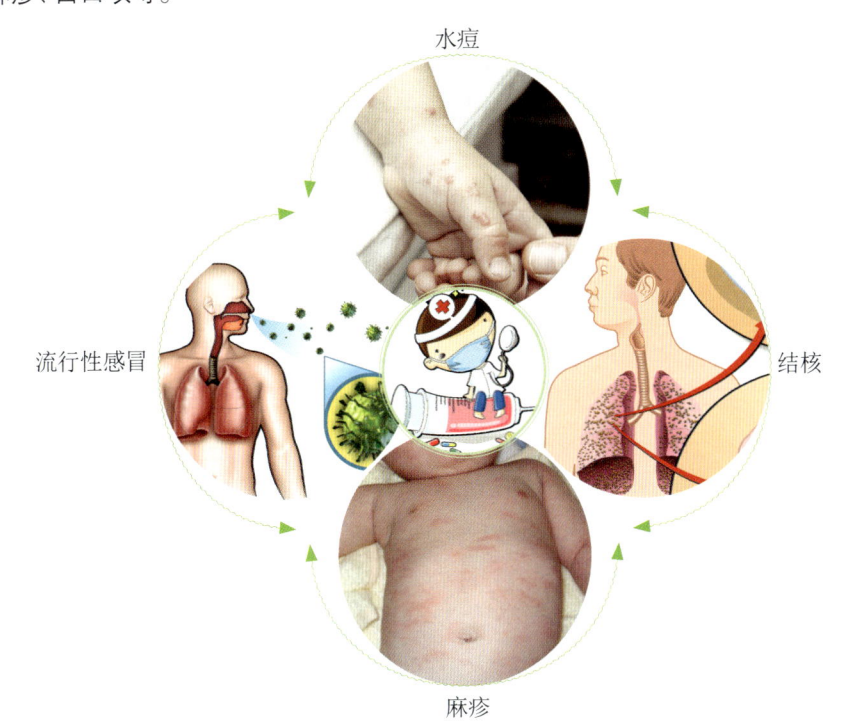

水痘

流行性感冒

结核

麻疹

生物媒介传播

媒介生物是指直接或间接传播人类疾病的生物，通常包括两大类：节肢类昆虫如蚊、蝇、虱子、蟑螂、臭虫、跳蚤等；啮齿类动物如鼠以及节肢类蛛形纲的蜱、螨等。生物媒介对许多传染病的发生至关重要，如蝇类是肠道传染病的重要传播媒介，蚊子对疟疾和乙型脑炎的传播至关重要，鼠类则传播鼠疫、流行性出血热等疾病。

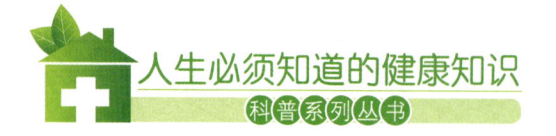

如何切断传播途径，做到灾后无大疫

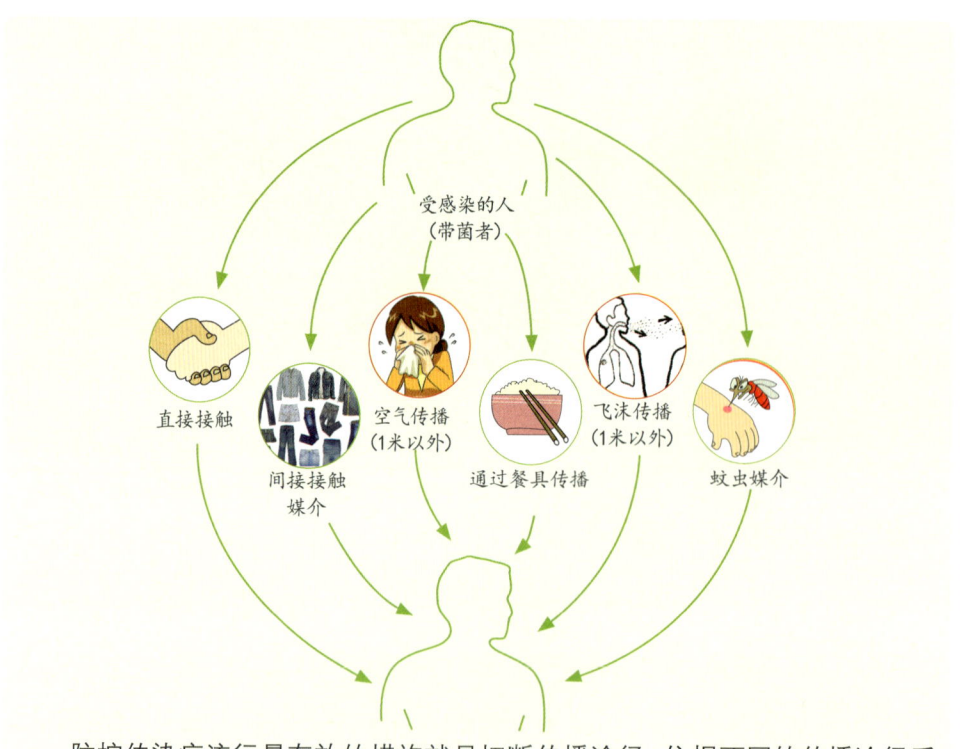

受感染的人（带菌者）

直接接触　间接接触媒介　空气传播（1米以外）　通过餐具传播　飞沫传播（1米以外）　蚊虫媒介

防控传染病流行最有效的措施就是切断传播途径，依据不同的传播途径采取不同的防疫措施。

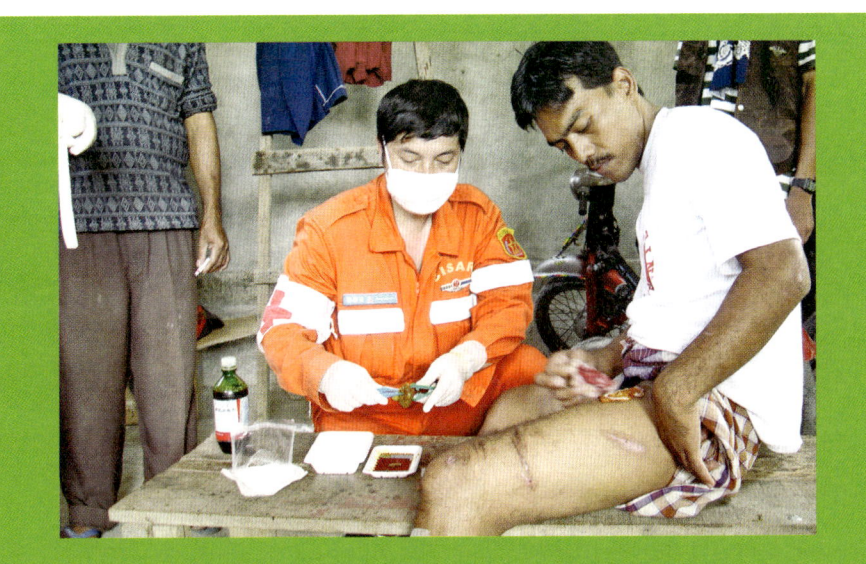

灾后预防传染病要注意以下方面：

（1）保证水源卫生：取水点周围50米内禁止大小便和乱丢垃圾，保证饮用水的安全。

（2）管好粪便：大小便应定点用漂白粉消毒处理，临时搭建厕所应征求防疫人员的同意和指导。

（3）饮食、饮水卫生：不喝生水和不明来历的水，不吃腐烂变质的食品。

（4）灭苍蝇：灾区的自然环境适合苍蝇的生长繁殖，而苍蝇是传播肠道传染病的主要元凶，必须坚决杀灭。

（5）勤洗手：饭前便后一定要彻底洗手，最好用流动水洗手，时间至少在半分钟以上，尤其注意对手背、指甲缝、手指指间等有皱褶部位的清洗，那是最容易藏污纳垢的地方，有条件者要使用肥皂或洗手液。

（6）消除过分紧张情绪，保持充足睡眠，摄入足够营养，饮食结构合理平衡。

（7）一旦出现发热、咽痛、咳嗽等症状，要多休息和饮大量开水，服解热止咳化痰药，必要时用抗生素。

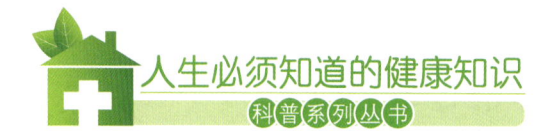

灾后怎样防止病从口入

（1）对饮用水进行消毒，饮用煮开后的水，不喝生水，生活中应时刻防止饮用水被污染。

（2）食物要生熟分开，避免交叉污染；食物要烧熟煮透；不吃腐败变质食物；不吃病死和死因不明的畜、禽及水产品或有怪味的食品；不吃凉拌菜；不捕捉野生动物吃；餐具用后及时清洗干净，用前也要清洗；生吃瓜果、蔬菜一定要洗净。

（3）注意手的卫生，养成良好的卫生习惯：饭前、便后要洗手，不随地大小便。

（4）注意防蝇、灭蟑，不乱丢垃圾，搞好环境卫生。

（5）不在公众水源处大小便、洗浴、游泳、清洗、饲养动物。

（6）避免与腹泻患者密切接触，不要与他人共用水杯、餐具。

灾后如何预防虫媒传染病

应采取灭蚊、防蚊和预防接种为主的综合措施，积极预防流行性乙型脑炎、疟疾等虫媒传染病。

（1）要清扫卫生死角，疏通下水道，喷洒消毒杀虫药水，消除蚊虫滋生地，降低蚊虫密度，切断传播途径。

（2）要做好个人防护，避免被蚊虫叮咬，夜间睡觉挂蚊帐，露宿或夜间野外劳动时，暴露的皮肤应涂抹防蚊油，或者使用驱蚊药。

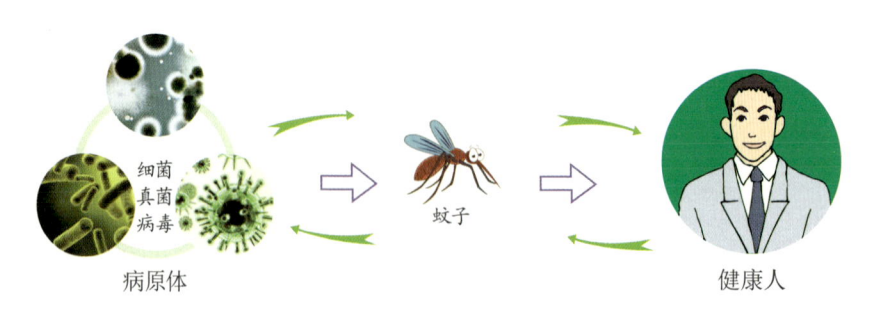

（3）防鼠、灭鼠，圈养动物；动物粪尿消毒后集中处理；临时居所建在地势较高、干燥、向阳地带，四周挖防鼠沟，保持一定坡度。

（4）与动物接触（如鼠、鸡、鹅、鸭、鸟、猫、狗及野生动物等）时，注意防止被抓伤或咬伤，接触后一定要洗手。避免接触猫狗、禽鸟、鼠类的粪便及排泄物。

灾后如何预防呼吸道传染病

（1）养成良好的个人卫生习惯：不要随地吐痰，不要随意丢弃吐痰或揩鼻涕使用过的手纸，勤洗手。

（2）保持室内清洁，保持室内空气流通，应每天开窗换气两次，每次至少10分钟，尽量少去空气不流通的场所。

（3）应尽量避免与患者接触，流行季节在人员拥挤的场所内应戴口罩。

（4）加强体育锻炼，增强抵抗力。加强户外活动和耐寒锻炼。注意平衡饮食，保证充足休息，避免过度劳累。注意个人卫生。

（5）预测有流感、麻疹、风疹疫情时，注射流感疫苗、麻疹减毒活疫苗和风疹疫苗。

（6）如出现发热、头痛、呕吐等症状，应及时就医。一旦患病，应在医生指导下治疗和用药，多休息、多饮水，注意个人卫生。

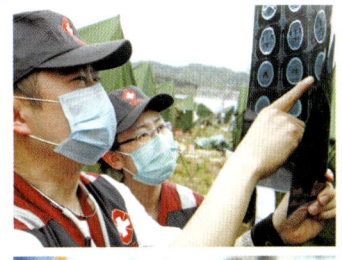

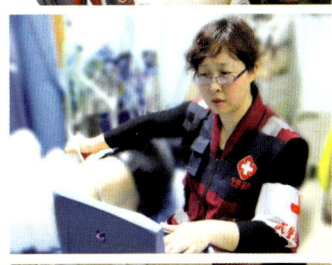

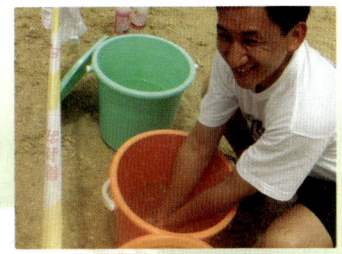

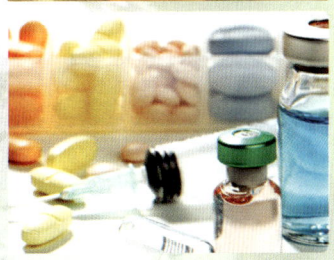

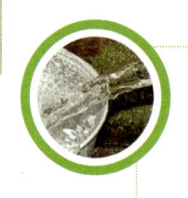

如何保护饮用水水源

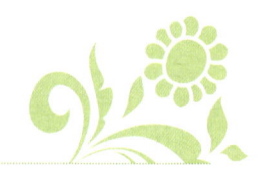

保障水源水质安全的管理措施

污染防治措施

（1）设立警示牌：在河流取水口周围100米及上游500米处，湖库取水口侧陆域以上200米处、井水周围100米处、泉水周围100米及上游500米处、饮用水水源地周边的道路或航道的进入点设立警示牌〔《饮用水水源保护区标志技术要求》（HJ/T433-2008）〕。

（2）清除主要污染源：清除取水口周围500米内粪便、污水与垃圾等污染物，确保取水口周围1000米内没有工业污染源、污水处理厂、危险品仓库与废物填埋场等存在突发性污染威胁的潜在风险源。

（3）建设截污工程：针对河流在取水口周围及上游设置排污通道，在坑塘周围设置排水沟，防止灾区人口聚集区、畜禽养殖、厕所等废水污染水源地。

（4）强化环境监管，开展隐患排查：各级环保部门加强供水水源周边的环境保护和监测，组织开展灾害后水源地周边可能产生的环境安全隐患排查和整治工作，

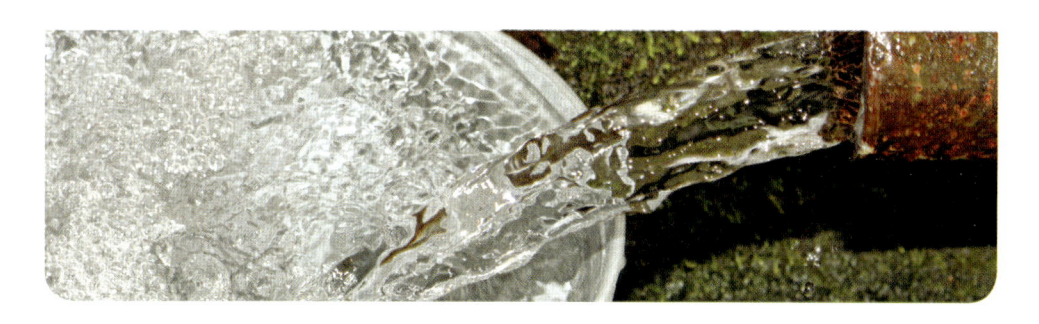

突出抓好石油化工、核设施等高危企业和城市污水处理厂、垃圾填埋场、尾矿库、辐照装置等重点污染治理设施的监管。

卫生防疫措施

（1）对分散式给水水源周围的30~50米，进行彻底的清理与消毒。

（2）每日清理水源地附近环境，避免病毒、细菌污染水源。不得在水源地范围内堆放建筑废墟垃圾、掩埋遇难者及动物尸体。

（3）将水源地范围内的厕所、禽畜圈棚、禽畜尸体清理干净，清理时不得采用就地焚烧方式。

（4）在水源打水应备有专用的取水桶，不得在水源边进行生产活动，并每日进行消毒。

宣传教育措施

（1）人人有责护水源，不能允许有破坏：当发现饮用水水源的水质发生变化时要及时向有关部门反映；当发现有违法行为时要及时制止；当发现破坏饮用水源的行为时，要及时向有关部门举报。

（2）保护宣传两手抓，水源保护靠大家：提高广大灾民自发保护饮用水源地的认识，在自己了解饮用水源保护的重要性以及保护知识的同时，向身边的家人、朋友、邻居宣传饮用水源保护，口口相传。

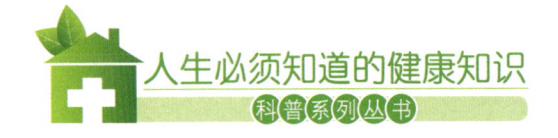

如何保护饮用水水源

臭味处理技术

饮用水嗅味异常，可能是上游水源被污染，如遇此种情况应停止供水并查找原因。另外，岩层的剧烈运动，导致杂质、有毒气体等物质（如硫化氢等）会渗透到岩层之间的水层，导致井水产生异味，如遇上述情况应将水打上来后静置半日，再用干净的布蒙住水瓶口倒水使用。

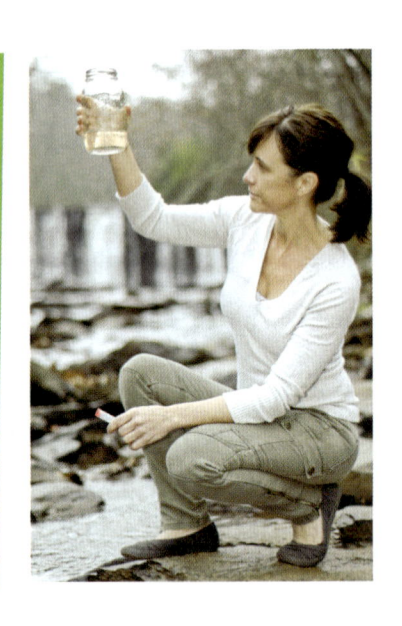

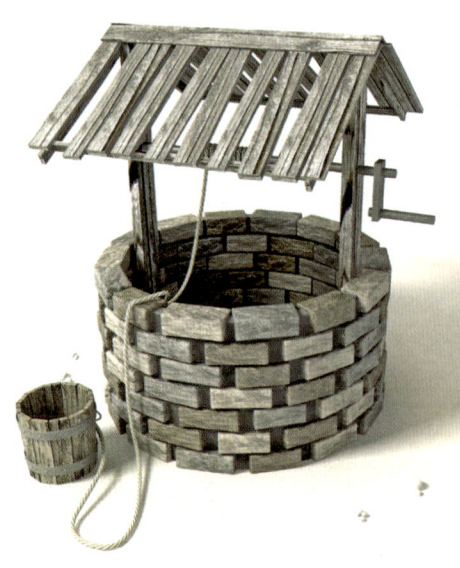

浊度处理技术

正常情况下水井水经过地层渗滤，外观应为清澈透明。如果发现水井水质异常混浊应为水井壁破裂，导致泥沙混入。应该停止供水并封井调查原因，如井壁破裂应补好，恢复正常后再次供水。如发生异常浊度，可在泉水旁设置沙滤池，先挖一个3米深的坑，在坑底最下层放石子、小石子以及沙粒。垫层总厚度不小于350毫米，取上层清夜处理后饮用。

常用的浊度去除技术有澄清、渗透、砂滤、混凝沉淀等。

（1）澄清法：取水后将原水放置在较高的圆柱形容器内，较粗大的颗粒物可在10分钟内沉淀去除。取上层清液煮沸饮用。当水中颗粒物小于10微米时，短时间内不能下沉。

（2）渗透法：在离水源3~5米处向下挖一个50~80厘米深，直径约1米的坑，让水从砂、石、土的缝隙中自然渗出，然后轻轻地将已渗出的水取出，放入盆或壶等存水容器中，注意不要搅起坑底的泥沙，要保持水的清洁干净。

（3）砂滤法：先建造砂滤池，用砖和水泥砌成方形或长方形水池，可按每平方米滤池每昼夜产水3000升计算（可供100~200人饮用），以实际用水人口计算砂滤池面积。池底部铺设水管，在管上钻有许多小孔，外包棕皮或编织布，此管可将滤过水导出。池下部填入垫层，垫层为粒径1~16毫米的豆石、碎石或卵石。较小的放在上层。具体步骤：最下层放8~16毫米粒径的石子100毫米厚，其上放粒径4~8毫米的石子100毫米厚，再放上粒径2~4毫米的石子100毫米厚，最上层放粒径1~2毫米的小石子50毫米厚。垫层总厚度为350毫米。

（4）混凝法：混凝法中常用的混凝剂有硫酸铝、明矾（硫酸铝钾）、硫酸亚铁、三氯化铁、碱式氯化铝等。使用固体药剂时，先加水溶解配成2%~5%的溶液，在溶解时先加水进行搅拌，慢慢加料，而后将配成的溶液加入欲处理的水中；使用液体药剂时一般直接向处理水中加药。向处理水中加入一定量的药剂溶液，控制最终浓度在要求范围内（例如，使用聚合硫酸铝铁一般控制最终加药量每吨水20~30克），加药后要快速充分搅拌一分钟左右，然后再缓慢搅拌5~10分钟，静沉1小时后，即可做后续处理使用。

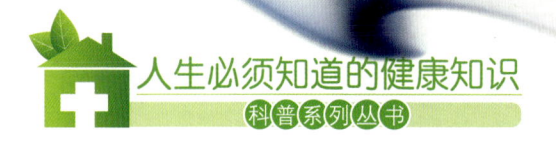

如何对水进行消毒处理

（1）煮沸是最简单易行且效果可靠的一种消毒方法。此外，也可通过氯化消毒法，或者使用含氯的化学消毒剂如漂白粉、漂白粉精、液态氯、氯胺丁、净水龙等，杀死水中的致病微生物。

（2）持续消毒法：将一定量的漂白粉装入塑料袋、竹筒、木盒或陶罐等容器中，将容器钻若干小孔，投放井中。此法一次投药，可持续10~20天的消毒效果。

（3）缸水消毒法：是家庭用水消毒法之一。先测出缸内水量，再根据水量计算漂白粉用量，然后将漂白粉配成消毒液，滴入水缸中搅拌混合半小时后即可饮用。

（4）简易消毒器可用商品简易消毒器，也可自制，方法如下：取两个空竹筒，用绳连接，下部竹筒内装消毒剂，并钻有数个小孔，投入井中。也可用两个空塑料瓶，以绳连接，其中之一装消毒剂并钻数小孔，投入井中。

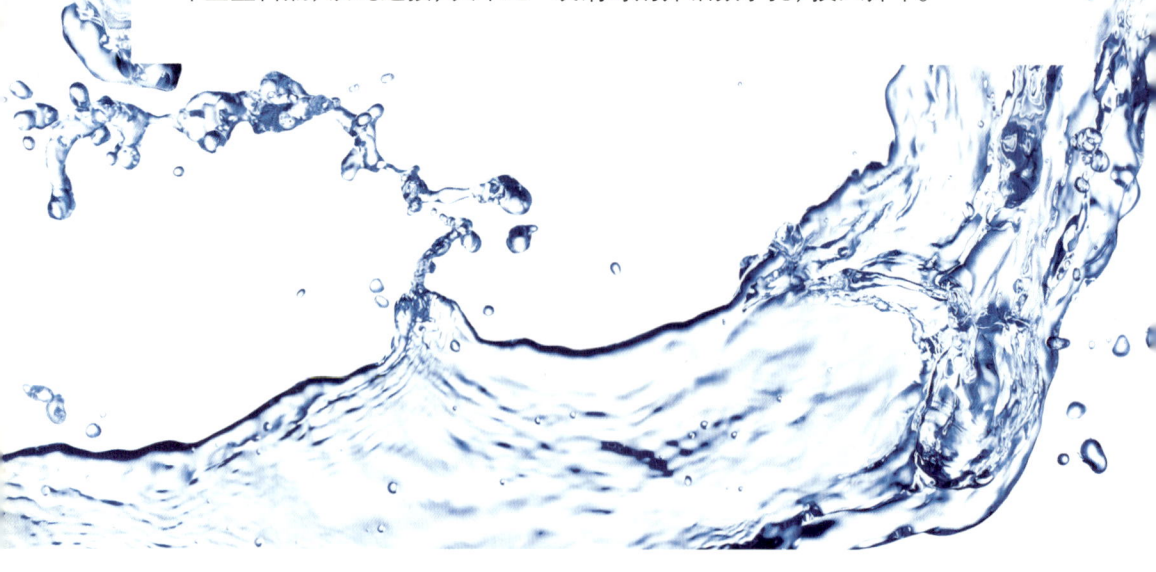

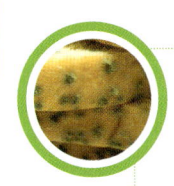

重建食品安全（食品安全与营养）

自然灾害包括洪涝灾害、干旱灾害、地震灾害、雨雪冰冻灾害及台风灾害等。自然灾害给受灾地区的人类生态环境造成重大破坏，导致灾区正常的食品安全保障体系陷于瘫痪，使得灾民在短时期内集中暴露于多种高水平的食源性危险中，严重威胁灾民的身体健康。因此，加强食品安全是整个救灾防病工作的重要组成部分，也是确保大灾之后无大疫的重要前提条件。

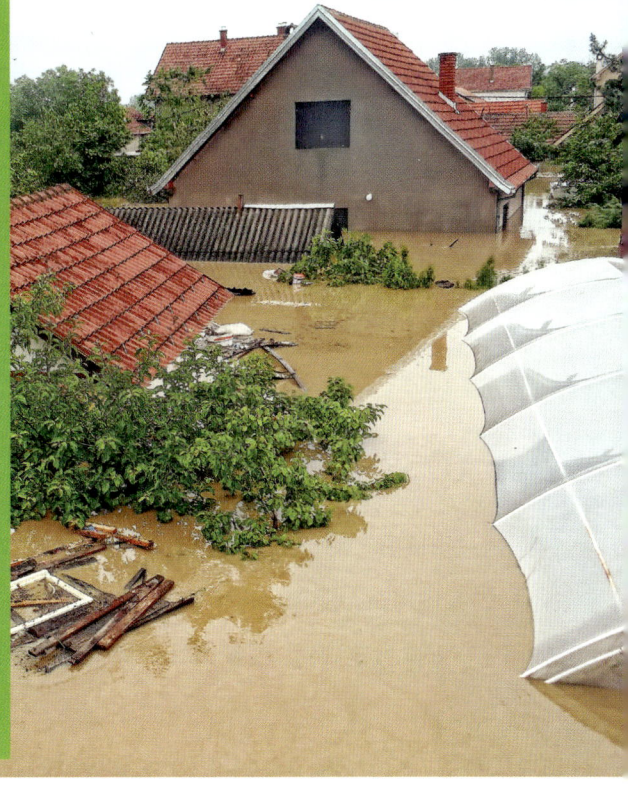

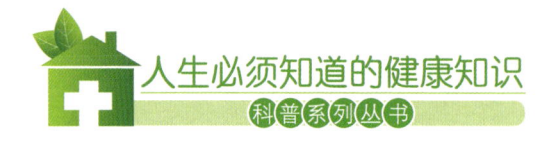

灾害之后为什么会出现食品安全问题

食物供给瘫痪

由于食物生产资源、食物库存资源和交通运输设施均受到不同程度的破坏，使得灾区的食物供给安全变得很脆弱，灾民的温饱出现问题。

食品污染风险加重

食品污染主要来自两个方面，一是灾害本身的直接影响，如水淹造成的食物腐败、变质，厂房倒塌或进水造成的有毒有害物质扩散而污染食物，大量淹死、砸死、病死的畜、禽、鱼类等；另一方面是衍生灾害的影响，如灾区在有限的空间内集中了大量的灾民和救灾军民，加之缺乏基本的生活、饮水、居住和环境卫生设施，使得食品暴露于更多的污染因素。

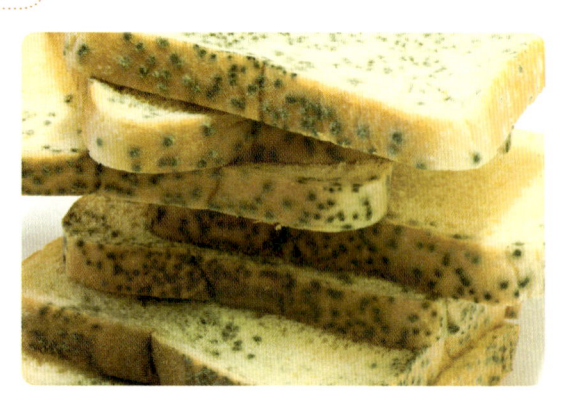

食源性疾病易流行

（1）急性肠道传染病：灾害发生后，由于灾区的食品卫生在短期内难以保障，灾民发生痢疾等肠道传染病的风险大大增加。

（2）食物中毒：因食用赤霉病麦，误食化学性物质，食用淹死、病死或死因不明的家畜、家禽和水产品，采食野生蘑菇从而引发毒蕈食物中毒以及劣质、变质食品充斥灾区市场等，均可导致发生食物中毒。

灾民营养健康状况恶化的原因有哪些

灾害对灾民营养健康状况的影响主要表现在两个方面：一方面是食物供应的量不足，灾民的食物消费水平和消费的食物种类较平时明显减少，膳食结构也不合理，动物性食品和豆类制品摄入严重不足，蔬菜消费水平大幅下降，可能会导致灾民的能量、蛋白质和一些微量营养素的摄入不足；另一方面，由于生活环境条件的恶化，灾民自身抵抗力下降，感染各种疾病的概率也随之增加。

灾害期间会有哪些食品安全问题

（1）食物资源严重缺乏，食品供给安全是重中之重。

（2）大量食物受淹、被毁，这些食物资源的安全性需要进行甄别鉴定。

（3）存在大量各种死因的畜、禽和水产品，需要进行处理。

（4）变质和受污染的食品亟待销毁。

（5）防止现有食物资源和援救食物的污染、变质。

（6）灾民生活环境条件恶劣，各种疾病发病增加，自身抵抗力下降。

（7）灾民缺乏食品卫生知识和健康防病知识。

（8）灾民缺乏安全清洁的饮用水。

（9）灾民缺乏基本的食物烹调和储存条件。

（10）灾区的食品卫生监管体系不健全，食品市场问题多。

在灾区怎样向灾民做好食品卫生宣传

在灾区广泛深入地开展食品卫生、饮水卫生、环境卫生、肠道传染病防治等健康知识的宣传普及，提高灾民的自我保护意识和能力，动员灾民自己起来向疾病做斗争，实现大灾之后无大疫。

可采取以下几种宣传方式：会议宣传、广播电视宣传、卫生宣传队巡回宣传、张贴散发传单和宣传画、建立卫生宣传栏、举办卫生知识讲座、编排卫生知识小册子和小报等。

食品卫生宣传内容包括：不吃腐败变质的食物；不喝生水；饮水要消毒；不生吃水产品；肠道传染病防治；不吃淹死或死因不明的家禽家畜；不吃霉烂变质的粮食；防止赤霉病麦中毒；不使用污水洗涤蔬菜瓜果和碗筷；生熟食品要分开；注重隔餐、隔夜的剩饭剩菜的卫生问题；不举行聚餐活动，防止食物中毒等。

灾害后抢救出来的或找到的食物都能利用吗

答案是否定的。以下情况找到的食物不能吃：

（1）凡在自然水域内自行死亡的鱼类、贝甲类和鸭鹅类等水禽，一般都有中毒嫌疑，不能供作食用。特别当大批成群急性死亡时，应考虑水域已受剧毒毒物污染，应加强监督监测，以免危害扩散。

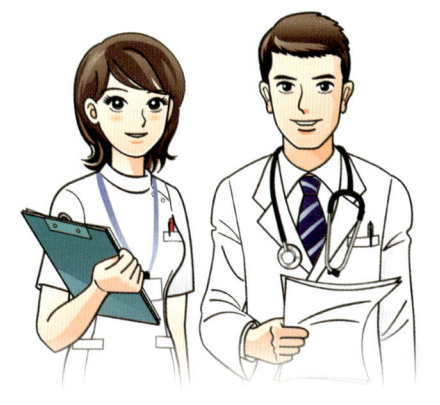

（2）装在可渗透的包装袋内的食物受洪水或强外力灾害的损坏，特别是接触了非饮用水后，该食物不宜再供食用。

（3）地震中被砸死或其他原因致死的畜禽肉，灾害时被甩出、抛洒、丢弃的食物，有毒有害的可能性较大，不宜贸然食用。

（4）冷藏食物在高于冷藏温度一段时间后，不宜再供食用。

（5）明显烧焦的食物不宜再供食用。

（6）由于灾害所致食物固有感官性状发生明显改变的食物，不宜再供食用。

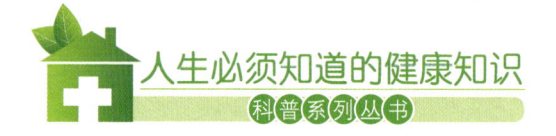

什么样的食物在灾后可以利用

（1）罐头食品：罐头类食品在被洪水淹过后，或被压埋在倒塌建筑物下，可彻底洗刷罐头表面，除去污泥，经清洗后，浸泡在含200ppm有效氯的消毒液中，再用清水冲洗后干燥。应特别注意保留标签或重新贴上标签。经过这些处理后可供食用。但应仔细检查，确认罐头没有发生破损和渗漏。

（2）桶装的啤酒、酱油、食醋等：可用清洗剂彻底刷洗表面后利用。但应仔细检查，确认没有发生过渗漏。

（3）食物没有受到灾害因素的影响或影响不大，其外包装和固有感官性状基本未变，经抽样检验合格后可供食用。

（4）受过水浸的叶菜类和根茎类农作物，只要没有腐烂，一般可用清洁水反复浸洗多次后食用。但如有工厂毒物污染可疑时，应先抽样检验，确认无毒物污染后，方可按规定处理食用。

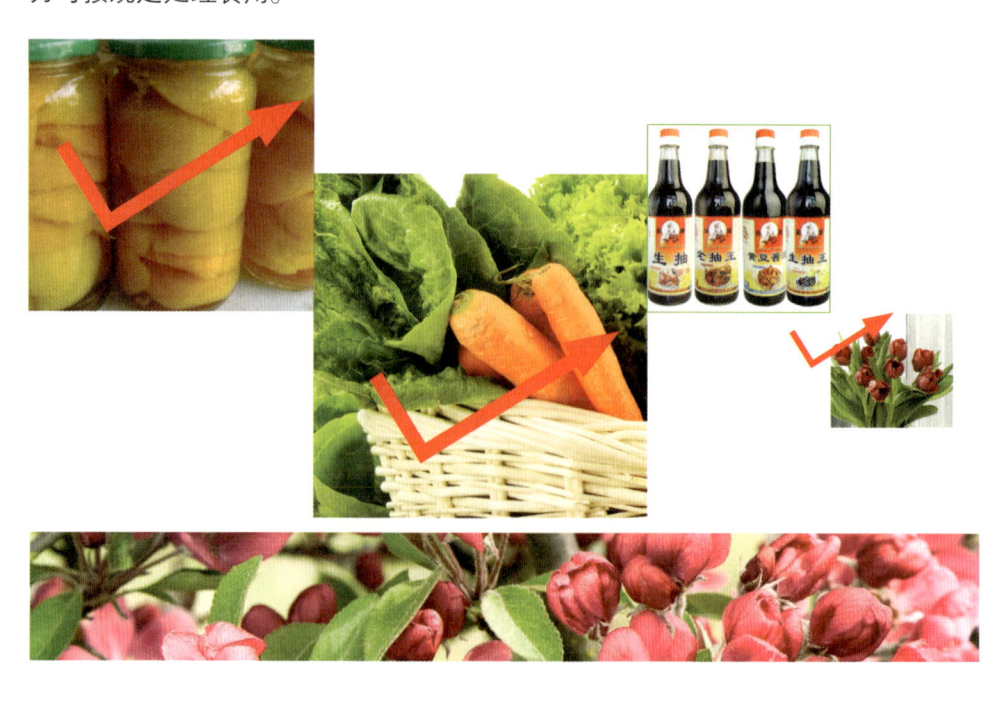

怎样预防食物中毒

（1）提倡采用煮、炖、烧等长时间加热的烹调方式，不吃生冷食物，不喝生水。尽量不吃剩饭剩菜，或在确定未变质的情况下彻底加热后再食用。

（2）加强卫生宣传，防止误食一些类似盐、糖等的化学药品而造成食物中毒。

（3）防止因误食毒蘑菇等有毒动植物而造成的食物中毒。教育群众不要食用病死、淹死、砸死及死因不明的畜禽及水产品，不要食用被水浸泡过、来源不明的直接入口食品。

（4）防止农药、化学药品对食品的污染：调查粮库、农药库情况及灾民家庭农药存放地点及其包装破损情况。一旦发现可能的污染源，应立即采取措施，并做出明显标记，以防发生急性中毒。

发生食物中毒后怎么办

按原卫生部《食物中毒事故处理办法》的要求，及时向卫生行政部门报告食物中毒发生的时间、地点、中毒人数及原因，同时采取紧急救治措施。

卫生行政部门接到报告后，应立即组织卫生专业人员赴现场开展流行病学调查和救治患者，查明中毒原因、采取相应措施、控制事态发展。

抢救患者的原则：排毒（催吐、洗胃、导泻、灌肠）、对症治疗、特效药物、支持疗法。

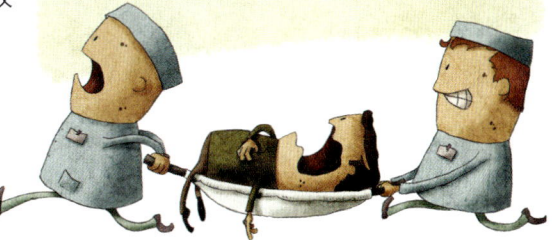

对中毒食物的处理

（1）对导致中毒的食物或可疑中毒食物采取临时控制措施，病原需要通过实验室检验进行确定。

（2）导致细菌性食物中毒的液体食物应加适量的漂白粉混合后销毁。

（3）导致细菌性食物中毒的固体食物应加水煮沸15分钟，量少的掩埋，量大的烧毁。

（4）对导致动植物、化学性食物中毒的食物应深埋，不得用作工业原料或饲料。

灾害后灾民点的饮食卫生要求

（1）清除灾民居住点及其周围环境中存在的垃圾、污物，做好环境消毒。

（2）供给清洁饮用水：对未经卫生检测或疑有轻度污染的新水源，要加氯消毒后才能作为临时饮用水水源；对已确认或可疑被有毒有害物质污染的水源，不得作为饮用水水源。对灾民家用的池、缸、桶等储存的饮水一律要求加氯消毒；提倡不饮用生水。

（3）采取统一灭鼠措施，降低鼠密度。

（4）灾民中一旦发现肠炎、痢疾等肠道传染病患者，应做到早诊断、早报告、早隔离、早治疗，以减少传播、扩散的机会。

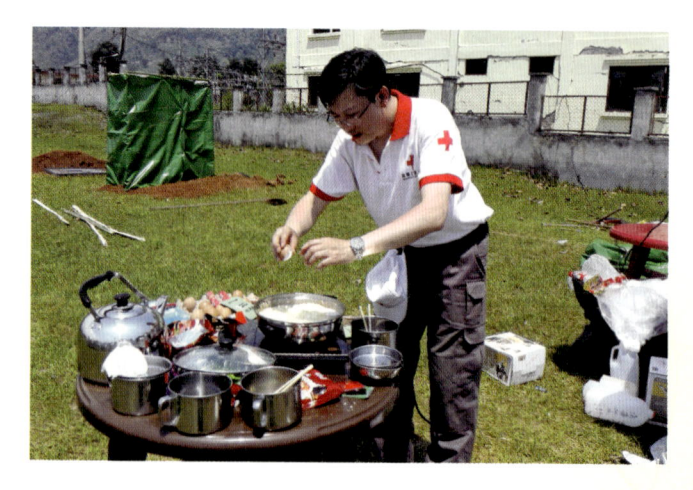

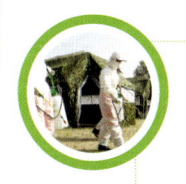

重回健康家园
（居住环境卫生）

灾区临时安置点要做到安全卫生

灾区临时安置点是灾后人们临时集中居住的地区，必须事先尽可能进行选址和规划并保证居住安全和卫生。

（1）选择交通便利、有饮水水源、对人体安全有保障的场所或地点，需要搭建临时住所时，临时住所之间应保留充分的空间，预防因人口过密造成传染病的流行。在应急情况下，可先安置后完善。

（2）临时住所要能遮风防雨，满足通风换气和夜间照明的要求。南方要设法降低室温，防止中暑，北方应注意夜间保暖防寒。取暖做饭要注意安全，有人看管，预防一氧化碳中毒与火灾的发生。

（3）搭建临时住所应选用轻质建筑材料，棚子顶上不要压砖头、石块或其他重物，以防棚子倒塌伤人。

（4）在临时居住地修建的临时厕所布局、数量要合理，避免污染环境，禁止随地大小便。

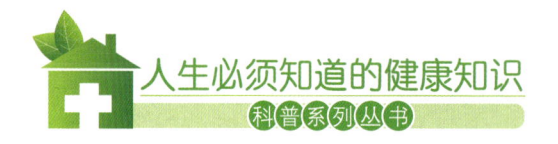

（5）临时住所要提供一定数量且能满足受灾群众需求的供水点、饮食点和医疗卫生服务点。

（6）设置垃圾收集站（点），修建污水、雨水等排水系统，并及时消毒。禁止乱倒垃圾、污水，保持居住环境卫生。

（7）临时住所应设置纱帘，以防蚊蝇袭扰。监测鼠、蚊、蝇等媒介生物密度，适时进行消杀。

（8）加强家禽、牲畜管理，禁止在灾区临时安置点内饲养畜禽。

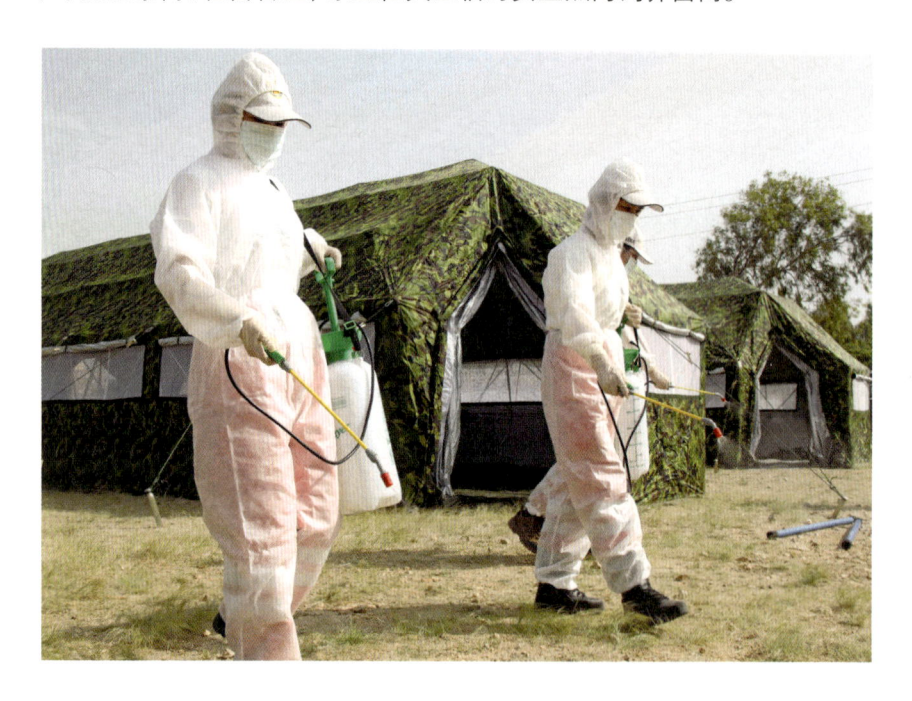

灾区如何加强粪便处理、减少疾病发生

临时厕所不仅是灾区人民的必要生活设施，更是保持环境卫生、减少疾病发生与传播的必要措施。

（1）修建的临时厕所应达到应急性、便利性和实用性的要求，做到粪池不渗漏、粪便不外溢，避免污染周围环境；远离水源，防止污染水源；每日清洁，防止蚊蝇滋生；发生肠道传染病的病例时，粪便必须有专人负责进行及时消毒处理。

（2）在灾区临时安置点的厕所位置和数量要按人口密度合理布局，一般可按照每45人1个蹲位配置，或者每25名女性配置1个蹲位、每35名男性配置1个蹲位和1个便池。有条件时可使用商品化的移动性厕所。

（3）临时厕所可选择粪便与尿液分别收集的设施，尿液及时排放，粪便每日施加生石灰或漂白粉消毒。

（4）尽量利用现有的储粪设施储存粪便，如无储粪设施，应选择远离水源地点、地势较高的地方挖一圆形土坑，用防水塑料膜、石灰、水泥等防水材料作为土坑的衬里，向坑周围延伸20厘米左右，粪便倒入坑内储存。简易粪坑要挖深，每两天撒一次生石灰，生石灰层厚5厘米，以防蚊蝇滋生。粪坑装满后，要加土覆盖，另选新的粪坑或将粪便清出进行高温堆肥处理。

（5）在特殊困难情况下，为保护饮用水源，可采用较大容量的塑料桶、木桶等容器收集粪便，装满后加盖，送至指定地点暂存，待灾害过后运出处理。有条件时用机动粪车及时运走；船上居民的粪便，应用容器收集后送上岸集中处理，禁止倒入水中，以防止血吸虫等病的传播。

（6）对临时厕所要落实专人管理，确定专人保洁，负责厕所的清扫、消毒，每日喷洒灭蝇药2次，及时掏清粪便并进行无害化处理；对于使用马桶收集粪便的，粪便要倒入粪坑，禁止随地乱倒，不能在取水点附近、井边洗刷马桶。

（7）集中治疗的传染患者的粪便必须用专用容器收集，进行消毒处理。散居患者的粪便采用两种方式处理：一是使用漂白粉，粪便与漂白粉的比为5∶1，充分搅和后，集中掩埋；二是使用生石灰，粪便内加入等量的石灰粉，搅拌后再集中掩埋。

（8）牲畜的粪便要及时清理，收集入集中粪池或高温堆肥处理。

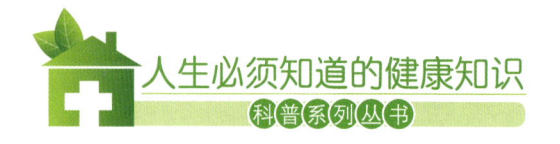

怎样做到垃圾污水的收集与处理

（1）根据灾民临时住所的实际情况，合理布设垃圾收集站点，收集垃圾的容器按每25人左右提供一个容器并加盖，容积为50~100升。

（2）必须要有专人负责垃圾的收集、运送和处理，垃圾要做到及时清理，集中堆放处理，日产日清，不得任意倾倒。

（3）临时住所要修建污水沟，生活污水应定点倾倒，并远离饮水水源。

（4）及时对垃圾站点与污水倾倒处进行消毒杀虫，经常喷洒消毒杀虫药如漂白粉、生石灰、敌百虫等，防止蚊蝇滋生。

（5）传染性垃圾必须消毒处理，有条件的可采用焚烧法处理。

（6）垃圾粪便的无害化处理。

收集的垃圾粪便要因地制宜地选择地势较高、远离水源和临时居住点的地方集中堆放，四周要挖排水沟，集中统一进行无害化处理。

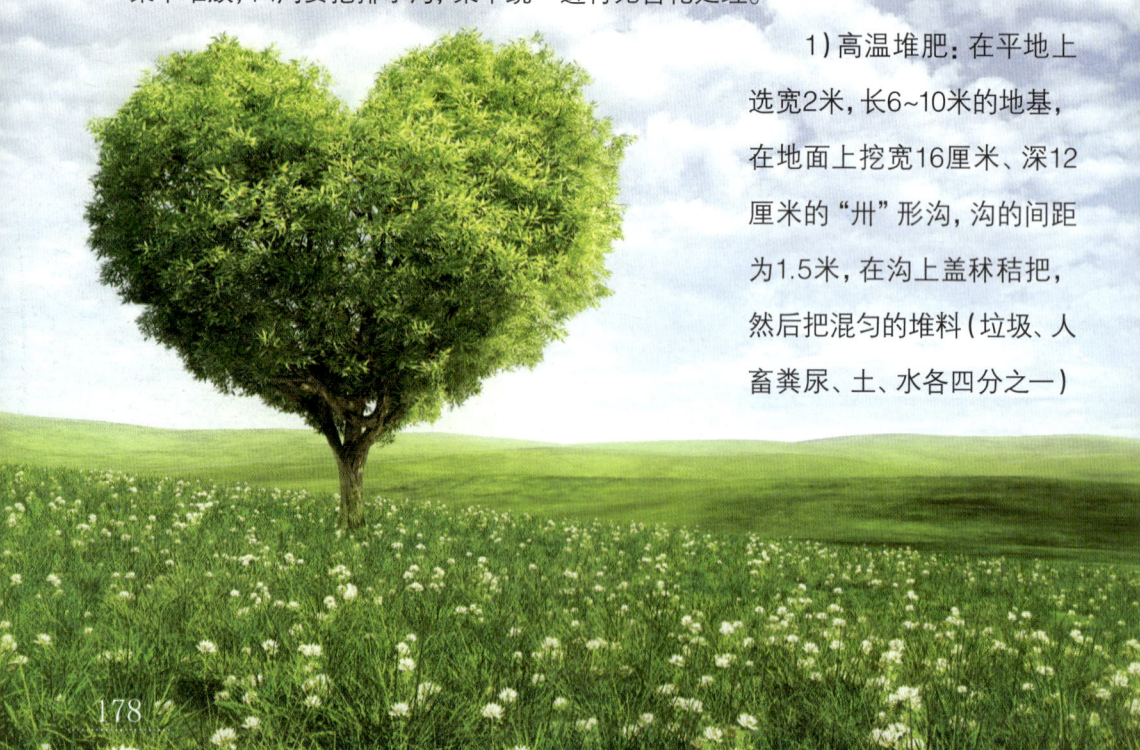

1）高温堆肥：在平地上选宽2米，长6~10米的地基，在地面上挖宽16厘米、深12厘米的"卅"形沟，沟的间距为1.5米，在沟上盖秫秸把，然后把混匀的堆料（垃圾、人畜粪尿、土、水各四分之一）

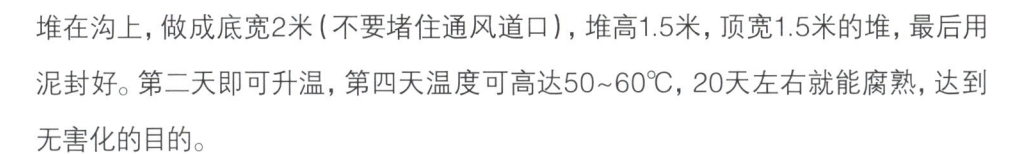

堆在沟上，做成底宽2米（不要堵住通风道口），堆高1.5米，顶宽1.5米的堆，最后用泥封好。第二天即可升温，第四天温度可高达50~60℃，20天左右就能腐熟，达到无害化的目的。

2）坑式堆肥：坑深1米以上，直径1.2米，坑沿四周砸出土梗，防止雨水流入，堆料入坑，坑口最好用秸秆铺上，用土压严，可每日向其表面喷洒杀虫剂1~2次，或洒一层生石灰，以防生蛆。

3）密封发酵法：把粪尿储存在用不透水材料（砖、水泥或三合土夯实）制成的储粪便池或缸中，加盖密封3个月左右。

如何妥善处理人和动物的尸体

自然灾害期间，人畜尸体经腐生菌腐化分解后（特别是夏季气温高时）污染环境和水源，可致尸碱中毒。因此应认真做好人与动物尸体的卫生处理。

尸体处理的一般要求

对逝者处理时必须给予充分尊重；及时就地清理和尽快掩埋处理；必须需要辨明身份而不能马上处理者，应尽快留取辨别检材后及时处理，尽量缩短尸体存放时间。

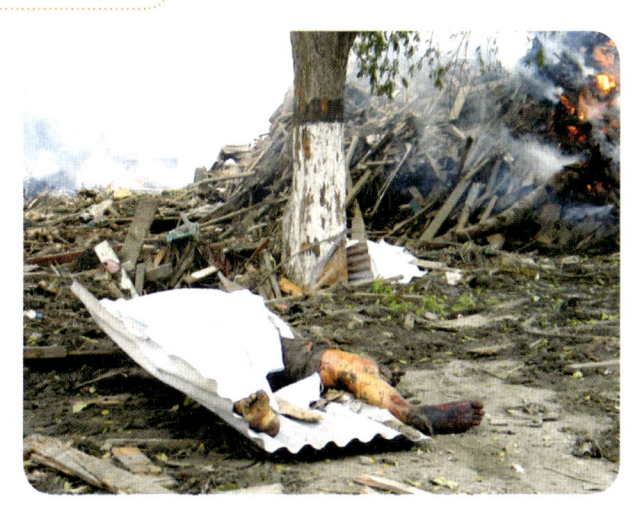

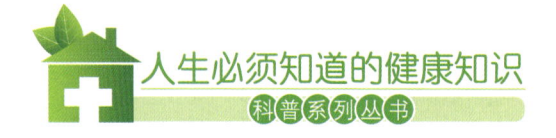

尸体暂时存放地的要求

存放地点应远离水源，避开人员活动区，避开低洼地。

（1）存放时间在平均气温低于20℃的情况下，自然存放不宜超过4天，放入存尸袋的可适当延长存放时间，但应在尸体上下洒盖漂白粉，降低尸体腐败的速度，减少异味，尸体出现高度腐烂时应及时进行火化或掩埋处理。

（2）条件许可的情况下应适当集中存放，便于管理。

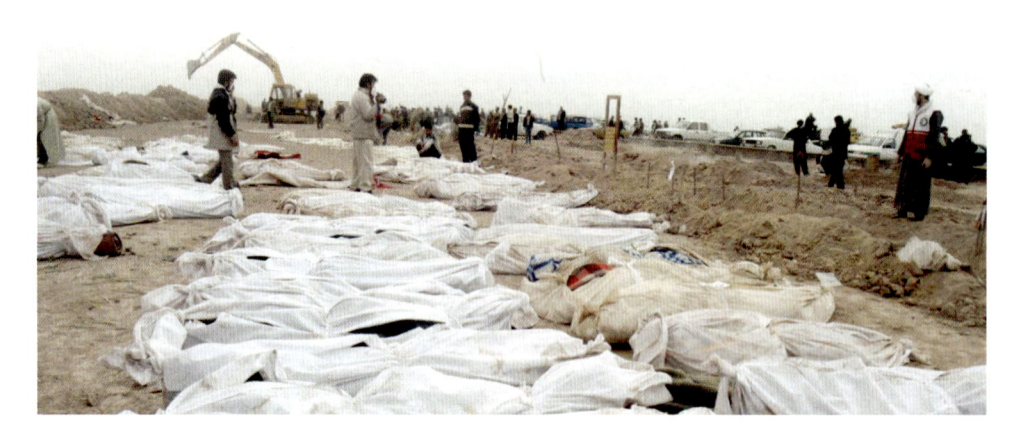

尸体的处理与掩埋要求

（1）火化处理场可正常运行时，进行火化处理应为首选方法。

（2）对甲类、乙类传染病死亡者，应做彻底消毒后，以最快速度运出火化或者2米以下深埋。

（3）对高度腐烂的尸体应进行消毒除臭处理。

（4）尸体埋葬的场所应由当地政府指定，不得随意乱埋。

（5）选用土葬，应尽可能选择2米以下深埋的方式；埋葬人数集中量大时，或有特殊原因不能选择深埋方法时，如为避免对地下水的污染等，经现场卫生专家集体决定可选用浅埋（1米）的方法。

（6）在城镇、乡村外，应选择便于运输又不影响城镇、乡村生活、活动和景观的地点，土壤结构结实、地下水位低，地势较高，远离水源地，还应尽量选择人口密集区的下风向。

尸体清理工作人员防护要求

一般（非传染病死者）尸体的清理、运输人员需要一定的防护意识和卫生防护设备，要戴医用防护口罩、穿着工作服、戴手套、穿胶鞋。尽量避免意外擦伤，出现外伤时需要及时进行医疗处理。应注意及时洗手并注意个人卫生。

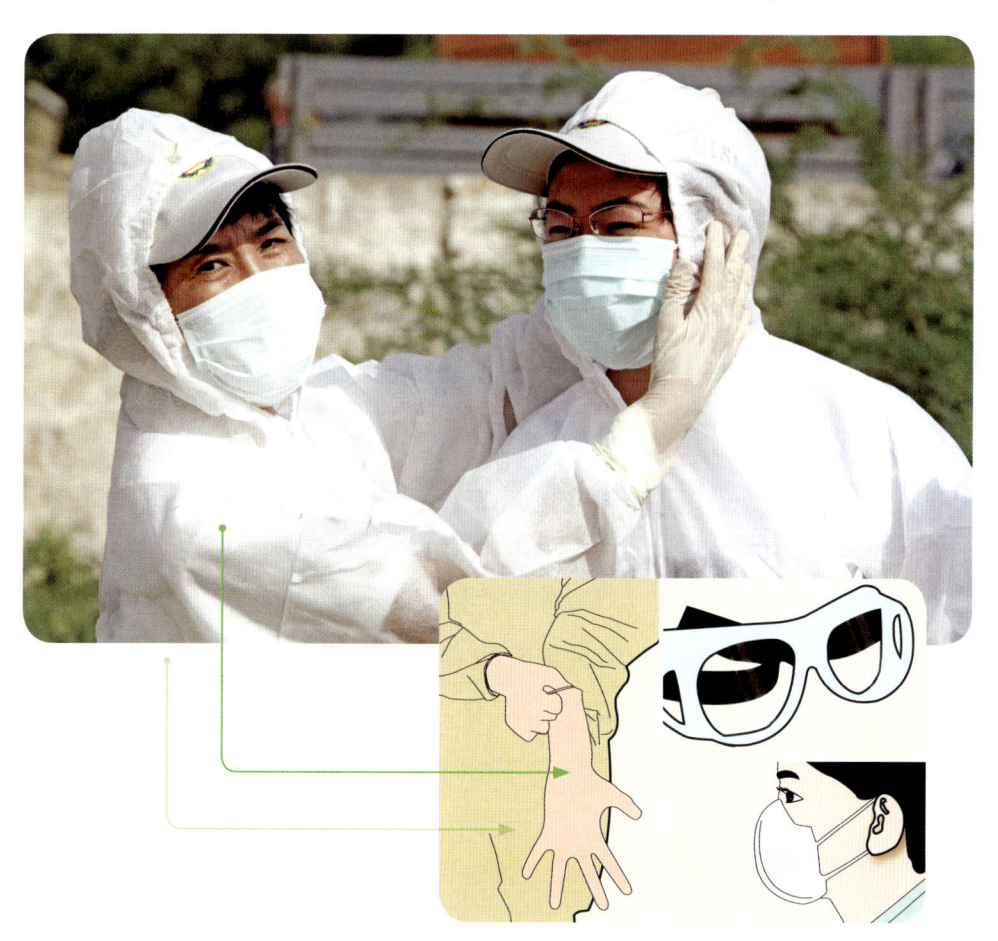

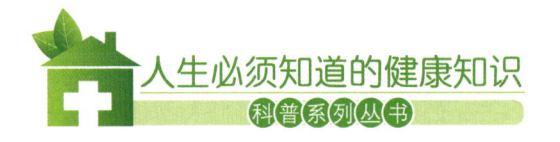

动物尸体的处理要求

对环境清理中清出的家畜、家禽和其他动物尸体应用漂白粉或生石灰处理后进行深埋处理。地点应选择地势高、地下水位低、远离水源及居民点的地方，挖土坑深2米以上，在坑底撒漂白粉或生石灰，把动物尸体先用10%的漂白粉上清液喷洒（200毫升/米^2），作用2小时后，装入塑料袋，投入坑内，再用干漂白粉按20~40克/平方米洒盖于尸体上，然后覆土掩埋压实。

灾害后期的环境清理要注意什么

自然灾害后期，居民重回受损的家园，要对室内外进行彻底的环境清理，改善环境卫生。对遭受灾害的室内外环境进行彻底的清理消毒，做到先清理、后消毒、再回迁，尽最大可能消除导致疫病发生的各种隐患。

(1) 自然灾害结束后，灾民搬回原居住地时，应首先对原住房的质量进行安全性检查，确认其牢固性。然后打开门窗，通风换气，清洗家具，清理室内物品，整修家庭厕所，修缮禽畜棚圈，全面清扫室内和院落，清除垃圾污物。必要时将房间的墙壁和地面进行消毒。对室内和临时居住点带回的日常生活用品可进行煮沸消毒或在日光下曝晒。在有条件时，可用2%~5%的洁灭净洗消液将衣被浸泡15~20分钟后再进行洗涤。待室内通风干燥、空气清新后方可搬入居住。

(2) 组织群众清理室外环境，整修道路，排除积水，填平坑洼，清除垃圾杂物，铲除杂草，疏通沟渠，掏除水井内的污泥，修复厕所和其他卫生基础设施，掩埋禽畜尸体，进行环境消毒，控制疫病发生的危险因素，使灾区的环境卫生面貌在短期内恢复到灾前水平。

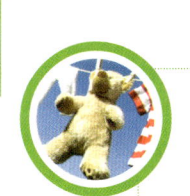

群体集会疾病防护

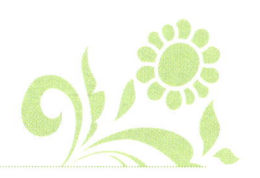

2014年2月西非爆发大规模病毒疫情，截至2014年12月17日，世界卫生组织发表数据显示埃博拉出血热疫情肆虐的利比里亚、塞拉利昂和几内亚等西非三国的感染病例（包括疑似病例）已达19031人，其中死亡人数达到7373人。

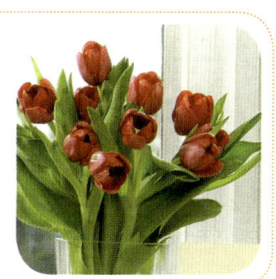

背景知识

什么是群体性不明原因疾病

群体性不明原因疾病是指一定时间内（通常是指2周内），在某个相对集中的区域（如同一个医疗机构、社区、建筑工地、学校等集体单位）内或参加大型集会后同时或者相继出现3例及以上相同临床表现，经医院组织专家会诊，不能诊断或解释病因，有重症病例或死亡病例发生的疾病。

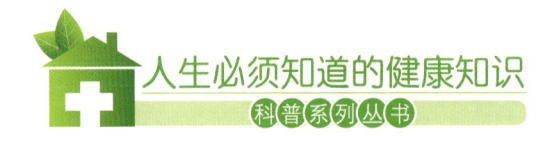

群体性不明原因疾病有哪些特点

群体性不明原因疾病具有临床表现相似性、发病人群聚集性、流行病学关联性、健康损害严重性的特点。这类疾病可能是传染病（包括新发传染病）、中毒或其他未知因素引起的疾病。

群体性不明原因疾病有哪些分级

Ⅰ级——特别重大群体性不明原因疾病事件：一定时间内，发生涉及两个及以上市的群体性不明原因疾病，并有扩散趋势。

Ⅱ级——重大群体性不明原因疾病事件：一定时间内，发生涉及两个及以上县（市、区）的群体性不明原因疾病。

Ⅲ级——较大群体性不明原因疾病事件：一定时间内，在一个县（市、区）行政区域内发生群体性不明原因疾病。

避险和防护

疑似传染病疫情如何防护

（1）要求穿防护服，且应满足穿着舒适、对颗粒物有一定隔离效率，符合防水性、透湿量、抗静电性、阻燃性等方面的要求。

（2）配备达到N95标准的口罩。

（3）采取眼部保护措施，戴防护眼镜、双层橡胶手套，穿防护鞋靴。

疑似放射性尘埃导致疾病如何防护

多数情况下使用一次性医用防护服即可，也可选用其他防护服。防护服应穿着舒适、对颗粒物有一定的隔离效率，表面光滑、皱褶少，具有较高的防水性、透湿量、抗静电性和阻燃性。根据放射性污染源的种类和存在方式以及污染浓度，对各种防护服的防护参数有不同的具体要求。此类防护服要求帽子、上衣和裤子联体，袖口和裤脚口应采用弹性收口。

如群体性不明原因疾病现场存在气割等产生的有害光线时，工作人员应配备相应功能的防护眼镜或面盾。

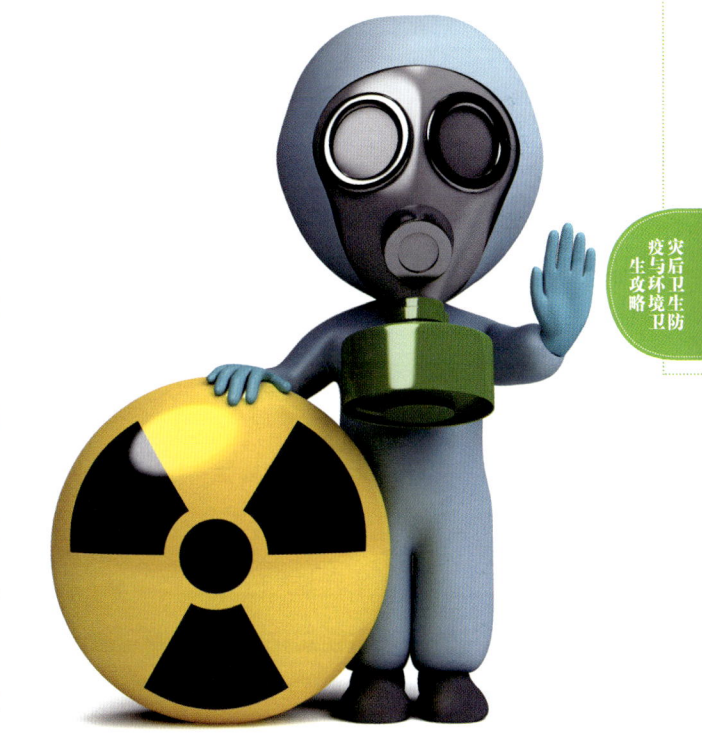

疑似化学物泄漏和中毒导致疾病如何防护

根据可能的毒源类型和环境状况，选用不同的防护装备。化学物泄露和化学中毒事件将现场分成热区、温区或冷区。不同区域所需的防护各异，一个区域内使用的防护服不适合在另一区域内使用。在对生命及健康可能有即刻危险的环境（即在30分钟内可对人体产生不可修复或不可逆转损害的区域）以及到发生化学事故的中心地带参加救援的人员（或其他进入此区域的人员），均需按A级（窒息性或刺激性气态毒物等）或B级（非挥发性有毒固体或液体）防护要求进行防护。

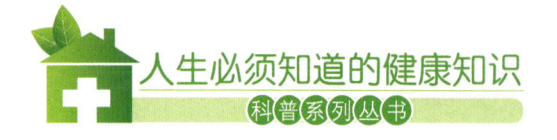

群体性集会常见疾病的防护

大型集会时因参加人员多,密集度高,流动性大,不管是户外还是室内,各种常见疾病、传染病、不明原因疾病都有可能爆发和流行。为提高人群对疾病的防范和减少自身感染的概率,需要普及和提高参加集会人群对易感疾病知识的了解和掌握,从而提高人群的自我保护能力,防止疾病的发生、传染病的流行和爆发。

1. 呼吸系统疾病

(1)什么是呼吸道传染病:是指病原体从人体的鼻腔、咽喉、气管和支气管等部位侵入后引起的有传染性的疾病。呼吸道与外部相通,受各种病原体侵袭的机会较多,病原体通常寄居在呼吸道黏膜及肺,或因疲劳造成抵抗力下降时易引起发病。

(2)呼吸道传染病的传播途径是怎样的:呼吸道传染病主要通过空气飞沫,包括尘埃、气溶胶等方式传播或直接接触患者而传播。

(3)为什么春季容易患呼吸道传染病:主要原因有:①春季气候变暖,细菌、病毒等繁殖加快;②气候变化无常,早晚温差大,导致人的抵抗力下降;③学生集中学

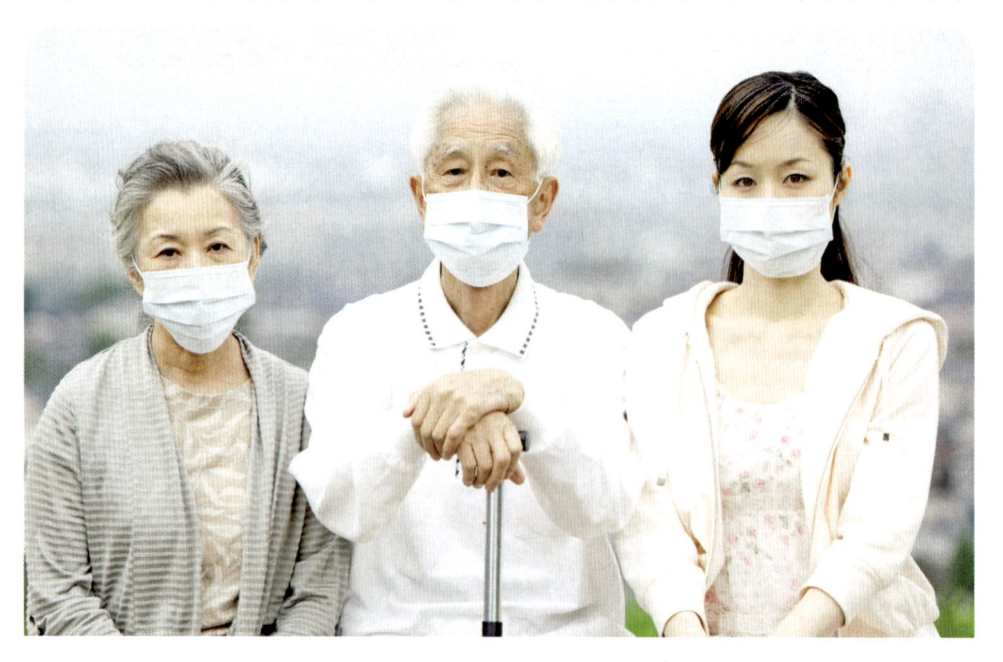

习、生活，疾病容易相互传染；④封闭的教室，空气流通不畅，疾病容易传播；⑤参加大型集会和娱乐活动较多时易流行。

（4）集会时可能发生的呼吸道传染病有哪些：如流感、流行性脑脊髓膜炎、流行性腮腺炎、支原体肺炎、军团菌病、传染性非典型肺炎（SARS）、麻疹、百日咳、白喉、肺结核等疾病。

（5）如何预防集会时呼吸道传染病：冬季、春季为各种吸呼道传染病的高发季节，受空气、人口流动频繁、集会等因素影响，容易引发某些呼吸道传染病的局部爆发流行。为加强传染病的防治工作，重点预防控制流感，流行性脑脊髓膜炎、麻疹、非典型肺炎等呼吸道传染病，应对参加集会人员做好以下个人预防措施：

1）开展呼吸道传染病预防的科普宣传，使群众了解疾病的特征与预防的方法，争取早发现、早报告、早隔离、早治疗。群众发现身体不适，应及时到医院就诊，避免乱投医乱服药。

2）户内要经常通风换气，促进空气流通，勤打扫环境卫生，勤晒衣服和被褥等。

3）经常到户外活动，参加体育锻炼，呼吸新鲜空气，增强体质和免疫力。

4）对出现呼吸道感染病例的家庭，应注意其他成员隔离防护工作。

5）保持良好的个人卫生习惯，打喷嚏、咳嗽和清洁鼻子后要洗手。洗手后用清

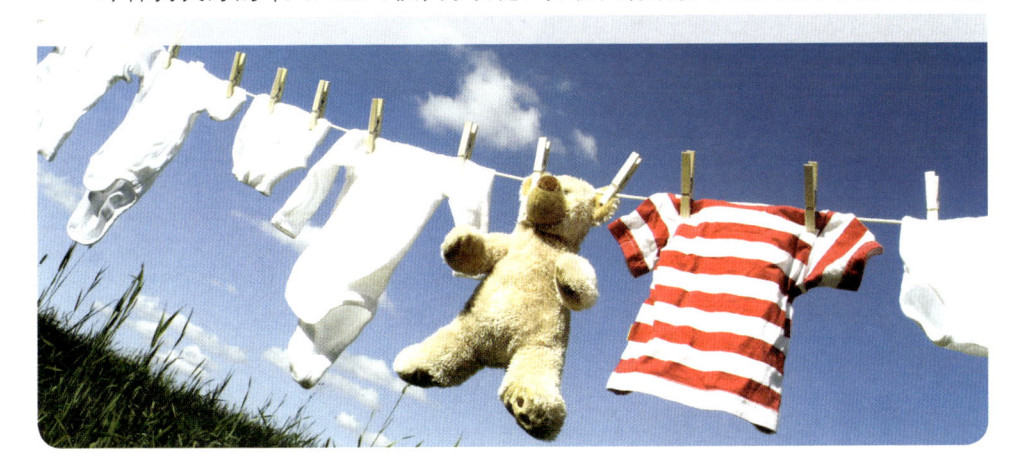

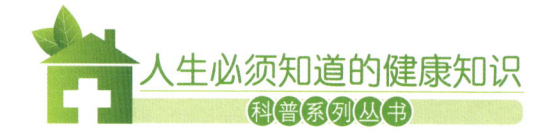

洁的毛巾和纸巾擦干，不要与他人共用毛巾。

6) 注意均衡饮食，定期运动，充足休息，减轻压力和避免吸烟，根据气候变化增减衣服，增强身体的抵抗力。

7) 出现呼吸道传染病较多的社区要加强卫生宣传工作，避免群众前往空气流通不畅，人口密集的公共场所，减少群众性集会。

8) 要经常清洗空调隔尘网，保证商场、超市、影剧院等场所中央空调系统的送风安全，必要时应对供送气设备进行消毒。根据季节变化，尽可能开窗通风换气。

9) 在冬春季，可对家庭中老年人、儿童尤其是慢性疾病患者及时接种流感疫苗、肺炎疫苗或人血丙种球蛋白，增强对呼吸道传染病的被动抵抗力。

10) 对传染源进行隔离，对各种污染物进行有效消毒。

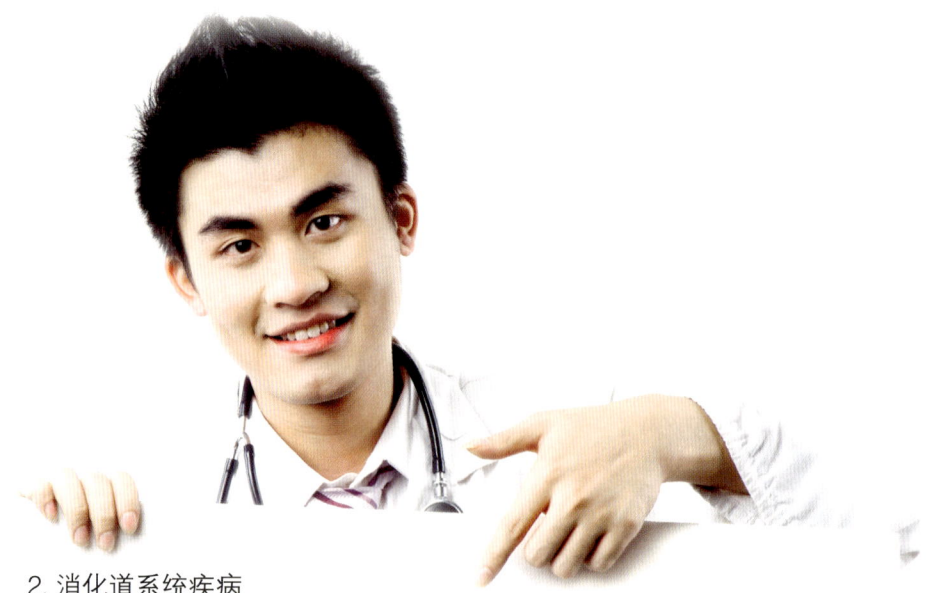

2. 消化道系统疾病

（1）什么是消化道传染性疾病：参加各种大型集会时因饮水、进食不清洁而感染细菌和病毒，引起以消化道症状为主的消化道传染性疾病。

（2）常见的消化道传染病：霍乱、细菌性痢疾、甲型病毒性肝炎、伤寒、副伤寒以及食物中毒、手足口病和其他感染性腹泻等。

（3）消化道传染病的症状：消化道传染病症状的轻重要看感染的细菌或病毒的种类、数量和毒力以及个体的免疫力情况等。临床症状主要有恶心、呕吐、腹痛、腹泻、食欲不振等胃肠道症状，有些可伴有发热、头痛、全身中毒症状，严重者还可能危及生命。据调查肠道疾病已成为对中国人危害最大的疾病之一，关爱中国人的肠道健康已经迫在眉睫。

（4）消化道传染病的基本环节：消化道传染病和所有传染病一样，若要在某一人群中发生和传播，必须具备传染源、传播途径和易感人群三个基本环节。

1）传染源：消化道传染病的传染源是患者和病原携带者。

2）传播途径：消化道传染病的传播途径主要是粪口传播。消化道传染病患者和病原携带者的粪便和呕吐物中带有大量细菌和病毒，从体内排出后污染周围环境和水源。健康人如果不注意饮食、饮水和个人卫生，细菌和病毒就可经饮用水、食物和污染的手、苍蝇、蟑螂或密切接触患者等途径经口腔进入体内。大量细菌和病毒在胃肠道内繁殖，会产生毒素引起恶心、呕吐、腹痛、腹泻等临床症状，同时又经粪便或呕吐物排出病原体再传给别人。

3）人群易感性：人群对大多数消化道传染病普遍易感，仅少数疾病康复后可获得对该病的免疫力。消化道传染病好发于夏秋季，夏秋季也是各种大型集会举办最多的季节。

（5）消化系疾病好发于夏季的原因：

1）夏季由于气温高、湿度大，特别有利于病菌的生长和繁殖，食物易受污染，吃了存放时间较长的饭菜或食用了保存不当而腐败变质的食物，很容易引起消化道传染病。

2）夏季细菌、病毒传播的媒介明显增多，如苍蝇、蚊子、蟑螂等害虫在夏季为其一年中主要的繁殖高峰期，在夏季其繁衍数量大幅上升，为各种肠道细菌和病毒提供了充足的载体，增加了消化道传染病传播疾病的概率。

3）夏秋季节也是大量水果蔬菜上市的季节，人们在食用时如不注意洗净、消毒，就容易引起消化道传染病。

4）夏季我们身体对消化道传染病的抵抗力也会减弱。因为气温高，身体皮肤血管处于扩张状态，胃肠道血供相对减少，再加上天气热、出汗多，大量喝水，冲淡了胃酸浓度，病菌很容易乘虚而入，从而导致消化道传染病。

（6）消化道传染病的预防：消化道传染病发病突然，症状严重，传染性强，给人们的健康和生活造成极大的威胁。为了预防消化道传染病，必须发动群众认真做好"三管一灭"，即管理好饮食卫生、饮水卫生、粪便卫生和消灭苍蝇。

（7）如何做好自我防护：做好个人预防，一定要严把"病从口入"这一关，努力做到以下几点：

1）注意饮食和饮水卫生，养成良好的卫生习惯。养成饭前、便后洗手的习惯。常剪指甲，勤换衣服。不喝生水，不吃变质食物，尤其不要生食或半生食海产品、水产品等。

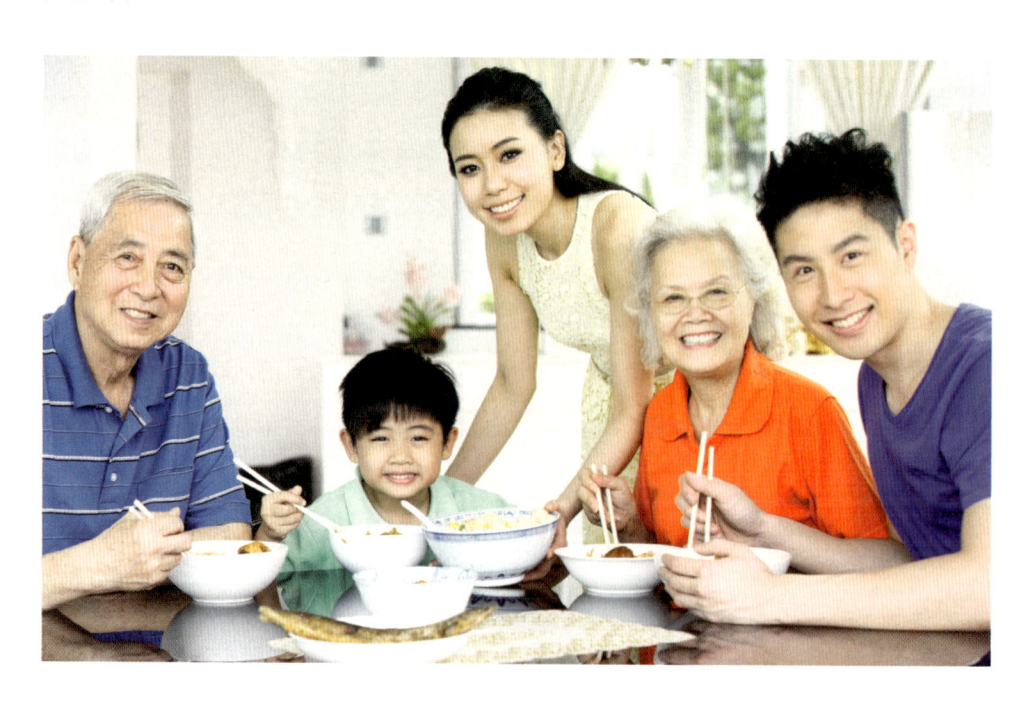

2）食物要彻底煮熟、煮透，剩余食品、隔餐食品要彻底加热后再食用。

3）发现食物有异样或异味后不可食用，也不可煮沸烧透后再食用。

4）外出就餐时，要挑选卫生条件好的饭店就餐，并尽量少食凉拌菜。

5）食堂、餐厅的公共碗筷等餐具必须按规定进行消毒。

6）餐饮业从业人员、幼教机构保育员应持证上岗，每年定期检查身体。当患有消化道传染病时，必须暂时调离工作岗位，待痊愈后方可恢复原工作。

7）注意劳逸结合，起居有度，生活规律，增强对疾病的抵抗能力。

8）当发生腹痛、腹泻、恶心、呕吐等胃肠道症状时，要及时去就近医疗机构的肠道门诊治疗，以免延误病情。

9）一旦发现传染病患者，应对其及时隔离和治疗，直到无传染性为止。

10）进行预防接种，如注射甲肝疫苗、按国家要求的免疫程序口服或注射脊髓灰质炎疫苗等。

如果我们大家都掌握和做到了以上这些要点，就一定能将消化道传染病控制在最低的发病水平和最小的波及范围，使更多的人免受消化道传染病之苦。

（本章编者：雷联会、张旭毅、赵 亮、姜 威、徐 霄）

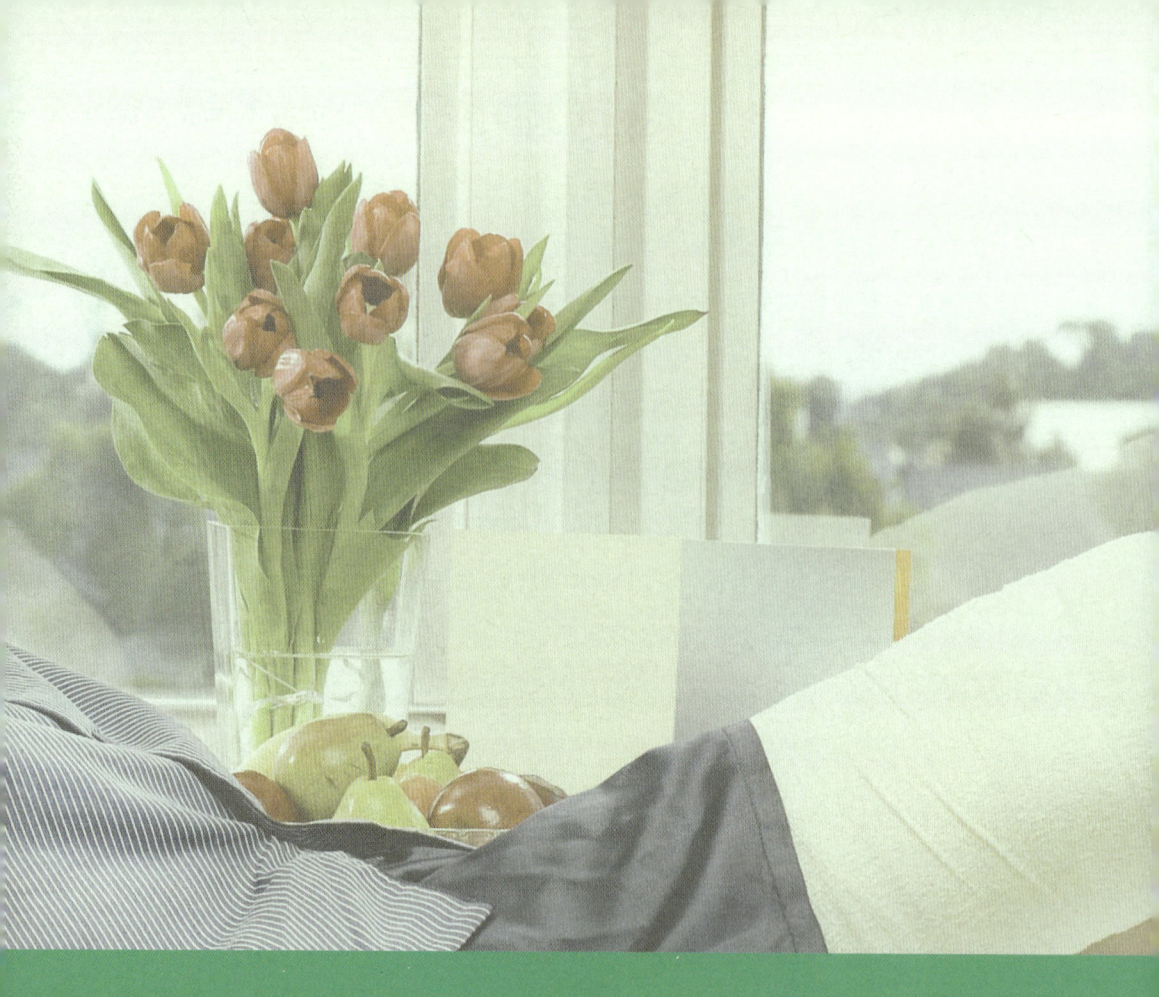

CHANGYONG DE WAISHANG CHULI FANGFA

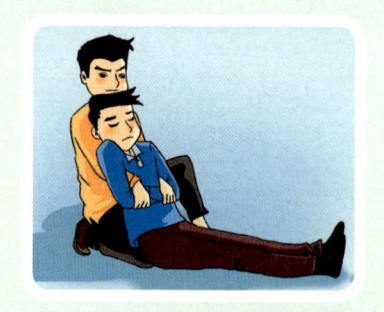

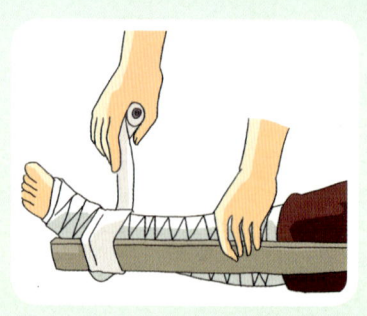

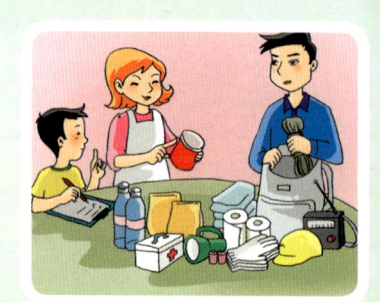

常用的外伤处理方法

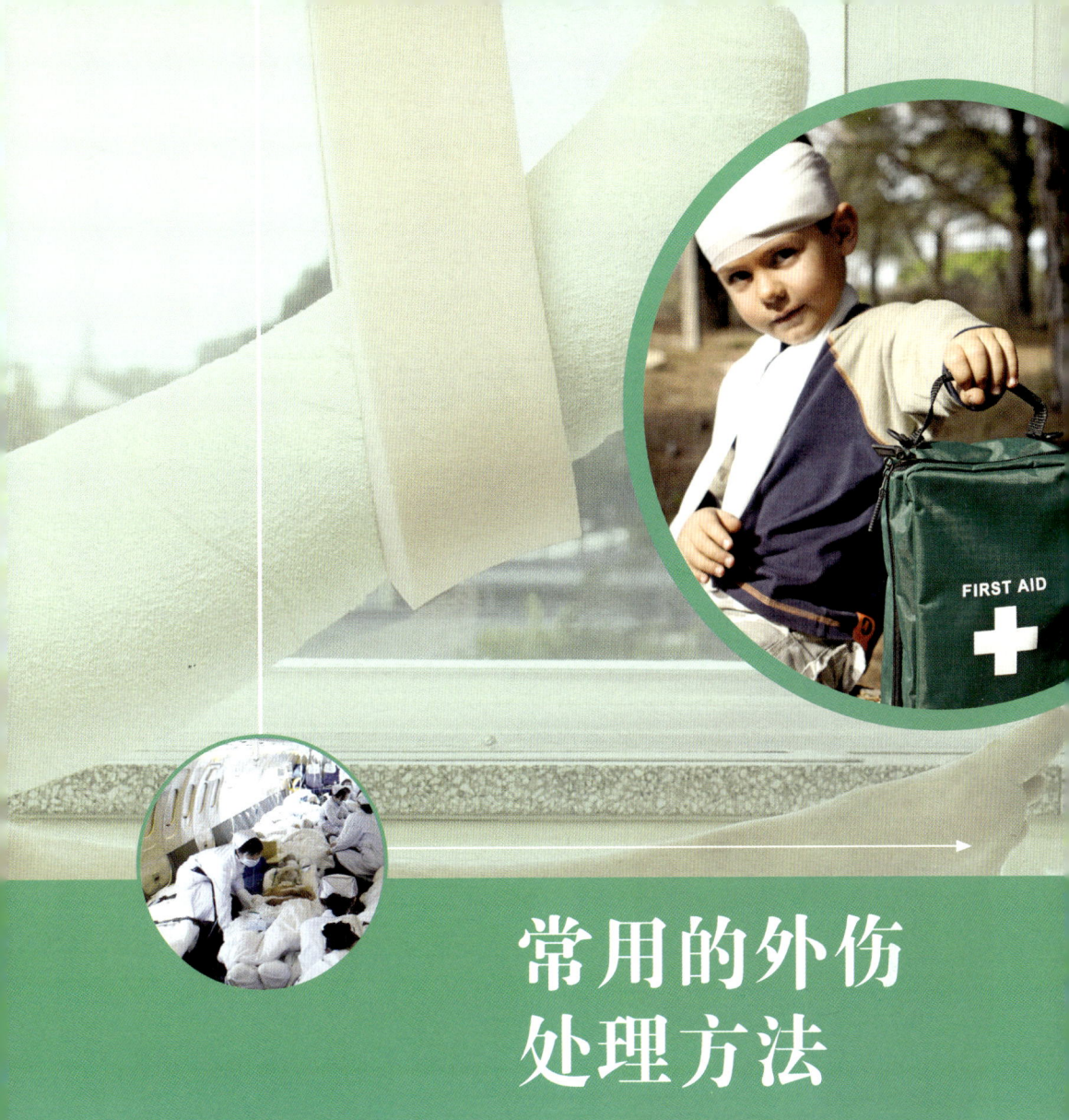

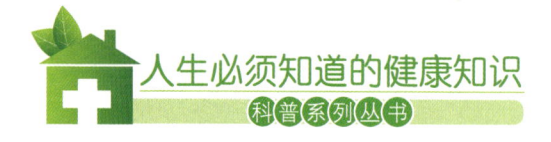

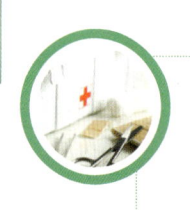

受伤后怎样止血

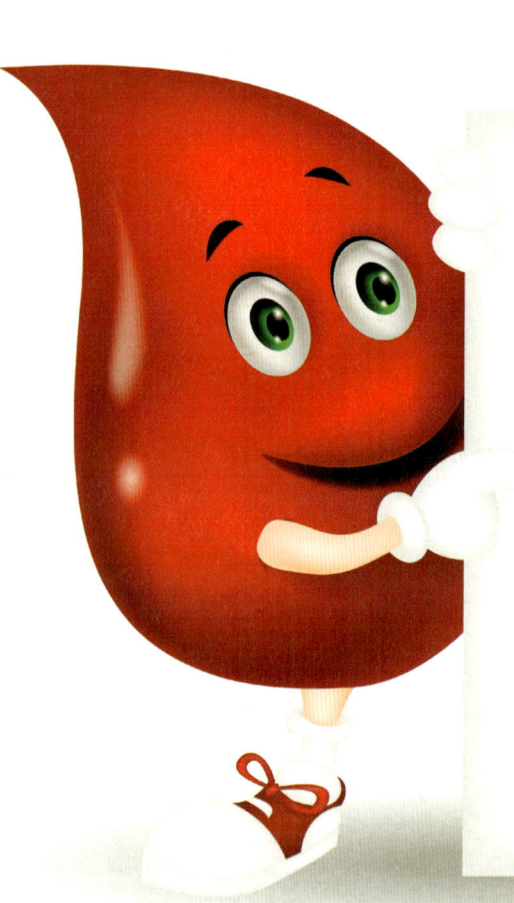

出血在各种意外灾害中最常见，心脏及血管破裂所致严重出血，可致伤员立即死亡，中等量出血可致伤员休克。正确止血在灾害急救中对减少伤员死亡率、致残率极其重要，并对后续治疗有着非常重要的意义。

血是生命之源，封闭伤口，把宝贵的血液留在人体内是挽救生命的前提，止血是各类伤员救治的关键，在专业人员到来之前如果能够及时有效地止血，将大大增加伤员存活的机会。那么怎样做才能正确有效地止血呢？

怎样判断动脉出血还是静脉出血

(1) 动脉出血：出血呈鲜红色，因血管内压力高，并随动脉搏动呈搏动性喷射状出血。可短时间内大量失血，引起生命危险。

(2) 静脉出血：呈暗红色持续性出血，一般危险性小于动脉出血。

(3) 毛细血管出血：血色多鲜红色，自伤口渐渐流出，常能自行凝固止血，但如伤口较大，也可造成大量出血。

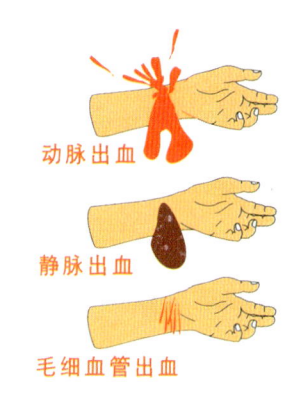

动脉出血

静脉出血

毛细血管出血

常用的外伤处理方法

怎样判断动脉出血量的大小

(1) 小量出血：失血量在500毫升以内，伤员情绪稳定或稍有激动，唇色正常，四肢温度无变化，脉搏每分钟100次以内，血压一般正常或稍高。

(2) 中量失血：失血量在500~2000毫升之间，伤员情绪烦躁或抑郁，对外界反应淡漠，口唇苍白，四肢湿冷，脉搏每分钟可达140次，收缩压下降，可小于90毫米汞柱（11.97千帕）。

(3) 大量失血：失血量在2000毫升以上，伤员反应迟钝，神志模糊不清或躁动不安，口唇灰色，发绀，四肢冰冷，脉搏极弱或能测出，收缩压降至90毫米汞柱（11.97千帕）以下或测不出。

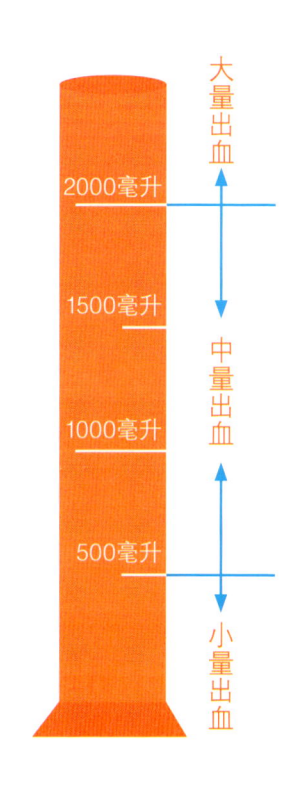

2000毫升 — 大量出血
1500毫升 — 中量出血
1000毫升
500毫升 — 小量出血

人生必须知道的健康知识

常用的止血方法有哪些

常用止血方法有指压止血法、加压包扎止血法、填塞止血法和止血带止血法四种。在没有专业材料的紧急情况下，指压止血法、加压包扎止血法是自救常用的止血方法。

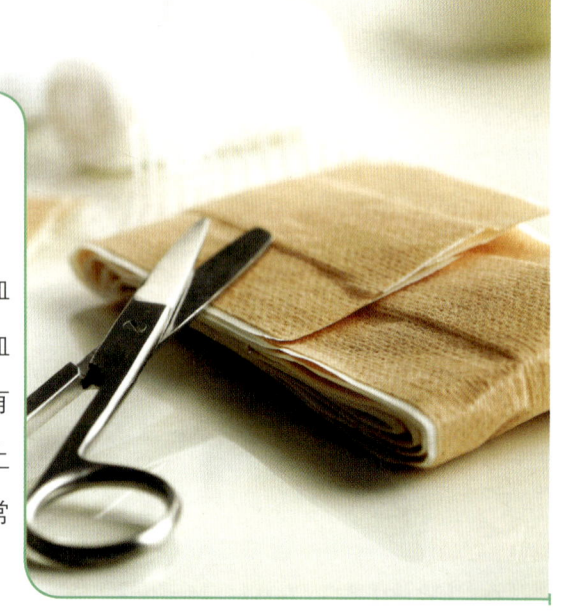

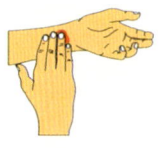

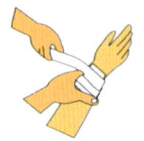

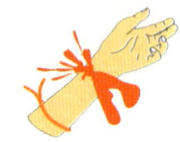

指压止血法　　加压包扎止血法　　止血带止血法

常用止血方法

什么是指压止血法

指压止血法是指用手指压住出血动脉近端经骨骼表面部分，以达到暂时应急止血的目的，一般只能有限地暂时性应急止血，且效果有限，不能持久。紧急情况下可先用指压止血，后根据具体部位情况采用其他止血措施。

指压止血法怎么压迫，具体应该压迫哪些部位

使用双手的拇指配合其他掌指，用力压迫出血血管的近心端，不同部位出血压

迫的具体位置如下：

（1）头面部出血：可压迫下颌骨角部面动脉、耳前颞浅动脉、耳后枕动脉止血。

（2）颈部出血：可压迫一侧颈总动脉达到止血目的，一般第5颈椎横突水平向后压迫。

（3）肩部、腋部出血：在锁骨上凹处向下、向后摸到跳动锁骨下动脉后向后压向第一肋骨可止住肩部、腋部出血。

（4）上臂出血：根据部位可选择腋动脉或肱动脉压迫出血点。腋动脉压迫可从腋窝中点压向肱骨头，肱动脉压迫可以从肱二头肌内侧缘压向肱骨干。

（5）前臂出血：可在肘窝部肱二头肌腱内侧压迫肱动脉。

（6）下肢出血：可压迫股动脉，在腹股沟韧带中点下方压迫搏动股动脉。为增加压力可将一手拇指置另一手拇指之上。

什么是加压包扎止血法

加压包扎止血法对多数体表及四肢出血是最常用、最有效、最安全的方法。其具体方法：用消毒纱布垫、急救包，在急救情况下可用清洁布类将伤口覆盖，再加以绷扎，以增强压力达到止血目的。如无绷带，紧急情况下清洁的衣物、床单等均可代替。其绷扎松紧度以能止血为宜，应抬高患肢，减轻静脉回流受阻而增加出血量。

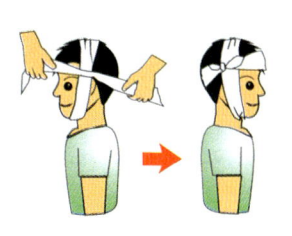

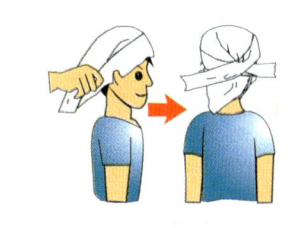

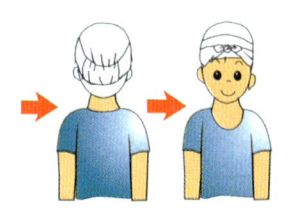

头部包扎

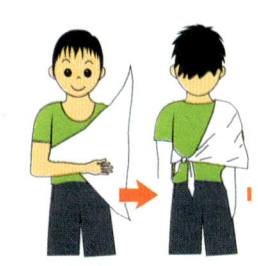

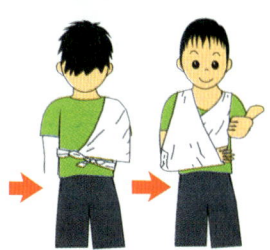

手臂包扎

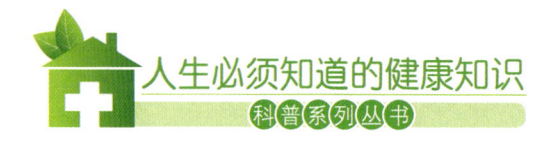

如何进行加压包扎，具体应该压迫哪些部位

具体部位和压迫位置同指压止血法，用消毒纱布垫、急救包，在急救情况下可用清洁布类将伤口覆盖，出血血管近心端再加以绷带缠绕绷扎，以增强压力达到止血目的。

填塞止血法怎么做

对腿根部、腋窝、肩部等处出血可用无菌敷料加压包扎止血。填塞纱布一般在术后4~6天开始慢慢取出。该法虽可以达到止血目的，但在清创除去填塞敷料时可能将血凝块敷料一起取出，再引发出血。采用该方法需注意使用无菌辅料。

什么是止血带止血法

止血带一般只适用于四肢动脉破裂出血，且在上述方法都不能有效止血时，才使用止血带止血法。因压力容易损伤局部组织，而在结扎止血带以下部位，血流被阻断，造成组织缺血，时间长会引起组织坏死；如力量较小，对组织损伤虽小，却达不到止血目的。因此，正确使用止血带可挽救肢体，但使用不当会造成严重出血、肢体缺血坏死以致截肢等严重后果。非四肢动脉出血，或加压包扎即可止血的情况，均不应使用止血带止血。

怎么选择止血带

充气止血带有弹性，压力均匀、压迫面积大，可控制压力，对组织损伤小。并容易控制压力，较其他止血带佳。

橡皮止血带易携带方便，有弹性，易勒闭血管，但压迫面积细狭，对组织易致损伤，紧急情况下也可因地制宜，选用三角巾、绷带、布带等代替。

止血带应该结扎哪些部位

止血带只用于四肢动脉止血，原则上应结扎在出血稍上方。但前臂和小腿因血管在双骨间通行，结扎止血带仅达到止血目的，还会造成局部组织损伤，因此，一般结扎止血带部位：上臂宜在上1/2处，腿宜在上1/3处。

止血带操作方法

上止血带前，先将患肢抬高2分钟，使血液尽量回流后，在肢体适当部位，平整地裹上一块毛巾或棉布类，然后再上止血带。上橡皮止血带时，以左手拇、中指、食指持住一端，右手紧拉止血带绕肢体一圈，并压住止血带在左手持一端，然后再绕一圈，再将右手所持一端交左手食指、中指夹住，并从两圈止血带中间拉去，使之形成一个活结。

使用止血带应该注意哪些事项

（1）准确记录上止血带时间：止血带为应急措施，并且也属于危险措施。上止血带时间长（超5小时）会引起肌肉坏死、神经麻痹、厌氧菌感染等。因此，只有在十分必要时才使用，并准确记录上止血带时间，紧急送往医院，尽量缩短使用止血带时间，如超1小时，则应每1小时放松止血带5分钟，如出血剧烈，则最长也不宜超过5小时。

（2）止血带标准压力：上肢33.3~40千帕，下肢53.3~66.7千帕，无压力表以刚止住出血为宜。

（3）止血带可直接缠在皮肤上，必须要有衬垫。

（4）在松解止血带之前，要先建立静脉通道，充分补液，并准备止血器材再松止血带。

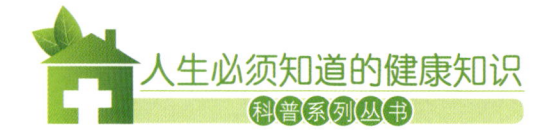

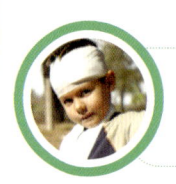

如何包扎伤口

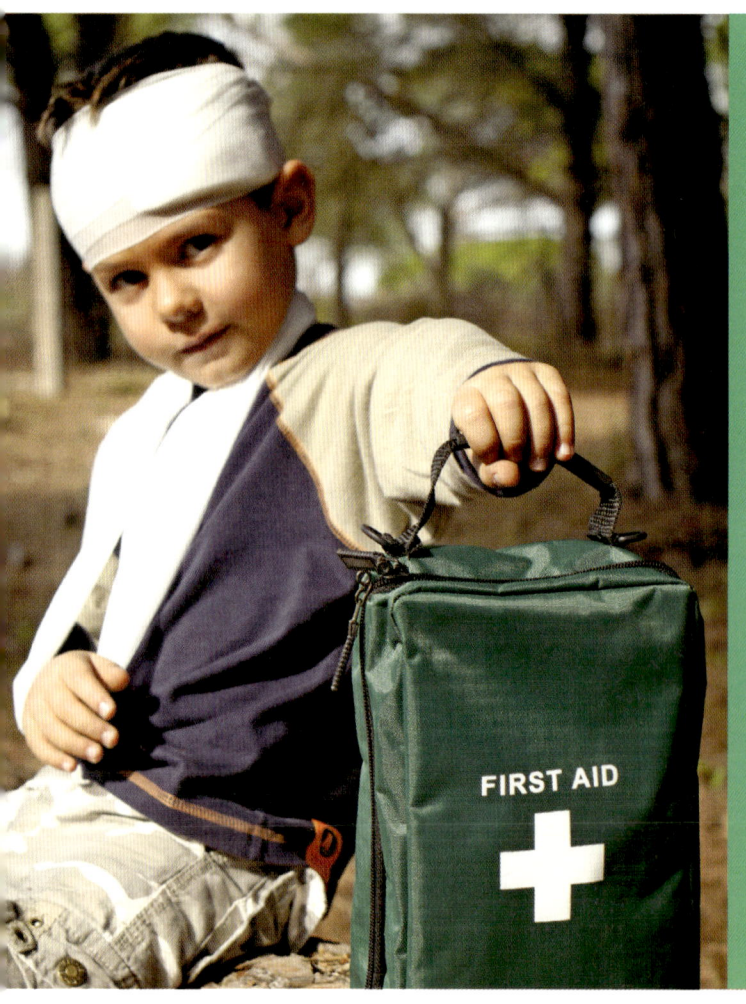

伤口包扎的目的和注意事项

灾害来临，外伤是主要伤害，在自救和协助医务人员救治伤者时，包扎法是常用急救方法之一。伤口包扎具有压迫止血、保护伤口免受污染、固定骨折及止痛、并为伤口愈合创造条件等作用。

包扎伤口应将伤口全部覆盖，包扎稳妥，松紧适度，并应尽可能注意遵守无菌操作原则，为后期处理创造良好条件。

伤口包扎常用材料有哪些

包扎常用材料有绷带和三角巾。在紧急情况下也可因地制宜使用干净毛巾、布料等包扎。

怎么使用三角巾

三角巾应用广泛，可用于身体部位包扎，包扎面积大，使用方便、灵活，在包扎上占有重要位置。急救包中三角巾有小纱布垫各一块，由橡皮布压缩包装。三角巾包扎方法较多，目前常用的有以下几种：

（1）头面部伤口包扎方法：可根据伤口位置分别选用风帽式包扎法、面具式包扎法，以及普通头部包扎法。

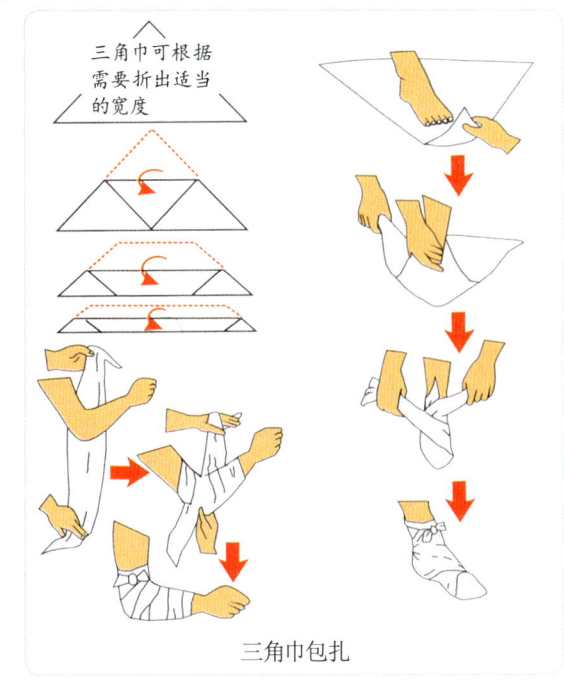

（2）胸背部伤口包扎法：将三角巾顶角放在侧肩上，将底边围在背后打结，然后再拉到肩部顶角打结而成。也可将两块三角巾顶角连结，呈蝴蝶巾，后采用蝴蝶式包扎法。将三角巾绕会阴部后可包扎会阴部、臀部伤口。

（3）四肢伤口包扎法：将患手或足放在三角巾上，顶角在前拉在手或足背上，然后将底边缠绕打结固定。

三角巾包扎

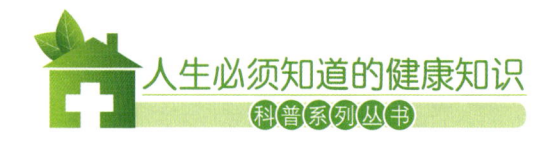

怎么使用绷带

绷带使用方便,可根据伤口灵活运用,用适当拉力将纱布牢固固定可起到止血目的。绷带用于胸腹部包扎可影响伤员呼吸运动,因此,一般多用于四肢头面包扎。

绷带包扎的基本方法

(1)环绕法:将绷带作环形重叠缠绕即成。通常第一圈稍呈斜形,第二圈后即环形并将第一圈斜角压在环形圈内,最后将尾部撕开打结,多用额部、腕部和腰部。

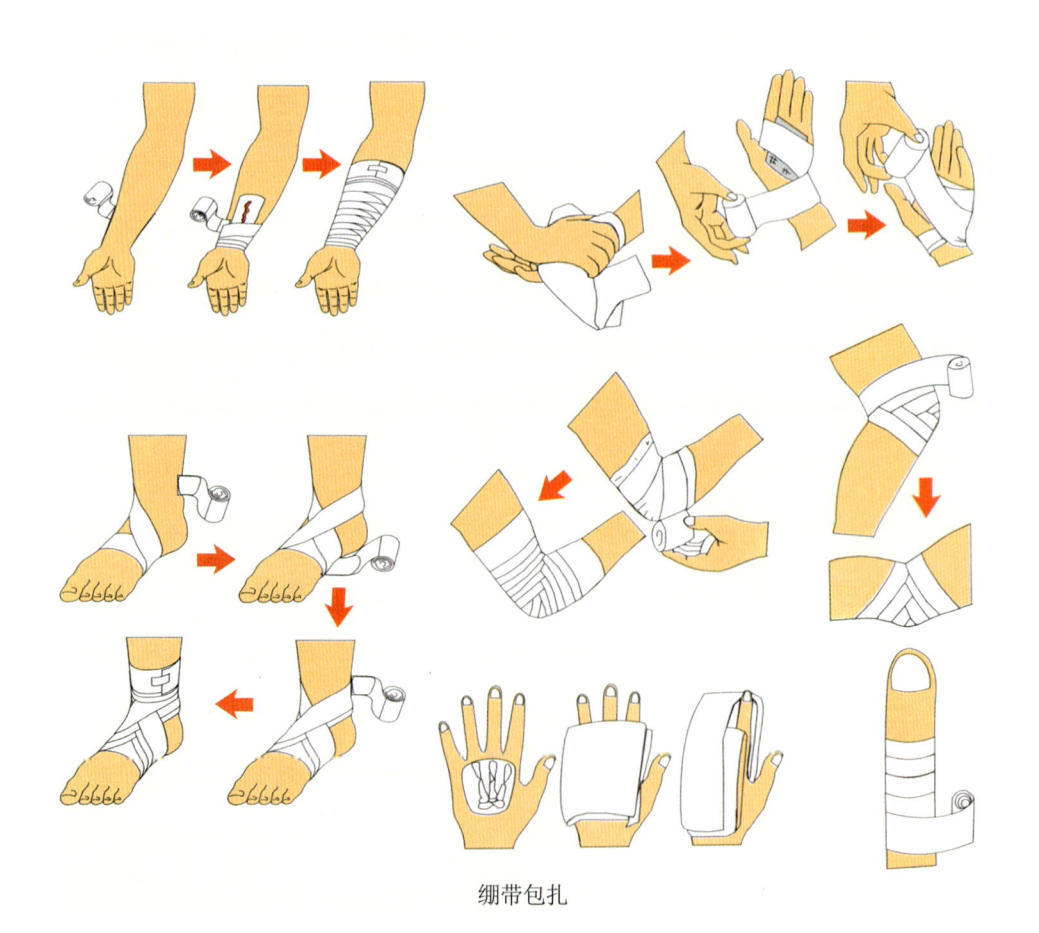

绷带包扎

（2）蛇形法：先将绷带做环形法缠绕数圈后，按绷带宽度做间隔斜形缠绕即成，多用固定。

（3）螺旋法：先以环绕法缠数周后，上绕每圈压着前圈1/3形成螺旋形，多用于躯干四肢。

（4）螺旋反折法：先作螺旋状缠绕，绕到渐粗的地方就每圈把绷带反折一下，盖住前圈2/3，这样由下而上缠绕即成，多用于粗细均匀的受伤部位。

（5）"8"字法：开始先作环绕法，斜关节，上下交替关节处交叉，并压前一圈1/3，再由上而下成"8"字形来回缠绕，多用关节处。

（6）头部绷带固定较特殊，可用单绷带回返缠法，双绷带回返缠法两种方法。单绷带回返缠法经耳上由前额至枕部先绕几圈，由助手在后将绷带固定后，将绷带由枕部经头顶到额部后，也由助手固定，如此反复由前向后，由后向前，左右交替来回包扎，每次盖住前次1/3~1/2，直至包扎完头顶止。最后环绕头部数周，健侧打结。

使用绷带应该注意些什么

（1）包扎不宜紧，以免压迫组织引起局部肿胀。

（2）包扎四肢应将指（趾）端外露，以便观察血液循环情况。

（3）包扎伤口应先用无菌敷料盖住，并从远端往近端缠绕。

（4）不要使用潮湿绷带，以免干后收缩可能紧。

（5）在肢体骨隆突处应垫棉垫。

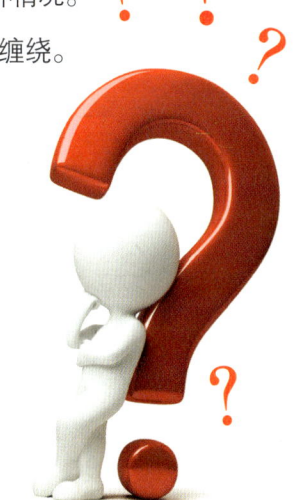

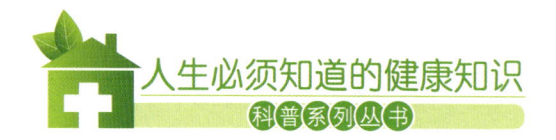

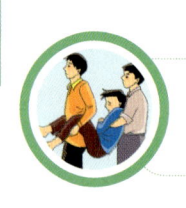

如何搬运伤员

什么是伤员搬运

把伤员从灾害情况下解救出来，搬运到现场救护点，再从现场救护点搬至担架，或从担架搬至救护车、船、飞机，然后搬下车、船、飞机，用担架送至医院内，这个过程叫伤员搬运。

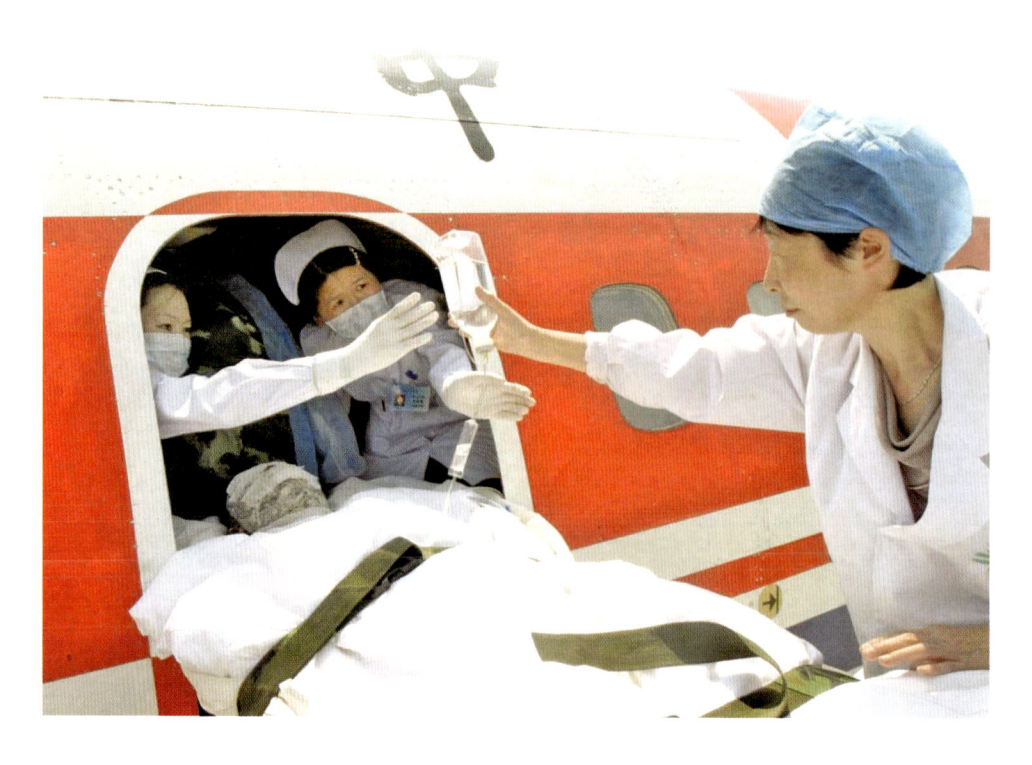

为什么伤员的搬运十分重要

搬运过程关系到伤员途中安全，处理不当会前功尽弃。唐山地震后有3800多名截瘫伤员，有相当一部分脊椎骨折或损伤就是由搬运不当而造成的。

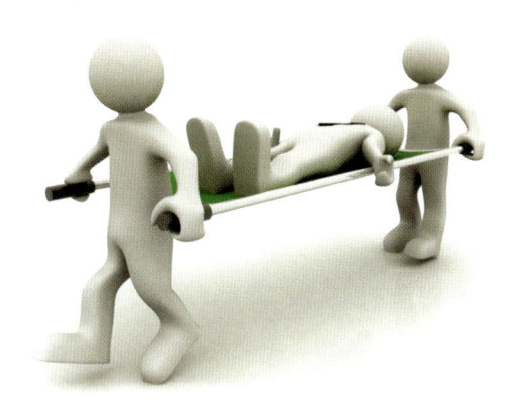

怎样才能避免伤员搬运过程中的不良事件

（1）首先必须妥善做好伤员的早期救治，如外伤伤员抗休克、止血、包扎、固定等，危重伤员待病情相对稳定再搬运。因现场条件限制，某些伤员必须尽快送医院治疗，也要做搬运中可能出现意外的防范措施。脊椎骨折或损伤的病员，在搬运前一定要固定身体。颈部用颈托固定，胸腰部用宽布带等固定在担架上，最好使用硬板

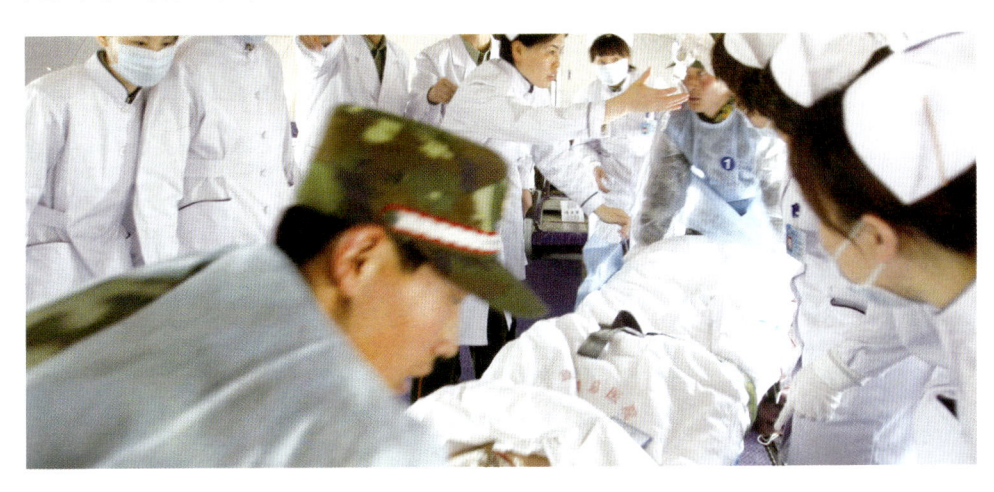

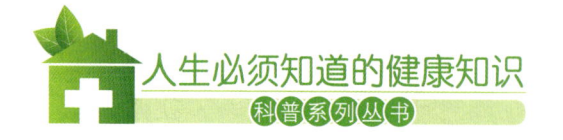

担架，有条件者可用特制真空塑形担架。

（2）在人员、器材未准备妥当时，切忌搬运伤员，尤其是搬运体重重或神志不清者。否则，途中可能因疲劳等原因而发生滚落、摔伤等意外。在灾害现场等情况下，缺少担架等搬运器材时，可适当运用徒手搬运。

（3）在搬运过程中，尤其在搬运危重伤员时，应由医务人员陪送，观察伤员表现，如呼吸、面色等，注意保暖，但不要将头部包盖严，影响呼吸。在搬运过程中，如伤员戴有吸氧装置及静脉输液装置，要注意观察吸氧管是否脱落，静脉点滴速度等情况，发现问题及时处理。

（4）在各种灾难情况下搬运伤员，应根据具体情况，保护伤员免受再次伤害。在火灾现场浓烟中搬运伤员，应匍匐前进，离地面30厘米以内烟雾较稀薄，否则易被浓烟呛着。在地震后的现场要注意防止再次砸伤。

介绍几种常用的伤员搬运方法

伤员搬运方法很多，救护人员可因地制宜地选择适合的伤员搬运方法。最常用的搬运方法是用规范化担架搬运伤员。

1. 器械搬运法最常用的是担架搬运

（1）担架种类：担架是运送伤员最常用的工具，无论在炮火连天的战场，还是灾难后的现场。担架种类很多，在紧急情况下，可因地制宜地自制简易担架，如用帆布、绳索、被服等，加上竹竿、木棍、横木制成简易担架。注意简易担架要结实耐用，体位相对舒适。

1）帆布担架：帆布担架构造简单，由一幅帆布，两根木棒、两根横铁或横木、两根负重带、两根扣带组成。

2）绳索担架：多临时制成。用木棒或竹竿两根、横木两根，扎成长方形的担架状，然后缠以坚实绳索即成。

3）被服担架：取两件衣服或长衫，衣袖翻向内成两管，插入两根木棒，再将纽扣妥善扣好即成。

（2）上担架法：在尽可能不改变伤员体位的情况下，将伤员平抬上担架。如3人搬运，每人将双手平放插入在伤员头、胸背、臀部、下肢下面，使伤员头、躯干、四肢保持在同一平面直线上，听统一号令，将伤员抬起，平移放在担架上。如搬运者为两人，可用一条床单或毯子轻轻平塞入伤员身下拉平展开，搬运者站在伤员头部、脚部，拉起床单四角，共用力平兜起伤员移置担架上。注意床单要结实完整，两人用力一致以免摔伤伤员。如果使用可以拆装的帆布担架，则可拆下担架上的帆布，将其平铺在伤员身体下面，再将两根长杆插入帆布侧筒中，即可将伤员置放在担架上。

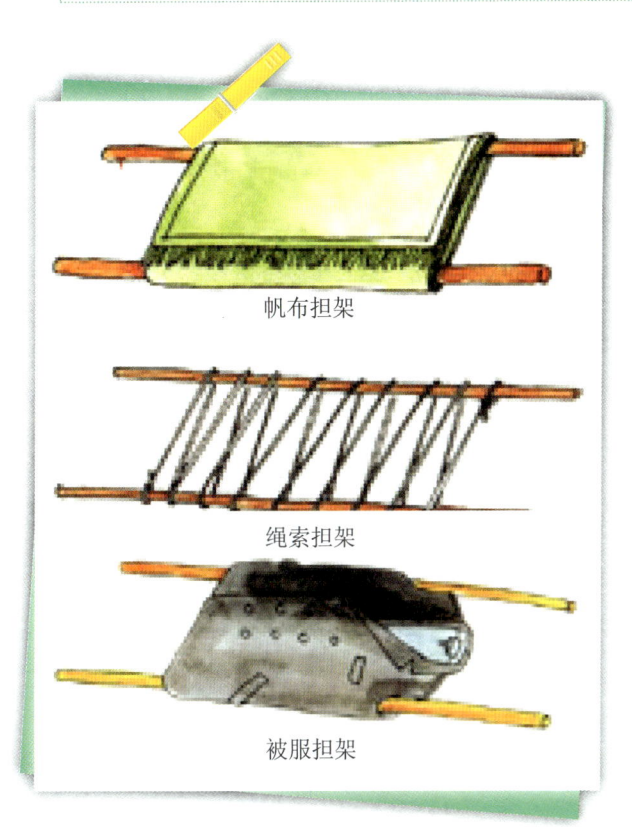

帆布担架

绳索担架

被服担架

(3）担架搬运方法：

1）担架搬运时伤员头部向后，足部向前，以便后面抬担架者可随时观察伤员情况。

2）抬担架人脚步、行动要协调，前者迈左脚，后者迈右脚，平稳前进。

3）向高处抬（桥、楼梯）时，前面要放低，后面要抬高；下台阶则相反，使担架保持在水平状态。

2. 徒手搬运法

当现场难以找到担架及替代用品，搬运路途又较近，且伤员病情较轻时，可以

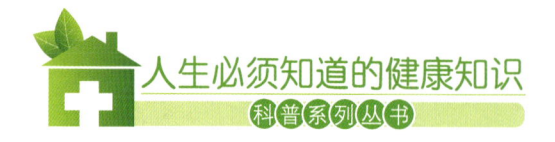

适当采用徒手搬运法。但徒手搬运无论对搬运者或伤员都比较劳累。对伤情重者，如骨折、胸部创、颅脑损伤、烧伤等人员，不宜使用此法搬运。

(1) 单人搬运法：

1) 挽扶法：适用于神志清楚、行动困难但能自行脱离危险区的伤员，救护人员站在伤者一侧，拉起近侧手臂，使伤者手臂搭在救护者颈部，然后救护者用外侧手牵着伤者手腕。另一只手环绕住伤者腰部，并抓牢伤者衣服，使其依靠救护者身体协助行动。

2) 背负法：救护者站在伤者前面呈同一方向，微弯背部将伤者背起。但对胸部、脊柱创伤者不宜采用此法。如伤者卧在地上不能站立者，则救护人员可躺在伤者一侧，一手紧握伤者肩部，另一只手抱其腿，用力翻身，使伤者负于救护者背上，而后慢慢起来。

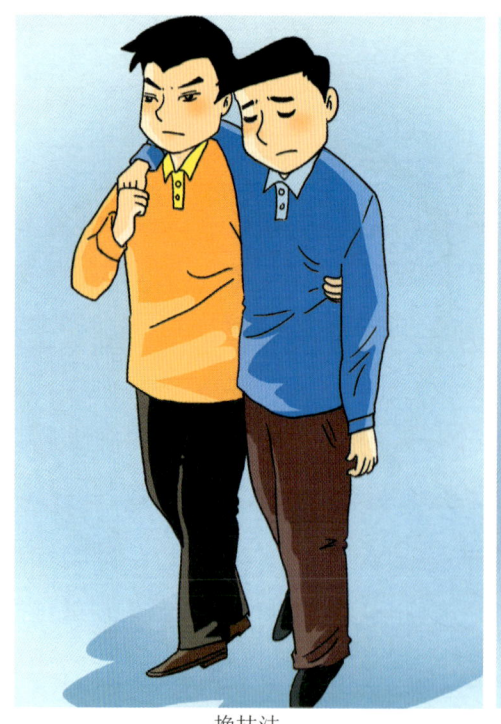

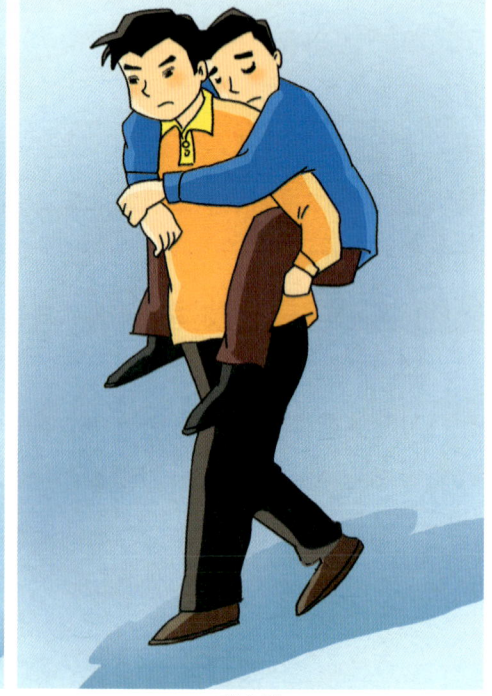

挽扶法　　　　　　　　　　　背负法

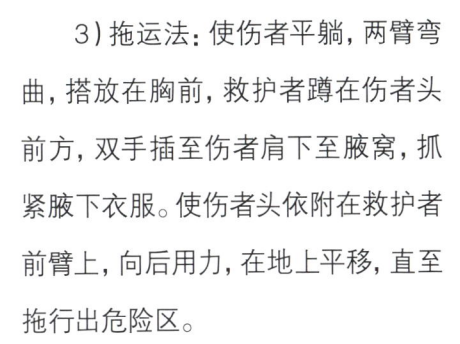

3）拖运法：使伤者平躺，两臂弯曲，搭放在胸前，救护者蹲在伤者头前方，双手插至伤者肩下至腋窝，抓紧腋下衣服。使伤者头依附在救护者前臂上，向后用力，在地上平移，直至拖行出危险区。

（2）双人搬运法：

1）椅托式：又称座位搬运法。甲、乙两救护者在伤者两侧对立，甲以右膝、乙以左膝跪地，各以一手插入伤者腿部之下而相互握紧，另一只手彼此交替而搭在肩上，支持伤者背部以免跌下。

2）拉车式：两个救护者，一个站在伤者头部，两手插到腋下，将伤者抱入怀内；一个站在伤者足部，跨在伤者两腿中间，用手托起腿，两人步调一致慢慢抬起卧式前行。

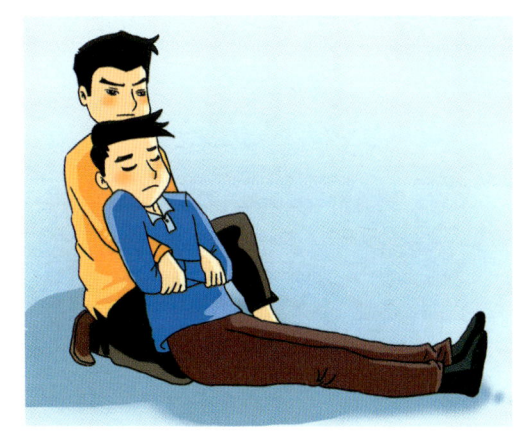

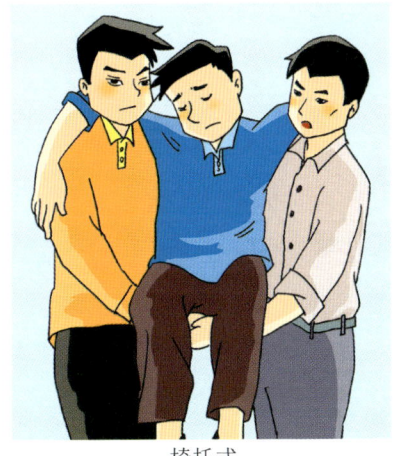

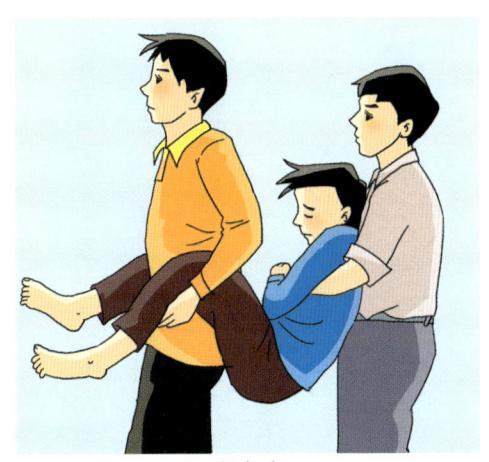

拖运法

椅托式

拉车式

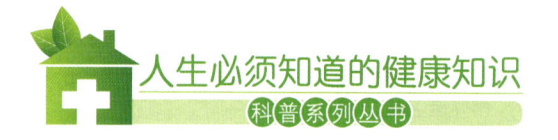

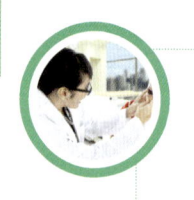

如何抢救气道阻塞的伤者

气道阻塞的常见原因

气道阻塞最常见的原因是异物阻塞和舌后坠，舌后坠是造成昏迷伤者气道不通畅最重要的原因。异物阻塞常见于溺水、埋压、粉尘异物等吸入导致气道部分或完全阻塞。完全性气道阻塞如不能及时纠正，可在5~10分钟内导致窒息（低氧、高碳酸血症）、呼吸暂停、心脏停跳。部分急性气道阻塞也必须纠正，否则也可引起脑水肿或肺水肿、呼吸衰竭、继发性呼吸暂停、心脏停跳、低氧性脑损伤。

怎样判断气道阻塞

当一个人出现呼吸困难，口唇、指甲青紫，胸廓起伏困难，或无胸廓起伏运动，昏迷，嘴或鼻无气流，可以判断气道阻塞。临床实验室检查可进一步帮助识别，如：动脉血二氧化碳分压上升、心动过速、出汗、发绀及动脉血二氧化碳分压下降。

紧急情况下该怎样施救

(1) 舌后坠的处理：舌根附下颌，若将下颌向前推移，舌根即离开咽后壁，气道即可开放。常用方法有三种：

1) 三合一气道开放法：即下颌前推移+头后仰+张嘴三结合。可用双手食指置伤者下颌角处，下颌向前推，头后仰，双拇指轻推下唇使口张开，若疑有颈椎病变，可单纯托起下颌。此方法对非医务人员操作较困难。

2) 提颈法：操作者在伤者头侧，一手四指放伤者颈下，将颈向前向上提起，拇指轻拉下唇，另一手置伤者前额，使头后仰，此法易掌握，效果较好。

3) 抬颈法：操作者一手置伤者颈后，另一手置前额，头后仰，此法可开放气道，但不适用于有可疑颈椎骨折的患者。

(2) 异物阻塞气道处理：无意识伤者不能自行排出异物（如呕吐物、痰、血），如上呼吸道刺激致喉痉挛或因支气管痉挛、支气管分泌物、黏膜水肿、胃扩张内容物或其他异物致下呼吸道阻塞。处理方法如下：

1) 指取异物：将食指沿伤者颊内侧向咽部深入，直达会厌背侧，用屈指法掏出异物。

2) 背击法：当口对口呼吸不能吹入气体，疑有异物阻塞气道时，可使伤者背对操作者或俯卧，用一手掌猛而迅速地连续4次捶击伤者背部，以诱发呼气排出异物。

3) 推压法：在背击法无效时采用，在站立或仰卧位行腹部或下胸部连续推压4次，注意要推压肋骨边缘，防肋骨骨折、内脏破裂，对晚期妊娠及高度肥胖者，以推下胸部为宜。

4) 背击法及推压法交替进行，可能效果更好：背击法可产生瞬间较高压力，推压法让气道压增高，能更有利异物排出。

5) 器械取异物：若有条件可用纤维喉镜或纤维气管镜直视下取出异物。

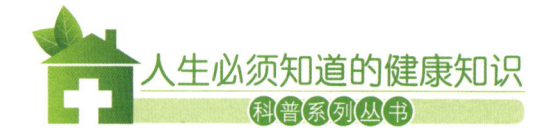

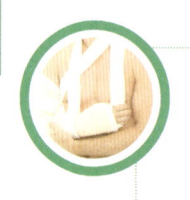

骨折患者的固定方法

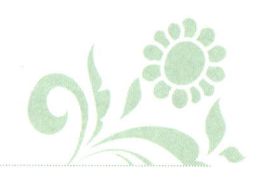

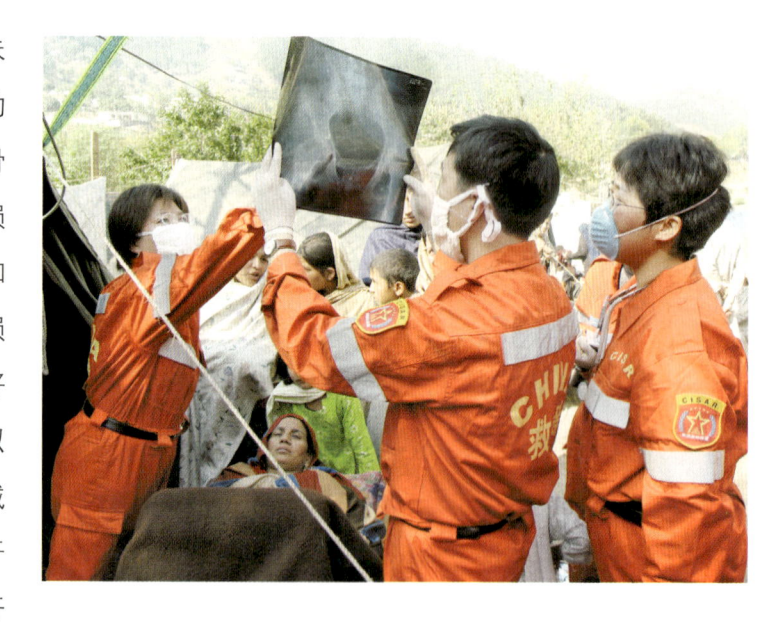

骨折患者未经固定禁止搬动和运送。固定对骨折及关节严重损伤、肢体挤压伤和大面积软组织损伤等能起到很好的固定作用。可以临时减轻痛苦，减少并发症，有利于伤员的后送。对开放性软组织损伤应先止血，再包扎。运送过程中力求平稳、迅速、不倾斜、不震动。固定时松紧适度，牢固可靠。固定技术分外固定和内固定两种。院外急救多受条件限制，只能做外固定。目前最常用的外固定有小夹板、石膏绷带、外展架等。下面介绍不同部位骨折常用的固定方法。

头颈部损伤固定

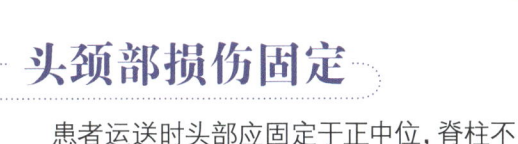

患者运送时头部应固定于正中位，脊柱不屈不伸，头颈两旁垫以沙袋、纱团或衣物，以防头颈扭动。若疑有颈椎损伤，颈后不宜垫高，搬动时应由一人扶住患者头部，保持仰面正中位，并稍予牵引。

脊椎损伤固定

脊椎损伤患者在运送搬运时不能使骨折处有丝毫移动，不论患者是仰卧或是俯卧，均应保持原位，待取来硬板担架后，由2人轻轻将患者滚动移至担架上。仰卧者，腰部垫一小枕或卷叠的衣服。如为布担架，必须取俯卧位，使脊柱过伸，不能取仰卧位，更不能由2人分别抬头抬脚搬运伤员，也不能由1人背送。搬运时应有3人，1人抬头，1人抬脚，另1人托住腰背骨折部位，不使脊柱屈曲。

骨盆损伤

骨盆损伤患者在运送时先用绷带或多头带包扎骨盆后，臀部和担架之间衬以棉垫或衣服，以免震动。

锁骨骨折固定

（1）无夹板固定：先在两腋下各垫上一块棉垫，将三角巾折叠成4横指宽的条

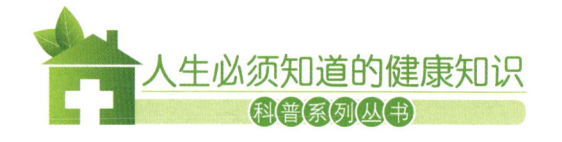

带，以横"8"字形缠绕两肩，使两肩尽量往后张，胸往前挺，在背部交叉处打结固定。两肘关节屈曲，两腕在胸前交叉，再用一条三角巾，从上臂肱骨下端处绕过胸廓，两端相遇时打结。

（2）"T"形夹板固定：预先做好"T"形夹板(直板长50厘米，横板长55厘米)。用"T"字形夹板贴于背后，在两腋下与肩胛部位垫上棉垫，再将腰部扎牢，然后，固定两肩部。

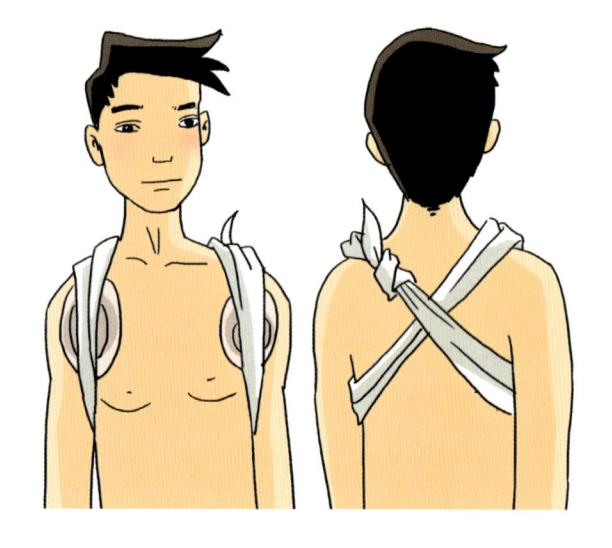

前臂骨折固定

固定时，必须做到肘关节屈曲成直角，腕关节稍向背屈，掌心朝向胸部。

（1）夹板固定：取两块长短适当的木板（由肘至手心），垫以柔软衬物，将两块夹板分别放在前臂掌侧与背侧（只有一块夹板时放在前臂背侧），并在手心放棉花等柔软物，让伤员握住，使腕关节稍向背屈，然后上下两端扎牢固定，再屈肘90度，用大悬臂带吊起。

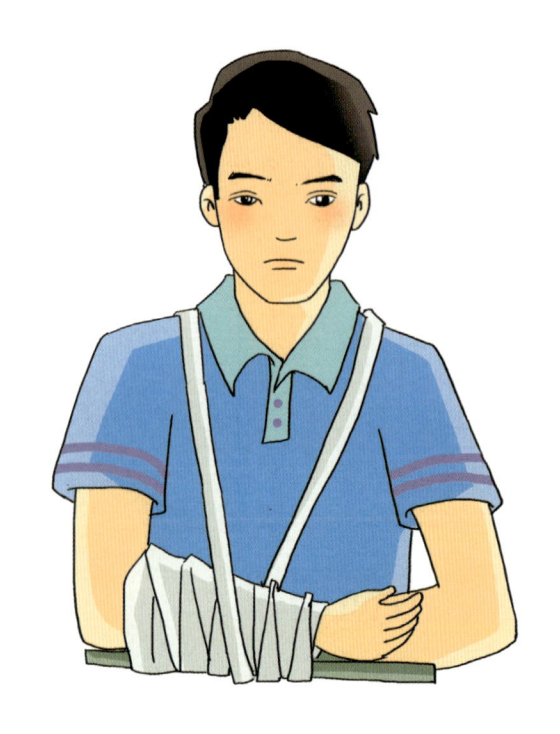

（2）衣襟、躯干固定：利用伤员身穿的上衣固定。将伤臂屈曲贴于胸前，把手放在第三、第四纽扣间的前衣襟内，再将伤侧衣襟向外翻，反折上提，托起前臂衣襟角系带，拉到健肢肩上，绕到伤肢肩前与上衣的衣襟打结。无带时可在衣襟角剪一小孔，挂在第一、第二纽扣上，再用腰带或三角巾经肘关节上方绕胸部一周打结固定。

肱骨骨折固定

固定时，要使肘关节屈成直角、肩关节不能移动。

（1）夹板固定法：用木夹板两块置于上臂内、外侧（如只有一块夹板时则放在上臂外侧），用绷带或三角巾将上、下两端扎牢固定，肘关节屈曲90度，前臂用小悬臂带吊起。

（2）躯干固定法：现场无夹板时，可用三角巾固定躯干。三角巾折成10~15厘米宽（将三角巾叠成三折的宽带，其中央要正对骨折处）的带子，将上臂固定在躯干上，屈肘90度，再用小悬臂带将前臂悬吊胸前。

股骨（大腿）骨折固定

（1）夹板固定：伤员仰卧，伤腿伸直。用两块夹板放于大腿内、外侧。外侧由腋窝到足跟，内侧由腹股沟到足跟（只有一块夹板则放到外侧），将健肢靠向伤肢，使两下肢并列，两脚对齐。关节及空隙部位加垫，用5~7条三角巾或布带将骨折上下两端先固定，然后分别在腋下、腰部及膝、踝关节等处扎牢固定。此外，固定时，必须使脚掌与小腿呈垂直，用"8"字形包扎固定。同时，应脱去伤肢的鞋袜，以便随时观察血液循环情况。

（2）健肢固定：无夹板时，可用三角巾、腰带、布带等把两下肢固定在一起，两膝和两踝之间要垫上软性物品。

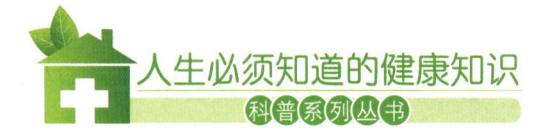

小腿骨折固定

(1)夹板固定：用两块有大腿中段到脚跟长的木板加垫后，放在小腿的内侧和外侧（只有一块木板时，则放在外侧），关节处垫置软物后，用5条三角巾或布带分段扎牢固定。首先固定小腿骨折的上下两端，然后，依次固定大腿中部、膝关节、踝关节并使小腿与脚掌垂直，用"8"字形固定。

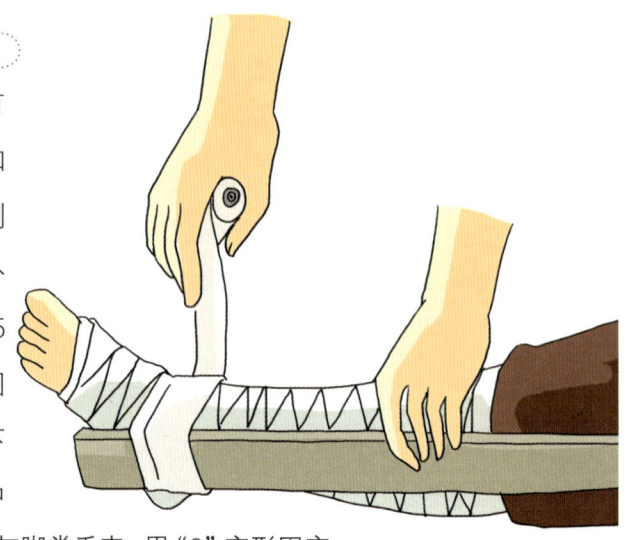

(2)用健肢固定的方法与股骨(大腿)骨折固定法相同。

肋骨骨折固定

肋骨长而细，很容易折断，可采用宽带固定法或多头带固定法进行固定。先在胸部骨折处垫些棉花，在受伤者呼气状态下用宽绷带围绕胸部紧紧地包扎起来，固定胸壁。用大悬臂带扶托伤侧上肢。

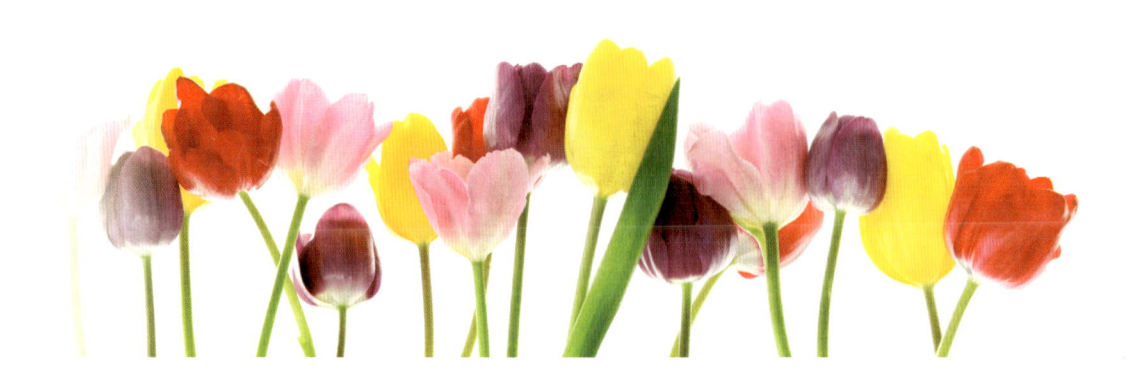

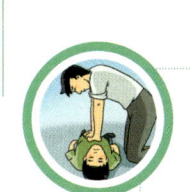

如何进行心肺复苏

当伤员出现呼吸心跳骤停后应立即给予心肺复苏术，人工呼吸和胸外心脏按压的目的在于保护脑和心、肺等重要脏器不致达到不可逆的损伤程度，并尽快恢复自主呼吸和循环功能。

呼吸心跳骤停黄金抢救时间

伤员黄金抢救时间：4分钟内。

大脑：4~6分钟。

小脑：10~15分钟。

延髓：20~25分钟。

交感神经节：45~60分钟。

心肌和肾小管细胞：30分钟。

肝细胞：1~2小时。

肺组织：大于2小时。

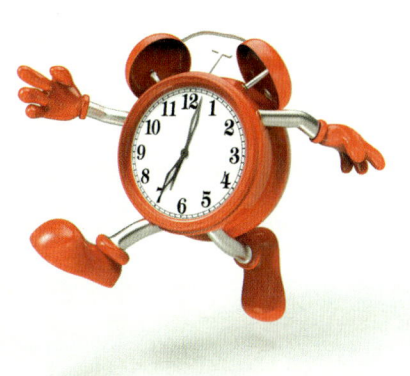

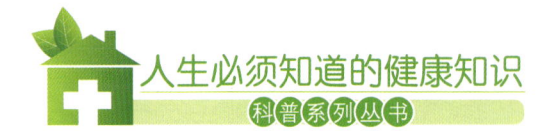

呼吸心跳骤停的原因有哪些

（1）各种器质性心血管病：如冠心病、急性心肌梗死、心肌炎、肺源性心脏病等。

（2）各种意外事故：如溺水、触电、电击、严重创伤、大出血、气道梗塞、中毒等。

（3）其他：手术及麻醉意外、诊断或治疗性操作失误或意外、酸碱平衡失调及电解质紊乱等。

呼吸心跳骤停的表现有哪些

①突然意识丧失；②大动脉（颈动脉、肱动脉、股动脉）搏动消失；③面色灰白；④无对光反射；⑤呼吸停止；⑥瞳孔散大、眼球固定；⑦肌力为零；⑧大小便失禁。

心肺复苏术具体实施方法

CAB三步法：

（1）C——胸外心脏按压。

原理：通过按压胸骨下端而间接地压迫左右心室腔，使血流流入主动脉和肺动脉，建立有效的大小循环，为心脏自主节律的恢复创造条件。

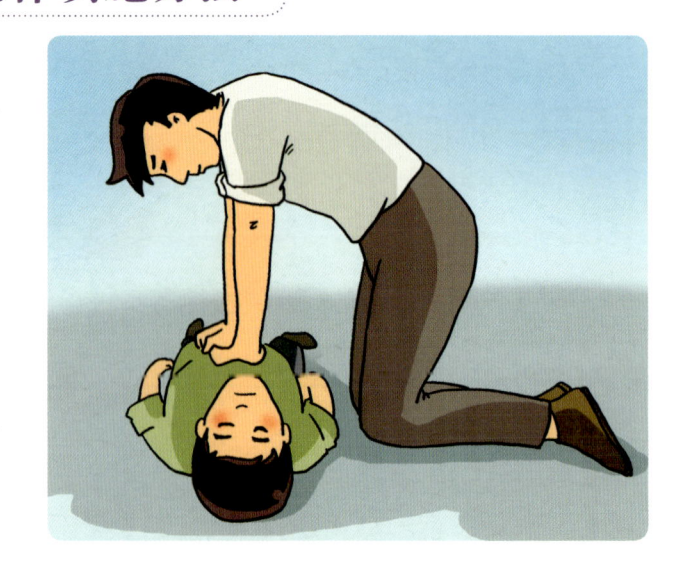

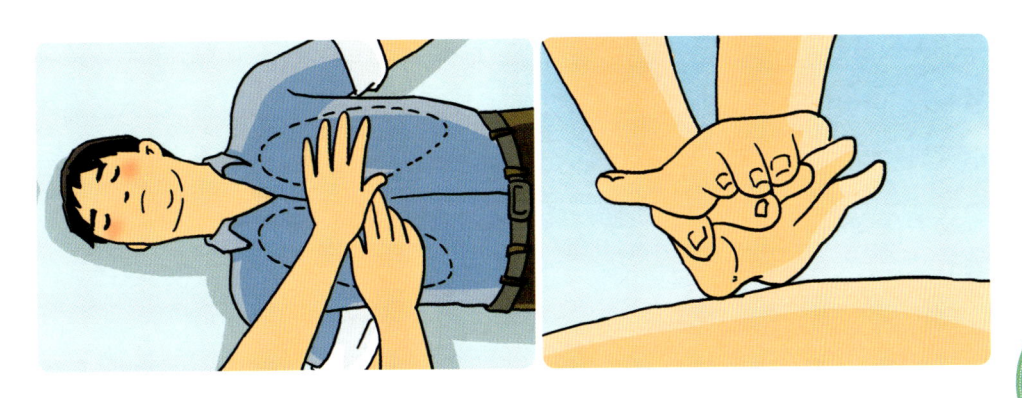

方法：使伤员仰卧于硬板床上或地上，急救者以一手掌根部置于伤员胸骨的中、下1/3交界处，另一手交叉重叠于其手背上，肘关节伸直，充分利用上半身的重量和肩、臂部肌肉的力量，有节奏地带有冲击性地向下压迫胸骨下段，使胸骨下段及其相连的肋软骨下陷4~5厘米，间接压迫心脏，每次压后随即很快将手放松，让胸骨复位，每分钟挤压至少100次。

(2) A (airway)——开放气道，保持气道的通畅

解开伤员衣领、领带、围巾，清除口鼻污泥、土块、分泌物、呕吐物、假牙、异物等。

开放气道要点：先畅通、后开放，若颈椎骨折，用双下颌上提法使耳垂与地面垂直(90度)。

仰头举颏法：救护人员用一手的小鱼际部置于伤员的前额并稍加用力使之后仰，另一手的食指置于伤员颏下将下颌骨上提。注意：救护人员手指不要深压颏下软组织，以免阻塞气道。

双下颌上提法：救护人员双手手指放在伤员下颌角，向上或向后提起下颌。注意：头要保持正中位，不能使头后仰，不可左右扭动，适用于疑有颈椎外伤的伤员。

(3) B——人工呼吸

原理：借人工方法来维持机体的气体交换，以改善缺氧状态，并排出二氧化碳，为自主呼吸的恢复创造条件。

方法：使伤员平卧，松开领口、裤带和胸腹部衣服，清除口腔内异物。急救者一

手的掌尺侧置于伤员前额，使其头后仰，急救者一手托起伤员的下颌，掌根轻压环状软骨，使软骨压迫食管，防止气入胃，另一手捏住他的鼻孔，以免漏气，然后急救者深吸一口气对准他的口部快速吹入。每次吹气量应为800~1000毫升，吹完后松开捏鼻孔的手，让气体从伤员的肺部排出，如此反复进行。每分钟吹气10~12次（儿童15~18次）。

操作过程中的要点和注意事项

（1）积极胸外按压，不要停止，保持有效的循环是抢救成功的关键。

（2）操作时的按压通气比例：30∶2。

（3）每分钟吹气10~12次，按压频率至少为100次/分。

终止心肺复苏术的条件

（1）在医院急诊室，如有下列指标可考虑终止复苏：

1）脑死亡。

2）已做心肺复苏30分钟以上仍无心跳和呼吸。

（2）现场抢救人员停止心肺复苏的条件：

1）自主呼吸及心跳已有良好恢复。

2）有其他人接替抢救，或有医师到场承担了复苏工作。

3）有医师在场，并有确凿证据表明伤员已死亡。

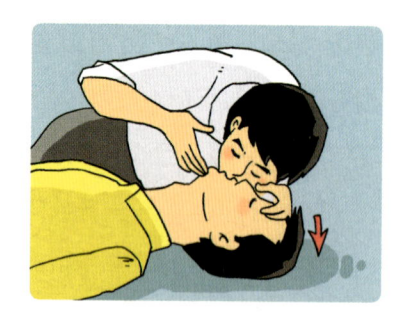

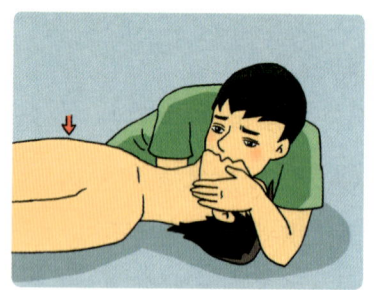

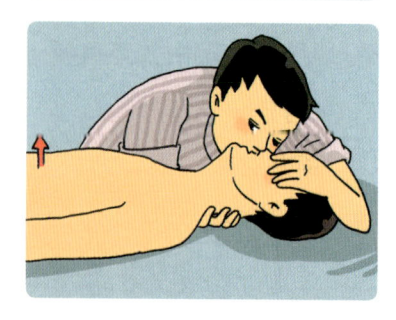

灾害救援医学 让灾害不再成为灾难

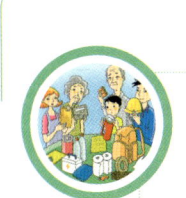

家庭个人应急自救物品的准备

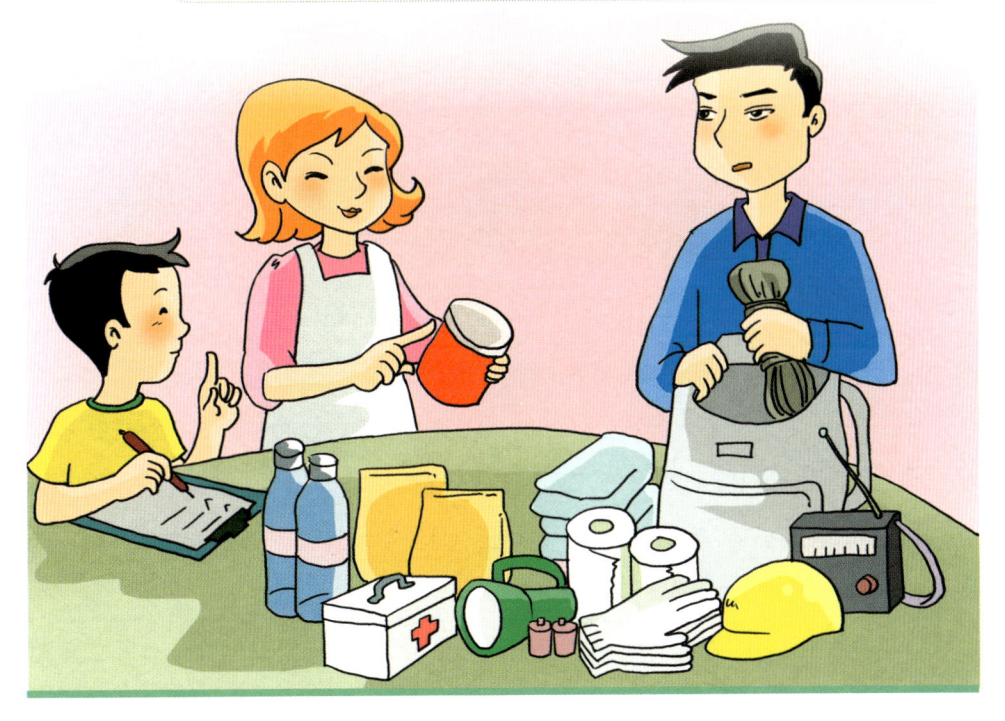

常用的外伤处理方法

　　巧妇难为无米之炊。高质量防灾减灾水平既与民众平日对灾害常识和自救技能的掌握程度有关，还与个人、家庭的灾害应急自救物品的准备密切相关。不同自然灾难应有相应的应急自救物品。同时，不仅家庭应根据所在地域特点常备应急自救物品，而且个人或结伴出门旅游也需要有侧重地准备应急物品，具体应用中可以灵活搭配。

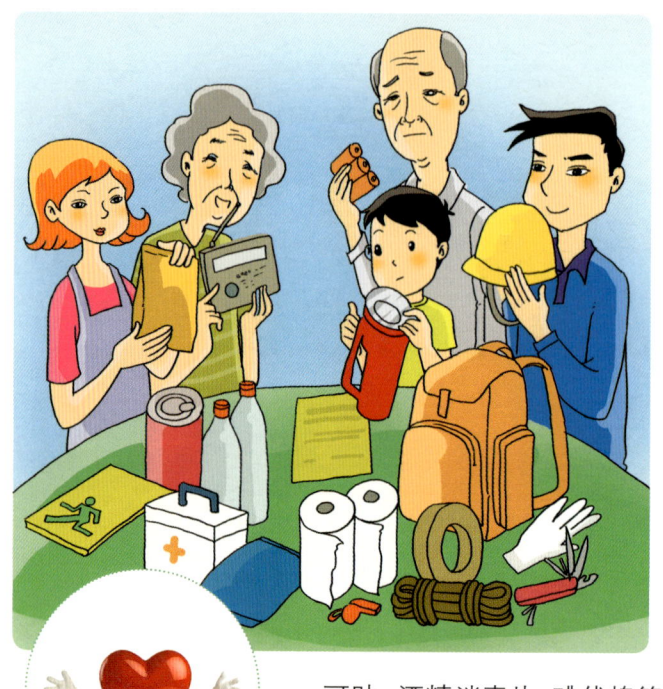

(1)应急物品类：蜡烛、打火机、口哨、调频收音机、手电筒、电池、多功能工具、安全绳、手套、防尘口罩。

(2)信息准备类：填写急救卡片，防水密封。注明姓名、地址、工作单位、电话号码、血型、药物过敏史、基础疾病、其他联系人及方式。

(3)急救用品类：创可贴、酒精消毒片、碘伏棉签、纱布、三角巾或绷带、无纺布胶带、止血带、体温计和剪刀。

(4)急救药品类：除准备已患有疾病如高血压药、心脏病、糖尿病等口服药物之外，应选备速效救心丸、感冒药、消炎药、口服补液盐、止泻药、抗过敏药、皮炎外用药、藿香正气水（夏天）。家中如有婴幼儿，则需备相应的药品。

(5)备用生活类：雨衣、保温毯、户外帐篷、睡袋、防潮垫、矿泉水，食品如压缩饼干、糖、盐、奶粉（婴儿）、卫生用品、清洁湿巾。

根据自身特点，做好应急物品准备后，应制作清单，每半年或一年核查一次，检查保质期。

（本章编者：陈金宏、刘亚华、郭 静、常 德、董 兰）

参考文献

［1］郑静晨, 侯世科, 樊毫军. 灾害救援医学[M]. 北京: 科学出版社, 2008.

［2］郑静晨. 现代灾害医疗救援五项技术[J]. 中华急诊医学杂志, 2013, 22（2）: 117-119.

［3］World Health Organization. War Trauma Foundation and World Vision International Psychological first aid: Guide for field workers[M]. //Geneva:WHO, 2011.

［4］World Health Organization, War Trauma Foundation and World Vision International. Psychological first aid: Facilitator's manual for orienting field workers[M]. //World Health Organization, 2013.

［5］Brymer M, Layne C, Jacobs A, et al. Psychological First Aid: Field Operations Guide. 2nd Edition[J]. National Child Traumatic Stress Network, 2006, 33（7）: 391-395.

［6］World Health Organization, United Nations High Commissioner for Refugees. Assessing Mental Health and Psychosocial Needs and Resources: Toolkit for Humanitarian Settings[M]. //Geneva:WHO, 2012.

［7］世界卫生组织. 增进恢复: 紧急情况发生后可持续的精神卫生保健概述[M]//日内瓦: 世界卫生组织, 2013.

［8］Inter-Agency Standing Committee. Mental Health and Psychosocial Support: Checklist for Field Use[M]. //Inter-Agency Standing Committee, 2008.

［9］IASC Reference Group on Mental Health and Psychosocial Support in Emergency Settings.IASC Reference Group Mental Health and Psychosocial Support Assessment Guide[M]. //IASC RG MHPSS, 2012.

［10］IASC Reference Group on Mental Health and Psychosocial Support in Emergency Settings. Who is Where, When, doing What（4Ws）in Mental Health and Psychosocial Support: Manual with Activity Codes（field test-version）[M]. //Geneva:WHO, 2012.

［11］World Health Organization & King's College London. The Humanitarian Emergency

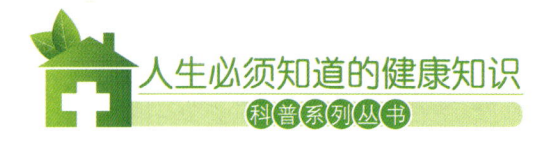

Settings Perceived Needs Scale (HESPER): Manual with Scale[J]. Geneva:WHO, 2011.

[12] Mental Health and Psychosocial Support in Disaster Situations in the Caribbean. Core Knowledge for Emergency Preparedness and Response[M]. A Joint Publication of the Mental Health Program and the Area on Emergency Preparedness and Disaster Relief of the Pan American Health Organization.

[13] World Health Organization, Rapid Assessment of Mental Health Needs of Refugees, Displaced and Other Populations Affected by Conflict and Post-Conflict Situations [M]. //Geneva:WHO, 2001.

[14] World Health Organization. Psychosocial Consequences of Disasters: Prevention and Management[M]. //Division of Mental Health World Health Organization, 1992.

[15] Psychosocial and Mental Health Needs Assessment in Uruzgan, Afghanistan. Submitted by Health net TPO. December 2008.

[16] 高寿征. 病毒性肝炎防治研究[M]. 北京: 北京出版社, 1993: 23-27.

[17] 陈灏珠. 实用内科学[M]. 北京: 人民卫生出版社, 2000: 263-276.

[18] 中华医学会传染病与寄生虫病学分会, 肝病学分会联合修订. 病毒性肝炎防治方案[J]. 中华肝病杂志, 2000, 8(6): 324-329.

[19] Akemi I, Hikari H, Takako S. The Great East-Japan Earthquake and Devastating Tsunami: An Update and Lessons from the Past Great Earthquakes in Japan since 1923 [J]. Tohoku Journal of Experimental Medicine, 2013, 229(4): 287-299.

[20] 郑静晨. 灾害救援医学的发展与要求[J]. 中华急诊医学杂志, 2011, 20(9): 901-903.

[21] 刘亚华, 刘惠亮, 王藩, 等. 中国国家地震灾害紧急救援队芦山地震医疗救援工作分析[J]. 中华危重病急救医学, 2013, 25(5): 4387-4389.

[22] 刘亚华, 杨慧宁, 郑静晨. 地震狭窄空间救援技术与装备的特殊性[J]. 中华危重病急救医学, 2013, 25(5): 4371-4372.

[23] 李东泽, 马艳, 陈建华, 等. 汶川地震灾区农村居民急救知识、态度和行为(KAP)现状调查[J]. 现代预防医学, 2013, 40(4): 657-659.

[24] 包晓航, 张晓东. 地震灾害的创伤类型、死亡原因和急救处理[J]. 中国医药指南, 2008, 6(5): 7-9.

[25] 冯聪, 班雨, 陈力, 等. 火灾中的灾害医学问题[J]. 中国急救复苏与灾害医学杂志, 2012, 7(3): 205-208.

[26] 岳茂兴, 刘志国, 徐冰心, 等. 火场逃生自救、互救及火灾的救援和伤员救治[J]. 中国全科医学, 2004, 7(24): 1806-1808.

[27] 韩蜀萍. 烧伤病人院前急救情况调查及健康教育对策[J]. 护理管理杂志, 2005, 5(5): 16-18.

[28] 袁跃彬, 胡波, 孙选. 士兵渡海登陆作战高发病中暑、溺水、蛇咬伤或蛰伤的自救互救能力调查及干预研究[J]. 军事医学, 2012, 36(11): 877-878.

[29] 白瑞. 高温预防及中暑急救[J]. 现代职业安全, 2012, (7):34-35.

[30] 王烈明, 张娜, 吴江, 等. 热射病12例紧急救治分析[J]. 中国误诊学杂志, 2011, 11(12): 2992-2993.

[31] 李丽珍, 曹露, 王磊, 等. 谈中国$PM_{2.5}$的污染来源及危害[J]. 能源与节能, 2013(4): 77-78.

[32] 胡名威. 雾霾的经济学分析[J]. 经济研究导刊, 2013(16): 13-15.

[33] 徐维并. 大气细颗粒物与人体健康[J]. 现代仪器, 2002(1): 9-10.

[34] 李长江, 麻土华. 反思舟曲灾难事件: 如何最大限度减少人员伤亡[J]. 地质论评, 2011(05): 687-699.

[35] 刘志洲, 杨鹏. 浅谈如何预防南方籍官兵冻伤[J]. 中国实用医药, 2013.8(22): 284.

[36] 刘铭然, 孔瑞枫, 朴宏鹰. 局部冻伤的临床治疗探讨[J]. 中外医疗, 2012(7): 182-183.

[37] 王宁, 曹军英, 张筠. 冻伤或低温条件对机体的影响[J]. 中华临床医师杂志, 2010.4(7): 1035-1037.

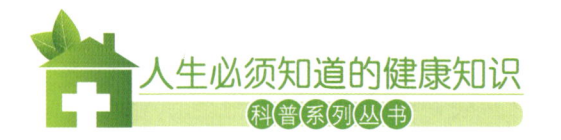

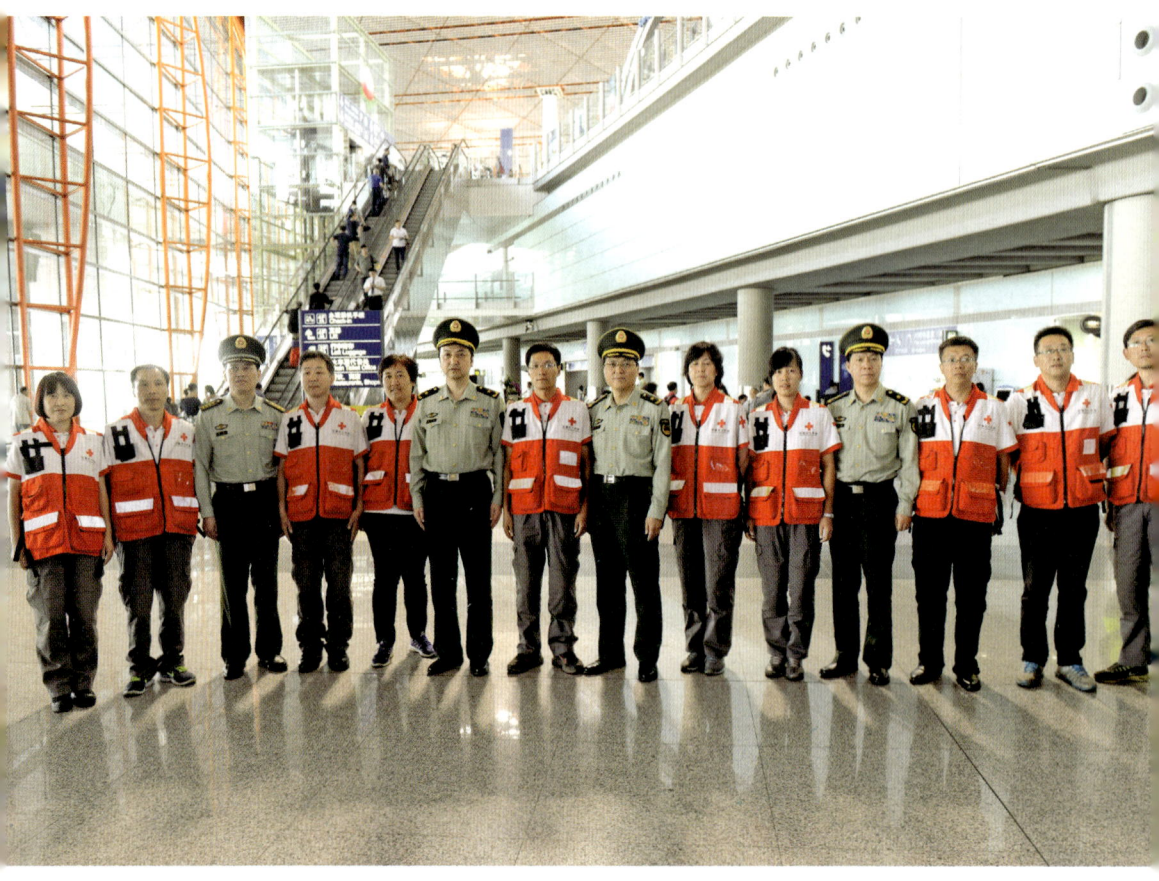

人生必须知道的健康知识 科普系列丛书

武警总医院医疗救援队合影